Psychotherapie: Manuale

Die Reihe *Psychotherapie: Manuale* vereint Praxisnähe mit optimaler Durchführbarkeit. Jedes Manual enthält einen kurzen Theorieteil und einen ausführlichen Praxisteil mit zahlreichen Arbeitsmaterialien, Checklisten und Fragebögen. Um das Arbeiten mit den Materialien zu vereinfachen, werden diese in der Regel sowohl im Buch abgedruckt als auch elektronisch angeboten. Damit können Sie schnell und unkompliziert auf alle notwendigen Unterlagen zurückgreifen, um Ihre Gruppen- oder Einzelsitzungen vorzubereiten und durchzuführen.

Sämtliche Manuale wurden in langjährigen Studien entwickelt, evaluiert und zeichnen sich durch eine hohe Qualität aus. Sie sind unerlässlich für die psychotherapeutische Behandlung und eignen sich sowohl für Psychotherapeuten am Laufbahnbeginn wie auch für erfahrene Therapeuten.

Weitere Bände in der Reihe: http://www.springer.com/series/14393

Daniela Roesch-Ely
Katlehn Baum
Hrsg.

Kognitives Training bei psychiatrischen Erkrankungen

Empfehlungen für Psychiater, Neuropsychologen und Ergotherapeuten

Mit 22 Abbildungen

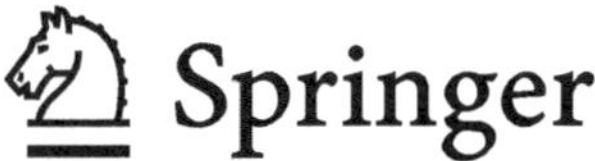

Hrsg.
Daniela Roesch-Ely
Klinik für Allgemeine Psychiatrie
Universitätsklinikum Heidelberg
Heidelberg, Deutschland

Katlehn Baum
Klinik für Allgemeine Psychiatrie
Universitätsklinikum Heidelberg
Heidelberg, Deutschland

Zusatzmaterial zum Buch finden Sie unter http://extras.springer.com unter der ISBN 978-3-662-58181-0

ISSN 2510-0920   ISSN 2510-0912   (electronic)
Psychotherapie: Manuale
ISBN 978-3-662-58181-0   ISBN 978-3-662-58182-7   (eBook)
https://doi.org/10.1007/978-3-662-58182-7

Die Deutsche Nationalbibliothek verzeichnet diese Publikation in der Deutschen Nationalbibliografie; detaillierte bibliografische Daten sind im Internet über http://dnb.d-nb.de abrufbar.

Springer
© Springer-Verlag GmbH Deutschland, ein Teil von Springer Nature 2019

Umschlaggestaltung: deblik Berlin

Springer ist ein Imprint der eingetragenen Gesellschaft Springer-Verlag GmbH, DE und ist ein Teil von Springer Nature.
Die Anschrift der Gesellschaft ist: Heidelberger Platz 3, 14197 Berlin, Germany

Vorwort

2005 wurde die psychiatrische Ambulanz für kognitives Training (PAKT) gegründet, eine dual geführte Spezialambulanz (Ärztin und Psychologin). Das Ziel der Spezialambulanz war zum einem, neuropsychologische Testungen bei Patienten mit psychiatrischen Störungsbildern außerhalb der degenerativen Krankheiten standardisiert anzubieten. Die Standardisierung basiert sowohl auf Empfehlungen der Gesellschaft für Neuropsychologie als auch auf sonstigen wissenschaftlichen Grundlagen. Vorteile dieser Standardisierung begründeten wir im klinischen Bereich mit 1) der besseren intraindividuellen Vergleichbarkeit im Verlauf der Erkrankung, 2) der ausführlicheren Erfassung sowie 3) der klareren Kommunikation der Testergebnisse (auf Grundlage gemeinsamer ärztlicher und neuropsychologischer Abwägungen) an die Therapeuten. Auch im wissenschaftlichen Kontext sahen wir Vorteile darin, weil wir dadurch verschiedene psychiatrische Krankheitsbilder anhand standardisierter neuropsychologischer Variablen besser miteinander vergleichen sowie verschiedene Variablen (z. B. Medikation, soziodemographische Daten und Krankheitsmerkmale) als Prädiktoren für die neuropsychologische Leistung regelmäßig und standardisiert erheben können. Daraus sind viele Bachelor-/ Masterarbeiten, Promotionen und wissenschaftliche Artikel entstanden. Außerdem ermöglichten wir in unserer Ambulanz zahlreichen Studenten der Psychologie im Rahmen von Praktika eine praxisorientierte klinische Einführung in den Bereich der Psychiatrie und Neuropsychologie. Zum anderen bestand das Ziel der PAKT auch darin, die neuropsychologischen Defizite von Patienten zu behandeln. Nach der standardisierten neuropsychologischen Untersuchung wurden individualisierte kognitive Trainings und im Verlauf auch kognitive Trainings in der Gruppe regelmäßig angeboten.

Im Rahmen von für Psychologen, Ärzte und Ergotherapeuten angebotenen interdisziplinären Workshops wurde regelmäßig der Wunsch nach einem deutschsprachigen Manual oder Leitfaden zum Aufbau eines kognitiven Trainings im Bereich der Psychiatrie geäußert, an dem sich verschiedene Berufsgruppen orientieren können. Seit fast einem Jahrzehnt arbeiteten wir daran, diesen Wunsch zu erfüllen! Mehrere Versionen sind daraus entstanden und verschiedene KoautorInnen haben bis zu der aktuellen Version daran mitgearbeitet.

Der Leitfaden ist untergliedert in einen theoretischen und einen praktischen Teil. Im theoretischen Teil geben wir einen wissenschaftlichen Überblick über kognitive Defizite bei verschiedenen psychiatrischen Störungen. Wir haben uns dabei auf die Erkrankungsbilder Schizophrenie, affektive Störungen, ADHS und Autismus-Spektrum-Störungen beschränkt, da die jeweils Betroffenen am häufigsten an kognitiven Defiziten leiden und unsere Ambulanz aufsuchen. Degenerative Störungen wurden in diesem Manual nicht berücksichtigt, da sie häufig durch Gedächtnisambulanzen (Memory Clinics) behandelt werden und somit einen spezialisierten Bereich darstellen. Nach dem theoretischen Teil folgt ein praktisch orientierter Teil, in dem wir zunächst Voraussetzungen für den Aufbau eines kognitiven Trainings und anschließend konkrete Übungen vorstellen, und zwar sowohl am PC als auch auf Papier-und-Bleistift-Basis, getrennt nach kognitiven Domänen. Außerdem wird die optimale Vorbereitung, Planung und Strukturierung eines kognitiven Trainings beschrieben. Damit bekommt der Therapeut das Werkzeug an die Hand, nach seiner Indikationsstellung ein sinnvolles, individualisiertes Training zusammenzustellen. Am Ende des Leitfadens kommentieren wir detailliert Fallbeispiele einiger von uns durchgeführter Trainings und beschreiben die damit verbundenen Vorteile und Herausforderungen.

Wir hoffen, mit diesem Leitfaden Therapeuten verschiedener Berufsgruppen darin zu unterstützen, ein konstruktives und effektives Training kognitiver Funktionen bei Patienten mit psychiatrischen Störungsbildern anzubieten. Das ist wichtig, um die Alltagsfunktionalität dieser Patienten zu verbessern und damit auch die Lebensqualität zu erhöhen.

Wir danken Prof. Dr. med. Christoph Mundt, dem vorherigen Direktor, sowie Prof. Dr. med. Sabine Herpertz, der aktuellen Direktorin der Klinik für Allgemeine Psychiatrie der Universitätsklinik Heidelberg, die die Gründung und Fortsetzung der PAKT-Ambulanz ermöglicht haben. Unser Dank gilt auch den zahlreichen Praktikanten, Studenten (insbesondere Carolin Wolff), Kollegen und Mitarbeitern der Klinik für Allgemeine Psychiatrie der Universitätsklinik Heidelberg. Weiterhin danken wir den Kollegen der Klinik für Psychiatrie und Psychotherapie Karlsbad-Langensteinbach, darunter besonders Chefarzt Prof. Dr. med. Matthias Weisbrod (gemeinsam mit Prof. Daniela Roesch-Ely auch Leiter der Arbeitsgruppe Neurokognition an der Klinik für Allgemeine Psychiatrie in Heidelberg) und dem Team um Dr. phil. Steffen Aschenbrenner, für die freundliche, kollegiale und immer inspirierende Zusammenarbeit. Einen Spezialdank widmen wir Kerstin Herwig, Technische Leiterin des Elektrophysiologischen Labors, die der PAKT und diesem Leitfaden immer Mut und Unterstützung geschenkt hat. Unser besonderer Dank gilt abschließend unserer Lektorin Frau Heidrun Schoeler, die uns konstruktiv beratend zur Seite stand und durch ihre kompetenten Vorschläge zum Gelingen des Manuskripts beigetragen hat.

Daniela Roesch-Ely
Heidelberg, Deutschland

Katlehn Baum
Heidelberg, Deutschland

März 2019

Inhaltsverzeichnis

III   Fallbeispiele

Autorenverzeichnis

Claudia Bach, M.Sc. Psych.
Praxis für Psychotherapie und
Coaching Rhein-Neckar
Schriesheim, Deutschland

Marina Bartolovic, Dipl.-Psych.
Zentrum für Psychosoziale Medizin
Klinik für Allgemeine Psychiatrie
Universitätsklinikum Heidelberg
Heidelberg, Baden-Württemberg,
Deutschland

Katlehn Baum, Dr. Phil.
Zentrum für Psychosoziale Medizin
Klinik für Allgemeine Psychiatrie
Universitätsklinikum Heidelberg
Heidelberg, Baden-Württemberg,
Deutschland

Valerie Elsässer, Dr. Phil.
Zentrum für Psychosoziale Medizin
Klinik für Allgemeine Psychiatrie
Universitätsklinikum Heidelberg
Heidelberg, Baden-Württemberg,
Deutschland

Anna Jähn, M.Sc. Psych.
Zentrum für Psychosoziale Medizin
Klinik für Allgemeine Psychiatrie
Universitätsklinikum Heidelberg
Heidelberg, Baden-Württemberg,
Deutschland

Johanna Kienzle, M.Sc. Psych.
Zentrum für Psychosoziale Medizin
Klinik für Allgemeine Psychiatrie
Universitätsklinikum Heidelberg
Heidelberg, Baden-Württemberg,
Deutschland

Lena Listunova, M.Sc. Psych.
Zentrum für Psychosoziale Medizin
Klinik für Allgemeine Psychiatrie
Universitätsklinikum Heidelberg
Heidelberg, Baden-Württemberg,
Deutschland

Ute Pfüller, Dr. Phil.
Praxis für Psychotherapie
Heidelberg, Deutschland

Dagmar Richter, Dipl.-Psych.
Praxis für Psychotherapie
Heidelberg, Deutschland

Daniela Roesch-Ely, Dr. med.
Zentrum für Psychosoziale Medizin
Klinik für Allgemeine Psychiatrie
Universitätsklinikum Heidelberg
Heidelberg, Baden-Württemberg,
Deutschland

Matthias Weisbrod, Dr. med.
Abteilung Psychiatrie
Klinikum Karlsbad Langensteinbach
Karlsbad, Deutschland

Theorie

Inhaltsverzeichnis

Einleitung

Daniela Roesch-Ely, Johanna Kienzle und Katlehn Baum

© Springer-Verlag GmbH Deutschland, ein Teil von Springer Nature 2019
D. Roesch-Ely, K. Baum (Hrsg.), *Kognitives Training bei psychiatrischen Erkrankungen*,
Psychotherapie: Manuale, https://doi.org/10.1007/978-3-662-58182-7_1

1.1 Bedeutung kognitiver Dysfunktionen und ihrer Behandlung bei psychiatrischen Erkrankungen

Kognitive Dysfunktionen treten bei verschiedenen psychiatrischen Störungen auf. In den vergangenen Jahren wurden vermehrt Studien zur Rolle kognitiver Defizite im Zusammenhang mit psychiatrischen Störungen wie Erkrankungen aus dem schizophrenen Formenkreis, affektiven Erkrankungen wie beispielsweise depressive und bipolare Störungen sowie ADHS und Autismus-Spektrum-Störungen veröffentlicht (Heinrichs und Zakzanis 1998; Hervey et al. 2004; Jahn und Rockstroh 2006; Rathgeber und Gauggel 2006; Remschmidt und Hebebrand 2001; Remschmidt et al. 2010; Roesch-Ely et al. 2015; Shenal et al. 2003; Zakzanis et al. 1998).

Kognitive Dysfunktionen spielen zudem eine entscheidende Rolle bei degenerativen Erkrankungen wie beispielsweise Demenzen, diese werden jedoch im vorliegenden Manual explizit nicht behandelt. Für einen Überblick über kognitive Trainings bei geriatrischen Patienten empfehlen wir „Gedächtnistraining – Ein Programm für Seniorengruppen" (Oswald 1998).

In Abhängigkeit vom Krankheitsbild können Auffälligkeiten in den kognitiven Domänen Lernen und Gedächtnis, Aufmerksamkeit und Konzentration, Exekutivfunktionen oder Informationsverarbeitungsgeschwindigkeit beobachtet werden, wobei durchaus mehrere Domänen gleichzeitig betroffen sein können. Außerdem ist bekannt, dass die kognitive Leistungsfähigkeit unter anderem mit der aktuellen Symptomatik und Medikation sowie der motivationalen Lage der Person zum Zeitpunkt der Untersuchung zusammenhängt.

Erst in den letzten Jahren wurde die zentrale Bedeutung kognitiver Dysfunktionen für die soziale und berufliche Rehabilitierbarkeit von Patienten anerkannt. So können im Verlauf einer Schizophrenie insbesondere kognitive Funktionsdefizite zu massiven Problemen sowohl beim (Wieder-)Erlangen alltäglicher, sozialer und kommunikativer Fertigkeiten als auch beim beruflichen Wiedereinstieg führen (▶ Kap. 2). Für andere psychiatrische Störungsbilder liegen ebenfalls Hinweise vor, dass kognitive Defizite die Alltagsfunktionalität negativ beeinflussen (▶ Kap. 3, 4, 5 und 6). Für eine aktuellere Übersicht siehe Weisbrod et al. (2014) sowie ▶ Kap. 2, 3, 4, 5 und 6.

Kognitive Störungen stellen einen wichtigen Behandlungsbaustein dar und sollten, sobald akute psychopathologische Symptome abklingen, gezielt untersucht und behandelt werden, da der Schweregrad neuropsychologischer Defizite einen aussagekräftigen Prädiktor für die soziale und berufliche Wiedereingliederung darstellt (z. B. Dickerson et al. 2004; Green 1996). Auf Grundlage der aktuellen Forschungsbefunde wird ein Training kognitiver Fertigkeiten für die Behandlung psychischer Störungen dringend empfohlen. Für die Störungen aus dem schizophrenen Formenkreis sind kognitive Trainingsprogramme entwickelt worden, mit deren Hilfe kognitive Fertigkeiten eingeübt und erlernt werden sollen. Diese Programme wurden evaluiert und zeigen Effektstärken im mittleren Bereich (z. B. McGurk et al. 2007; Wykes et al. 2011). Es existieren nur wenige Studien, die den Effekt kognitiver Trainingsprogramme für andere Störungsbilder in der Psychiatrie evaluiert haben, jedoch konnten beispielsweise Verbesserungen kognitiver Fertigkeiten bei affektiven Störungen sowie Autismus und ADHS nachgewiesen werden (Deckersbach et al. 2010; Elgamal et al. 2007; Motter et al. 2016; Naismith et al. 2010; Wass und Porayska-Pomsta 2014).

Aktuell existieren verschiedene neuropsychologische Trainingsprogramme, die eine Verbesserung der kognitiven Leistung direkt und des psychosozialen Funktionsniveaus indirekt erwirken können. Bisher sind keine offiziellen Leitlinien für kognitive Trainings in der Psychiatrie bekannt. Dieses Manual bietet, aufbauend auf praktischen und wissenschaftlichen Erfahrungen der Autoren, eine Zusammenstellung verschiedener kognitiver, teils PC-gestützter Trainingsprogramme. Dabei wird insbesondere die allgemeine Vorgehensweise eines kognitiven Trainings beschrieben. Darüber hinaus sind praktische Tipps und Materialien zur Planung, Durchführung und anschließenden Bewertung eines kognitiven Trainings enthalten. Der Fokus ist auf den individualisierten Ansatz gelegt, allerdings können Teile des Trainings in der Gruppe durchgeführt werden. Das zusätzliche ▶ Kap. 14 beschreibt verschiedene Techniken der Entspannung, die bei Bedarf als Ergänzung zu den kognitiven Trainingsverfahren durchgeführt werden können.

1.2 Überblick über kognitive Domänen und mögliche Beeinträchtigungen

Unter dem Begriff Kognition werden unterschiedliche Informationsverarbeitungsprozesse zusammengefasst, die sich auf verschiedene Weise systematisieren und beschreiben lassen. In der neuropsychologischen Literatur werden sie üblicherweise nach ähnlichen Merkmalen und/oder Inhalten in sogenannte kognitive Domänen eingeteilt. Zu den wichtigsten kognitiven Domänen gehören Exekutivfunktionen, Aufmerksamkeit, Informationsverarbeitungsgeschwindigkeit sowie Lernen und Gedächtnis. Die darin zusammengefassten kognitiven Prozesse sind notwendig, um erfolgreich am Leben teilzunehmen. Bei vielen psychiatrischen Erkrankungen ist die Kognition allerdings auf vielfältige Weise beeinträchtigt. Dabei ist es wichtig, diese Beeinträchtigungen objektiv zu erfassen und zu beurteilen, da subjektive Leistungseinbußen im Sinne einer Wahrnehmungsverzerrung auch Symptom einer psychischen Krankheit sein können (z. B. bei der Depression) oder die Einschätzung der eigenen kognitiven Leistungsfähigkeit aufgrund von Mangel an Einsicht misslingt (z. B. bei manchen Betroffenen mit Störungen aus dem Schizophrenieformenkreis).

Im Folgenden werden die oben genannten kognitiven Domänen einzeln aufgeführt und mögliche Beeinträchtigungen aufgrund psychiatrischer Erkrankungen beschrieben. In den störungsspezifischen Kapiteln (▶ Kap. 2, 3, 4, 5 und 6) werden darüber hinaus nach Bedarf auch Aspekte der sozialen Kognition berücksichtigt, die zunehmend im Fokus der Forschung stehen.

Zur Bewältigung komplexer Aufgaben sind höhere kognitive Prozesse notwendig, die unter dem Begriff **Exekutivfunktionen** zusammengefasst werden. Nach Royall und Kollegen (2002) fallen folgende fünf Mechanismen darunter:

- Inhibition irrelevanter Informationen,
- Konzeptgenerierung und Regelfindung,
- Planung,
- Arbeitsgedächtnis,
- Aufmerksamkeitssteuerung.

Das heißt, Exekutivfunktionen kommen zum Tragen, wenn ein neues Verhalten zur Lösung eines Problems gezeigt werden muss, wenn die Aufmerksamkeit auf lösungsrelevante Informationen gelenkt werden muss, wenn irrelevante Informationen ignoriert werden müssen, wenn ein Feedback in der Handlungsausführung berücksichtigt werden muss etc. So können diese Funktionen auch als „kognitives Überwachungssystem" verstanden werden. Patienten, die Defizite in den Exekutivfunktionen haben, klagen häufig über Probleme, den Alltag zu strukturieren, Abläufe am Tag im Voraus zu planen, Abläufe zu priorisieren etc. Für eine Übersicht der Exekutivkontrollfunktionen in Bezug auf neuropsychiatrische Erkrankungsbilder siehe Kaiser et al. (2005).

Aufmerksamkeit beschreibt die Konzentration der Wahrnehmung auf bestimmte Stimuli unserer Umwelt. Sie bildet dabei gewissermaßen eine Grundlage für alle weiteren kognitiven Bereiche, da nur Stimuli, die mit Aufmerksamkeit bedacht werden, im Sinne von Gedächtnis, Lernen, Planen etc. weiterverarbeitet werden können. Da der Mensch nur über beschränkte Kapazitäten verfügt, muss eine Auswahl von Informationen erfolgen, die erfasst werden sollen. Dabei können nach Sturm (2005) in Abhängigkeit von Selektivität und Intensität unterschiedliche Aufmerksamkeitstypen unterschieden werden: geteilte vs. selektive Aufmerksamkeit, Daueraufmerksamkeit vs. Alertness (Aufmerksamkeitsaktivierungsbereitschaft). Beeinträchtigungen in der Aufmerksamkeit zeigen sich beispielsweise in Schwierigkeiten, mehrere Tätigkeiten gleichzeitig auszuführen, in schneller Ermüdung z. B. beim Arbeiten am PC oder beim Lesen über eine gewisse Zeitspanne sowie in häufigeren Fehlern bei den Tätigkeiten. Oftmals liegt die Ursache beklagter Gedächtnisprobleme von Patienten in Wahrheit in einer beeinträchtigten Aufmerksamkeit. Nicht das Gedächtnis ist beeinträchtigt, wenn zum Beispiel der Schlüssel nicht mehr gefunden wird, sondern der Moment des Ablegens des Schlüssels wurde nicht mit Aufmerksamkeit bedacht, sodass die Grundlage für eine Einspeicherung ins Gedächtnis fehlt. Für die Domäne Aufmerksamkeit ebenso wie für die Domäne Gedächtnis und Lernen stehen viele Strategien zur Verfügung, die mit etwas anfänglichem Aufwand die Leistungsfähigkeiten in diesen Bereichen verbessern.

Die **Informationsverarbeitungsgeschwindigkeit** ist eigentlich ein Maß für die Effizienz verschiedener kognitiver Funktionen. Sie kann über mehrere objektive Maße erfasst werden, denen gemein ist, dass die Bearbeitungszeit gemessen wird. Das wichtigste objektive Maß der Informationsverarbeitungsgeschwindigkeit ist die Reaktionszeit, welche in ganz unterschiedlichen Leistungstests erfasst werden kann; es können aber auch komplexe zusammengesetzte Maße wie zum Beispiel der Index „Verarbeitungsgeschwindigkeit" des Wechsler-Intelligenztests für Erwachsene (WAIS-IV) (Wechsler 2012) verwendet werden. Eine Beeinträchtigung der Informationsverarbeitungsgeschwindigkeit zeigt sich typischerweise durch verzögerte Reaktionszeiten, eine geringe Sprech-/Lesegeschwindigkeit sowie verzögerte Antwortinitiierung. Ein Defizit der (mentalen) Informationsverarbeitungsgeschwindigkeit kann durchaus auch resultieren, wenn eine motorische Verlangsamung (häufig z. B. bei depressiven Erkrankungen) vorliegt und muss deshalb berücksichtigt werden (Tsourtos et al. 2002).

So vielfältig wie die **Gedächtnisfunktionen** sind, sind auch die Einschränkungen, unter denen Patienten leiden können (Sturm et al. 2009). Wenig betroffen ist der sensorische Speicher, auch Ultrakurzzeitgedächtnis genannt, in dem Informationen zwischen 0,5 und 2 Sekunden abrufbar sind. Das Kurzzeitgedächtnis speichert Informationen ca. 20 Sekunden lang, hat jedoch sehr begrenzte Kapazitäten. Im Gegensatz dazu kann das Langzeitgedächtnis sehr große Informationsmengen für Jahrzehnte speichern. Diese beiden zuletzt genannten Gedächtnisbereiche verursachen im Rahmen von psychiatrischen Störungen einen großen Leidensdruck. Patienten berichten von Schwierigkeiten, sich an die Namen von Kollegen oder die Einkaufsliste zu erinnern, sie haben Probleme beim Verarbeiten von Textinhalten, und es fällt ihnen schwer, neue Verhaltensweisen zu erlernen. Das Arbeitsgedächtnis, eine weitere Unterform des Gedächtnisses, ist bei psychiatrischen Erkrankungen häufig gestört. Mit dem Arbeitsgedächtnis wird die Fähigkeit bezeichnet, Informationen für eine kurze Zeit zu speichern und den Inhalt dabei zu manipulieren – zum Beispiel sich eine Telefonnummer kurz merken, um die Zahlen auf dem Handy einzutippen. Die Kapazität des Arbeitsgedächtnisses ist begrenzt (5–7 Informationseinheiten). Das Arbeitsgedächtnis wird häufig auch den Exekutivfunktionen zugeordnet (s. oben).

Aufgrund ihrer Bedeutsamkeit für die Alltagsfunktionalität der Betroffenen und Wechselwirkung mit der neurokognitiven Leistungsfähigkeit steht die sogenannte **soziale Kognition** zunehmend im Fokus und ist Gegenstand aktueller Forschungsstudien (z. B. Fett et al. 2011; Irani et al. 2012; Schmidt et al. 2011; Sergi et al. 2007; Sterea 2015). Der Begriff soziale Kognition wird dabei unterschiedlich definiert. Den Ansätzen gemein ist jedoch der Bezug zu mentalen Vorgängen, die sozialen Interaktionen unterliegen wie die Wahrnehmung, Interpretation und Generation von Reaktionen auf Intentionen und Verhalten anderer (z. B. Green et al. 2008; Pinkham et al. 2008; Sergi et al. 2006). In der Literatur werden zudem verschiedene Subkomponenten diskutiert (Fett et al. 2011; Green et al. 2008):

- Emotions- und Gesichtserkennung (Emotionen anderer erkennen, eigene Emotionen wahrnehmen),
- Verstehen von Schlüsselelementen in sozialen Situationen und Interaktionen,
- Verständnis für soziale Schemata (z. B. Rollenverständnis),
- Theory of Mind (die Fähigkeit, Intentionen, Stimmung und Gedanken anderer zu erkennen) sowie
- soziale Attribution (die Fähigkeit, das Zustandekommen positiver oder negativer Ereignisse abzuleiten).

Verschiedene Patientengruppen zeigen in Teilen der genannten Komponenten Einschränkungen, was deren Alltag durchaus beeinträchtigt (z. B. Pelphrey et al. 2004; Pinkham et al. 2008; Weightman et al. 2014). Vor diesem Hintergrund finden Interventionen zur Verbesserung der sozialen Kognition zunehmend Anwendung (z. B. Cheung et al. 2018; Grant et al. 2017; Tan et al. 2018).

Literatur

Cheung, P. P. P., Siu, A. M. H., Brown, T., & Yu, M.-l. (2018). A social-cognitive intervention program for adolescents with autism: A pilot study. *Journal of Occupational Therapy, Schools & Early Intervention, 11*(1), 37–48. https://doi.org/10.1080/19411243.2017.1408442.

Deckersbach, T., Nierenberg, A. A., Kessler, R., Lund, H. G., Ametrano, R. M., Sachs, G., et al. (2010). RESEARCH: Cognitive rehabilitation for bipolar disorder: An open trial for employed patients with residual depressive symptoms. *CNS Neuroscience & Therapeutics, 16*(5), 298–307. https://doi.org/10.1111/j.1755–5949.2009.00110.x.

Dickerson, F. B., Boronow, J. J., Stallings, C. R., Origoni, A. E., Cole, S., & Yolken, R. H. (2004). Association between cognitive functioning and employment status of persons with bipolar disorder. *Psychiatric Services, 55*(1), 54–58. https://doi.org/10.1176/appi.ps.55.1.54.

Elgamal, S., McKinnon, M. C., Ramakrishnan, K., Joffe, R. T., & MacQueen, G. (2007). Successful computer-assisted cognitive remediation therapy in patients with unipolar depression: A proof of principle study. *Psychological Medicine, 37*(9), 1229–1238.

Fett, A. K., Viechtbauer, W., Dominguez, M. D., Penn, D. L., van Os, J., & Krabbendam, L. (2011). The relationship between neurocognition and social cognition with functional outcomes in schizophrenia: A meta-analysis. *Neuroscience & Biobehavioral Reviews, 35*(3), 573–588. https://doi.org/10.1016/j.neubiorev.2010.07.001.

Grant, N., Lawrence, M., Preti, A., Wykes, T., & Cella, M. (2017). Social cognition interventions for people with schizophrenia: A systematic review focussing on methodological quality and intervention modality. *Clinical Psychology Review, 56*, 55–64. https://doi.org/10.1016/j.cpr.2017.06.001.

Green, M. F. (1996). What are the functional consequences of neurocognitive deficits in schizophrenia? *The American Journal of Psychiatry, 153*(3), 321–330.

Green, M. F., Penn, D. L., Bentall, R., Carpenter, W. T., Gaebel, W., Gur, R. C., et al. (2008). Social cognition in schizophrenia: An NIMH workshop on definitions, assessment, and research opportunities. *Schizophrenia Bulletin, 34*(6), 1211–1220. https://doi.org/10.1093/schbul/sbm145.

Heinrichs, R. W., & Zakzanis, K. K. (1998). Neurocognitive deficit in schizophrenia: A quantitative review of the evidence. *Neuropsychology, 12*(3), 426–445.

Hervey, A. S., Epstein, J. N., & Curry, J. F. (2004). Neuropsychology of adults with attention-deficit/hyperactivity disorder: A meta-analytic review. *Neuropsychology, 18*(3), 485–503. https://doi.org/10.1037/0894-4105.18.3.485.

Irani, F., Seligman, S., Kamath, V., Kohler, C., & Gur, R. C. (2012). A meta-analysis of emotion perception and functional outcomes in schizophrenia. *Schizophrenia Research, 137*(1–3), 203–211. https://doi.org/10.1016/j.schres.2012.01.023.

Jahn, T., & Rockstroh, B. (2006). Neuropsychologie schizophrener und verwandter Störungen. In H. Förstl, M. Hautzinger & G. Roth (Hrsg.), *Neurobiologie psychischer Störungen* (Bd. 387–419). Berlin: Springer.

Kaiser, S., Mundt, C., & Weisbrod, M. (2005). Executive control functions and neuropsychiatric disorders – Perspectives for research und clinical practice. *Fortschritte der Neurologie · Psychiatrie, 73*(8), 438–450. https://doi.org/10.1055/s-2004-830303.

McGurk, S. R., Twamley, E. W., Sitzer, D. I., McHugo, G. J., & Mueser, K. T. (2007). A meta-analysis of cognitive remediation in schizophrenia. *The American Journal of Psychiatry, 164*(12), 1791–1802.

Motter, J. N., Pimontel, M. A., Rindskopf, D., Devanand, D. P., Doraiswamy, P. M., & Sneed, J. R. (2016). Computerized cognitive training and functional recovery in major depressive disorder: A meta-analysis. *Journal of Affective Disorders, 189*, 184–191. https://doi.org/10.1016/j.jad.2015.09.022.

Naismith, S. L., Redoblado-Hodge, M. A., Lewis, S. J., Scott, E. M., & Hickie, I. B. (2010). Cognitive training in affective disorders improves memory: A preliminary study using the NEAR approach. *Journal of Affective Disorders, 121*(3), 258–262.

Oswald, W. D. (1998). *Das SIMA-Projekt: Gedächtnistraining – Ein Programm für Seniorengruppen* (2. Aufl.). Göttingen: Hogrefe.

Pelphrey, K., Adolphs, R., & Morris, J. P. (2004). Neuroanatomical substrates of social cognition dysfunction in autism. *Mental Retardation and Developmental Disabilities Research Reviews, 10*(4), 259–271. https://doi.org/10.1002/mrdd.20040.

Pinkham, A. E., Hopfinger, J. B., Pelphrey, K. A., Piven, J., & Penn, D. L. (2008). Neural bases for impaired social cognition in schizophrenia and autism spectrum disorders. *Schizophrenia Research, 99*(1–3), 164–175. https://doi.org/10.1016/j.schres.2007.10.024.

Rathgeber, K., & Gauggel, S. (2006). Neuropsychologie bipolarer Störungen. *Psychiatrische Praxis, 33*(Suppl 1), 60–70. https://doi.org/10.1055/s-2005-915252.

Remschmidt, H., & Hebebrand, J. (2001). Das Asperger Syndrom. Eine aktuelle Übersicht. *Zeitschrift für Kinder- und Jugendpsychiatrie und Psychotherapie, 29*, 59–69.

Remschmidt, H., Schulte-Körne, G., & Kamp-Becker, I. (2010). Neuropsychologie tiefgreifender Entwicklungsstörungen. In S. Lautenbacher & S. Gauggel (Hrsg.), *Neuropsychologie psychischer Störungen* (S. 399–429). Heidelberg: Springer.

Roesch-Ely, D., Bartolovic, M., & Weisbrod, M. (2015). Kognitive Defizite bei Depression und ihre Behandlung. *PSYCHup2Date, 9*, 101–114.

Royall, D. R., Lauterbach, E. C., Cummings, J. L., Reeve, A., Rummans, T. A., Kaufer, D. I., et al. (2002). Executive control function: A review of its promise and challenges for clinical research. A report from the Committee on Research of the American Neuropsychiatric Association. *The Journal of Neuropsychiatry and Clinical Neurosciences, 14*(4), 377–405. https://doi.org/10.1176/jnp.14.4.377.

Schmidt, S. J., Mueller, D. R., & Roder, V. (2011). Social cognition as a mediator variable between neurocognition and functional outcome in schizophrenia: Empirical review and new results by structural equation modeling. *Schizophrenia Bulletin, 37*, 14.

Sergi, M. J., Rassovsky, Y., Nuechterlein, K. H., & Green, M. F. (2006). Social perception as a mediator of the influence of early visual processing on functional status in schizophrenia. *The American Journal of Psychiatry, 163*(3), 448–454. https://doi.org/10.1176/appi.ajp.163.3.448.

Sergi, M. J., Rassovsky, Y., Widmark, C., Reist, C., Erhart, S., Braff, D. L., et al. (2007). Social cognition in schizophrenia: Relationships with neurocognition and negative symptoms. *Schizophrenia Research, 90* (1–3), 316–324. https://doi.org/10.1016/j.schres.2006.09.028.

Shenal, B. V., Harrison, D. W., & Demaree, H. A. (2003). The neuropsychology of depression: A literature review and preliminary model. *Neuropsychology Review, 13*(1), 33–42. https://doi.org/10.10 23/a:1022300622902.

Sterea, R. (2015). The relationship between social cognition and functional outcomes in schizophrenia. *Procedia – Social and Behavioral Sciences, 187*, 256–260. https://doi.org/10.1016/j.sbspro.2015.03.048.

Sturm, W. (2005). *Aufmerksamkeitsstörungen*. Göttingen: Hogrefe.

Sturm, W., Herrmann, M., & Münte, T. (Hrsg.). (2009). *Lehrbuch der klinischen Neuropsychologie: Grundlagen, Methoden, Diagnostik, Therapie* (2. Aufl.). Heidelberg: Spektrum, Akademie.

Tan, B. L., Lee, S. A., & Lee, J. (2018). Social cognitive interventions for people with schizophrenia: A systematic review. *The Asian Journal of Psychiatry, 35*, 115–131. https://doi.org/10.1016/j.ajp.2016.06.013.

Tsourtos, G., Thompson, J., & Stough, C. (2002). Evidence of an early information processing speed deficit in unipolar major depression. *Psychological Medicine, 32*(2), 259–265.

Wass, S. V., & Porayska-Pomsta, K. (2014). The uses of cognitive training technologies in the treatment of autism spectrum disorders. *Autism, 18*(8), 851–871. https://doi.org/10.1177/1362361313499827.

Wechsler, D. (2012). *Wechsler Adult Intelligence Scale [WAIS-IV]* (Übers. Petermann, F., & Petermann, U.). London: Pearson.

Weightman, M. J., Air, T. M., & Baune, B. T. (2014). A review of the role of social cognition in major depressive disorder. *Frontiers in Psychiatry, 5*, 179. https://doi.org/10.3389/fpsyt.2014.00179.

Weisbrod, M., Aschenbrenner, S., Pfuller, U., Kaiser, S., & Roesch-Ely, D. (2014). Rehabilitation in persons with schizophrenic spectrum disorders: The impact of cognition and cognitive remediation therapy. *Fortschritte der Neurologie · Psychiatrie, 82*(3), 128–134. https://doi.org/10.1055/s-0034-1365920.

Wykes, T., Huddy, V., Cellard, C., McGurk, S. R., & Czobor, P. (2011). A meta-analysis of cognitive remediation for schizophrenia: Methodology and effect sizes. *The American Journal of Psychiatry, 168*(5), 472–485. https://doi.org/10.1176/appi.ajp.2010.10060855.

Zakzanis, K. K., Leach, L., & Kaplan, E. (1998). On the nature and pattern of neurocognitive function in major depressive disorder. *Neuropsychiatry, Neuropsychology, & Behavioral Neurology, 11*(3), 111–119.

Kognitive Dysfunktionen bei Schizophrenie

Katlehn Baum, Ute Pfüller, Matthias Weisbrod und Daniela Roesch-Ely

© Springer-Verlag GmbH Deutschland, ein Teil von Springer Nature 2019
D. Roesch-Ely, K. Baum (Hrsg.), *Kognitives Training bei psychiatrischen Erkrankungen*,
Psychotherapie: Manuale, https://doi.org/10.1007/978-3-662-58182-7_2

2.1 Klinisches Erscheinungsbild und Leitsymptome der Schizophrenie

Subjektiv klagen Patienten über folgende Probleme: „Vor allem kann ich mir Buchinhalte schlecht einprägen und bin insgesamt auch im Alltag vergesslich." – „Ich kann mich nur schwer konzentrieren, wenn um mich herum viel los ist – ich brauche doppelt so viel Zeit wie andere." – „Ich habe Probleme damit, das Wesentliche in Texten zu erfassen." Einem Teil der Patienten fehlt allerdings auch die Einsicht in die kognitiven Defizite, die durch Therapeuten, Pflegepersonal oder Angehörige wahrgenommen und angegeben werden.

Obwohl kognitive Defizite bei Patienten mit Schizophrenie schon lange bekannt sind (Bleuler 1911; Kraepelin 1913), war die Schizophrenie lange Zeit ausschließlich mit Symptomen wie Wahn, Halluzinationen, formalen Denkstörungen, Desorganisation, Katatonie und den sogenannten Negativsymptomen assoziiert. Erst Ende des 20. Jahrhunderts traten kognitive Defizite wieder in den Fokus wissenschaftlicher Forschung. Inzwischen gibt es eine Vielzahl an Untersuchungen, die teils massive kognitive Einschränkungen in Zusammenhang mit einer Schizophrenie-Erkrankung nachweist. Trotz der hohen Bedeutsamkeit für das Alltagsniveau der betroffenen Patienten werden die kognitiven Defizite nicht als diagnostische Kriterien beispielsweise im Diagnostischen und Statistischen Manual Psychischer Störungen (5. Auflage [DSM-5]; American Psychiatric Association 2015) genannt, da kognitive Defizite die Erkrankung „Schizophrenie" nicht spezifisch von anderen psychiatrischen Störungen abgrenzen würden.

Ein häufig verwendeter Ansatz versucht, die spezifischen psychopathologischen Symptomcluster mit kognitiven Defiziten zu verbinden. Zum Beispiel waren Defizite in den exekutiven Funktionen, dem Gedächtnis und der Daueraufmerksamkeit mit Negativsymptomen assoziiert. Positivsymptome hingegen wiesen keine Zusammenhänge mit kognitiven Defiziten auf (Basso et al. 1998). Inzwischen werden neuropsychologische Auffälligkeiten wieder zum Kern der Erkrankung gezählt (Keefe und Harvey 2012). Darüber hinaus gibt es zahlreiche Befunde, die zeigen, dass kognitive Störungen von entscheidender Bedeutung für den Verlauf der Erkrankung sind. Bestehende kognitive Einschränkungen gehen mit Schwierigkeiten beim Wiedererlangen sozialer und kommunikativer Fertigkeiten sowie beim beruflichen Wiedereinstieg einher (Green 1996; Green et al. 2000; Keefe und Harvey 2012; Mueser 2000). In Bezug auf die Frage, welche kognitiven Funktionsbereiche am stärksten beeinträchtigt sind, herrscht Uneinigkeit – dass jedoch Aufmerksamkeit, Gedächtnis und Exekutivfunktionen dazugehören, wird selten bezweifelt (Bhattachary 2015; Fioravanti et al. 2012). Ergebnissen einer Metaanalyse von Heinrichs und Zakzanis (1998) zufolge scheinen die einzelnen kognitiven Funktionsbereiche eher gleichmäßig betroffen (◘ Tab. 2.1), sodass weniger von isolierten Störungen ausgegangen wird als vielmehr von einem generellen neuropsychologischen Defizit mit Akzentuierungen in bestimmten Bereichen.

Darüber hinaus ist es weiterhin unklar, zu welchem Zeitpunkt neuropsychologische Einschränkungen bei der Schizophrenie erstmalig auftreten. Es gibt Hinweise, dass sowohl Personen, die lediglich ein Hochrisikosyndrom für Psychose (engl.: „clinical high risk") aufweisen (Zheng et al. 2018), als auch Ersterkrankte kognitiv beeinträchtigt sind

□ Tab. 2.1   Metaanalyse des Störungsgrades einzelner neuropsychologischer Funktionen bei an Schizophrenie erkrankten Patienten (Daten aus Heinrichs und Zakzanis 1998)

Variable	Mittlere Effektgröße	Anzahl der Studien	% der Patienten unter Median
Verbales Gedächtnis	1,41	31	78
Nonverbales Gedächtnis	0,74	14	67
Handlungs-IQ	1,26	17	77
Verbal-IQ	0,88	27	69
Gesamt-IQ (HAWIE)	1,1	35	74
Gesamt-IQ (andere Tests)	0,59	43	64
Daueraufmerksamkeit	1,16	14	75
Exekutivfunktion (WCST)	0,88	43	69
Wortflüssigkeit	1,15	29	75
Wortschatz	0,53	38	62

HAWIE Hamburg-Wechsler-Intelligenztest für Erwachsene, *WCST* Wisconsin Card Sorting Test

(Bhattachary 2015; Hambrecht et al. 2002). Studien über den Verlauf kognitiver Einschränkungen spiegeln ebenfalls ein uneinheitliches Bild wider: Einige Autoren sprechen von Verschlechterungen über die Zeit (Cuesta et al. 1998), andere hingegen berichten von einer relativen Stabilität der kognitiven Funktionsbereiche (Möller 2000; Weickert und Goldberg 2000).

Aktuelle Studien geben Hinweise darauf, dass kognitive Defizite mitunter genetisch bedingt sind (z. B. Chu et al. 2018). Demzufolge treten neuropsychologische Defizite nicht nur bei an Schizophrenie Erkrankten vor Beginn der ersten Krankheitsphase auf, sondern zeigen sich auch bei Geschwistern, die nie an einer psychischen Störung litten (Chu et al. 2018). Eine Übersicht verschiedener Studien, in denen neuropsychologische Funktionsstörungen bei Verwandten ersten Grades mit normalen Kontrollprobanden verglichen wurden (Tsuang et al. 1999), zeigt eine Vielzahl an Einschränkungen bei erwachsenen Verwandten schizophren Erkrankter (□ Abb. 2.1).

Angaben darüber, wie viel Prozent der Schizophrenie-Patienten durch kognitive Defizite tatsächlich beeinträchtigt sind, schwanken je nach Autor und untersuchtem Funktionsbereich zwischen 40 und 85 % (Rund und Borg 1999; Weickert und Goldberg 2000), wobei die Leistungen Schizophrener meist 1–2 Standardabweichungen unterhalb des Mittelwertes der Normalbevölkerung liegen (Goldberg und Gold 1995; Heinrichs und Zakzanis 1998).

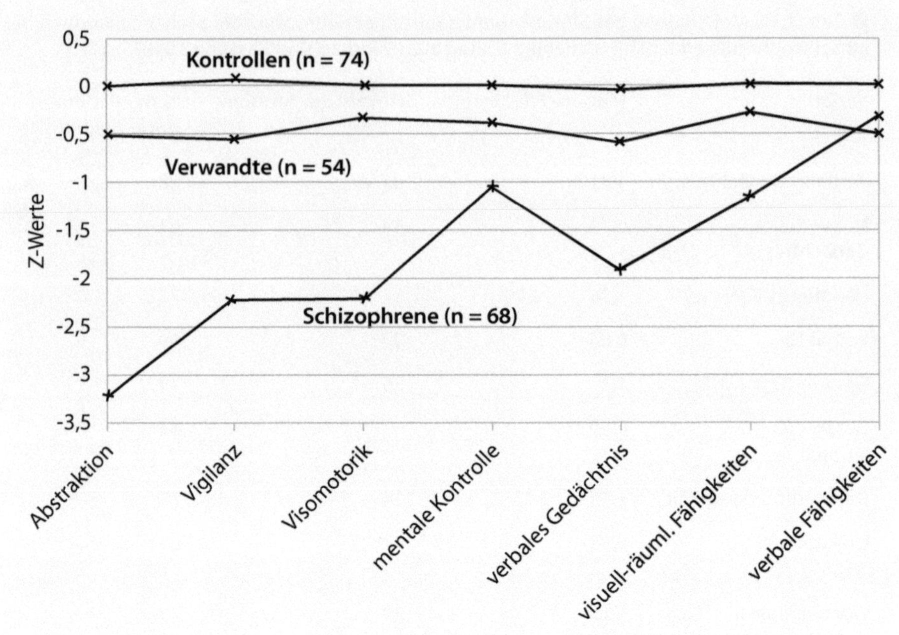

Abb. 2.1 Neuropsychologische Profile von schizophren Erkrankten (n = 68), Verwandten schizophren Erkrankter (n = 54) und Kontrollpersonen (n = 74). (Daten aus Tsuang et al. 1999)

2.2 Neurokognitive Leistungsprofile schizophren Erkrankter

Einschränkungen in den **Exekutivfunktionen** (EF) gehören im Rahmen einer schizophrenen Erkrankung mit einer Prävalenz von bis zu 90 % zu den häufigsten kognitiven Beeinträchtigungen (Velligan und Bow-Thomas 1999). Die Hypothese gestörter Exekutivfunktionen ergab sich aus klinischen Ähnlichkeiten schizophrener Patienten und Patienten mit Schädigungen des Frontallappen-Netzwerkes. So zeigen betroffene Patienten einen Verlust der Initiative, der Umstellfähigkeit und eine verminderte Fähigkeit, auf neue Situationen angemessen und flexibel zu reagieren. Patienten haben Schwierigkeiten, Aufmerksamkeit selektiv auszurichten, relevante Kontextinformationen einzubeziehen und irrelevante Informationen zu ignorieren (Velligan und Bow-Thomas 1999). So zeigen beispielsweise bildgebende Verfahren, dass der dorsolaterale präfrontale Kortex (DLPFC) bei schizophren Erkrankten ineffizient aktiv ist – Hypofrontalität (Keshavan et al. 2008) –, was Störungen u. a. in Bereichen der Impulskontrolle und des Planens zur Folge hat. Problemlöseprozesse, als eine Form der EF, sind bei an Schizophrenie erkrankten Patienten stark verlangsamt. Allerdings hängt die Geschwindigkeit, mit der ein Problem gelöst wird, von dessen Komplexität ab. Je mehr Merkmalsdifferenzen bei einer Aufgabe zu beachten waren – so zeigte es eine Studie –, desto länger benötigten schizophren Erkrankte im Vergleich zu einer gesunden Kontrollgruppe, um solche Aufgaben zu lösen. Hinzu kam, dass Schizophrene im Allgemeinen mehr Fehler begingen als Gesunde und ihre Fehlerrate bei steigender Aufgabenkomplexität überdurchschnittlich stark zunahm (Reimann 1997).

Untersuchungen zu Beeinträchtigungen des **Arbeitsgedächtnisses** – als eine Subdomäne exekutiver Funktionen – konnten ebenfalls Einschränkungen nachweisen (Anticevic et al. 2013; Gooding und Tallent 2004), unabhängig von der jeweiligen Art der Aufgabe (Lee und Park 2005). Als Ursache für Arbeitsgedächtnisdefizite werden Dysfunktionen in präfrontalen Arealen, vor allem im DLPFC, diskutiert (Anticevic et al. 2013; Kraguljac et al. 2013; van Snellenberg et al. 2016). Darüber hinaus werden funktionelle und strukturelle Störungen der Konnektivität (Xu et al. 2011), mangelnde Synchronität neuronaler Netzwerke, eine veränderte synaptische Plastizität (Lett et al. 2014) sowie Dysregulationen im dopaminergen System als ursächlich für die Einschränkungen im Arbeitsgedächtnis diskutiert (Xu et al. 2011).

Störungen der **Aufmerksamkeit** gehören ebenfalls zu den am häufigsten beobachteten kognitiven Defiziten im Rahmen schizophrener Erkrankungen. Es zeigte sich, dass Betroffene über verminderte Aufmerksamkeitsressourcen verfügen und die Aufmerksamkeitsstörung deshalb eine wesentliche Rolle in der Genese neurokognitiver Defizite spielt (Hilger und Kapser 2002). In Abhängigkeit von der Selektivität und Intensität werden verschiedene Subformen unterschieden: geteilte Aufmerksamkeit, selektive oder fokussierte Aufmerksamkeit, Wechsel des Aufmerksamkeitsfokus, Alertness, Daueraufmerksamkeit und Vigilanz (Sturm 2005). Bei schizophren Erkrankten sind vor allem die Daueraufmerksamkeit und die selektive Aufmerksamkeit beeinträchtigt, wie Untersuchungen mit dem Continuous Performance Test (CPT, s. unten) und dem Stroop-Paradigma zeigen (Filbey et al. 2008; Hoff und Kremen 2003). Dabei ist eine Beeinträchtigung der Daueraufmerksamkeit zuverlässiger belegt als eine Störung der selektiven Aufmerksamkeit. Einschränkungen in der Daueraufmerksamkeit werden sogar als genetischer Vulnerabilitätsmarker diskutiert (Cornblatt und Malhotra 2001; Volz 2000).

Schon zu Beginn des 20. Jahrhunderts konnte gezeigt werden, dass bei schizophren Erkrankten die kognitive **Verarbeitungsgeschwindigkeit** verlangsamt ist (Saunders und Isaacs 1929; Scripture 1916). Braff postulierte, dass eine solche Verlangsamung u. a. auch zu Überstimulation und formalen Denkstörungen führt (Braff 1997). Eine Folgeuntersuchung von Cadenhead und Kollegen hingegen zeigte einen Zusammenhang der Verarbeitungsgeschwindigkeit mit negativen Symptomen (Cadenhead et al. 1997). Andere Studien verwiesen auf einen Zusammenhang zwischen Verarbeitungsgeschwindigkeit und Gedächtnisleistungen bei den betroffenen Patienten (z. B. Brebion et al. 1998; Brebion et al. 2000), sodass häufig die Verlangsamung als Erklärung reduzierter Gedächtnisleistungen herangezogen wird. Üblicherweise werden zur Diagnostik die sogenannten „coding tasks" herangezogen (Dickinson et al. 2007). Die Leistungen der Patienten in diesen Aufgaben korrelieren mit verschiedenen Aspekten wie Alltagsaktivität (Evans et al. 2003), selbstständige und unabhängige Lebensführung (Brekke et al. 1997) sowie Beschäftigungsdauer (Gold et al. 2002).

Auch die Leistungen im Bereich **Lernen und Gedächtnis** sind bei schizophren Erkrankten deutlich beeinträchtigt (Bhattachary 2015; Fioravanti et al. 2012; Keefe und Harvey 2012; Kraguljac et al. 2013). So zeigen betroffene Patienten im Vergleich zu Depressiven deutlich stärkere Beeinträchtigungen (Aleman et al. 1999; Listunova et al. 2016; Snitz und Daum 2001). Einschränkungen wurden bei Schizophrenie-Patienten vor allem im sogenannten deklarativen Gedächtnis gefunden. Am zuverlässigsten bestätigt sind Störungen des semantischen Gedächtnisses (Saykin et al. 1991). So zeichnen sich die Patienten durch verzögertes und ineffektiveres Enkodieren (z. B. Traupmann 1980), beeinträchtigte Konsolidierung und schnelleres Vergessen sowie einen gestörten Abruf (Calev et al. 1983; Sengel und Lovallo 1983) aus. Letzteres begründete zunehmend die Hypothese einer Abrufstörung (Aleman et al. 1999). Das unmittelbare Behalten (Supraspanne) scheint über verschiedene Studien hinweg konsistent wenig beeinträchtigt. Auch das sogenannte nondeklarative Gedächtnis (Priming, prozedurales Lernen) scheint wenig beeinträchtigt zu sein (Bhattachary 2015). Untersuchungen zu möglichen Moderatorvariablen für die reduzierten Gedächtnisleistungen zeigten den stärksten Zusammenhang mit der Negativsymptomatik und Depressivität, wohingegen andere Variablen (z. B. Medikation) wenig relevant waren (z. B. Aleman et al. 1999; Möser et al. 2001).

Untersuchungen zu **globalen kognitiven Fähigkeiten** beziehen sich zumeist auf den IQ oder den sogenannten Composite Score, der sich aus verschiedenen Punktwerten einzelner neuropsychologischer Testverfahren zusammensetzt. Eine ältere Metaanalyse zeigt eindeutig intellektuelle Einschränkungen über die Lebensspanne hinweg, welche unabhängig vom Erkrankungsalter sind (Aylward et al. 1984). Darüber hinaus war der IQ positiv mit verschiedenen prognostischen Indizes korreliert. Bei hospitalisierten Patienten ergab sich außerdem ein negativer Zusammenhang mit dem Schweregrad der Symptome. Im Vergleich zum Handlungs-IQ fiel der Verbal-IQ bei betroffenen Patienten etwas besser aus, wenngleich auf Subtestebene keinerlei Unterschiede abbildbar waren.

Die sogenannte **soziale Kognition** als ein weiterer Bereich geriet Mitte der 90er-Jahre zunehmend in den Fokus. Dabei stehen vor allem die Theory of Mind sowie soziale und emotionale Wahrnehmung und Wiedererkennung im Mittelpunkt (Keefe und Harvey 2012). Soziale Kognition wird im Rahmen von Pfadmodellen als mögliche Ursache für Einschränkungen der sozialen Kompetenz bei betroffenen Patienten diskutiert (Penn et al. 1996). Zudem stellt sie eine Mediatorvariable zwischen den basalen kognitiven Fähigkeiten und dem sozialen Funktionsniveau dar. Untersuchungen zeigen, dass Schizophrenie-Patienten beispielsweise große Schwierigkeiten damit haben, Emotionen in Gesichtern anderer zu erkennen und zu benennen (z. B. Mandal et al. 1998). Eine Übersicht der sozialen Kognition bei Ersterkrankten findet sich bei Healey et al. (2016). Die Erforschung von Trainings sozialer Kognition gerät zunehmend in den Fokus; ein systematisches Review dazu erstellten Tan et al. (2018).

Literatur

Aleman, A., Hijman, R., de Haan, E. H., & Kahn, R. S. (1999). Memory impairment in schizophrenia: A meta-analysis. *The American Journal of Psychiatry, 156*(9), 1358–1366. https://doi.org/10.1176/ajp.156.9.1358.

American Psychiatric Association (Hrsg.). (2015). *Diagnostisches und statistisches Manual psychischer Störungen DSM-5* (5. Aufl.). Göttingen: Hogrefe.

Anticevic, A., Repovs, G., & Barch, D. M. (2013). Working memory encoding and maintenance deficits in schizophrenia: Neural evidence for activation and deactivation abnormalities. *Schizophrenia Bulletin, 39*(1), 168–178. https://doi.org/10.1093/schbul/sbr107.

Aylward, E., Walker, E., & Bettes, B. (1984). Intelligence in schizophrenia: Meta-analysis of the research. *Schizophrenia Bulletin, 10*(3), 430–459.

Basso, M. R., Nasrallah, H. A., Olson, S. C., & Bornstein, R. A. (1998). Neuropsychological correlates of negative, disorganized and psychotic symptoms in schizophrenia. *Schizophrenia Research, 31*(2–3), 99–111.

Bhattachary, K. (2015). Cognitive function in schizophrenia: A review. *Journal of Psychiatry, 18*(1), 14–78.

Bleuler, E. (1911). *Dementia Praecox oder die Gruppe der Schizophrenien*. Leipzig/Wien: Deuticke.

Braff, D. L. (1997). Psychophysiological and information processing approaches to schizophrenia. In D. S. Charney, E. Nestler & B. S. Bunney (Hrsg.), *Neurobiological foundation of mental illness*. New York: Oxford University Press.

Brebion, G., Amador, X., Smith, M. J., & Gorman, J. M. (1998). Memory impairment and schizophrenia: The role of processing speed. *Schizophrenia Research, 30*(1), 31–39.

Brebion, G., Smith, M. J., Gorman, J. M., Malaspina, D., Sharif, Z., & Amador, X. (2000). Memory and schizophrenia: Differential link of processing speed and selective attention with two levels of encoding. *The Journal of Psychiatric Research, 34*(2), 121–127.

Brekke, J. S., Long, J. D., Nesbitt, N., & Sobel, E. (1997). The impact of service characteristics on functional outcomes from community support programs for persons with schizophrenia: A growth curve analysis. *The Journal of Consulting and Clinical Psychology, 65*(3), 464–475.

Cadenhead, K. S., Geyer, M. A., Butler, R. W., Perry, W., Sprock, J., & Braff, D. L. (1997). Information processing deficits of schizophrenia patients: Relationship to clinical ratings, gender and medication status. *Schizophrenia Research, 28*(1), 51–62.

Calev, A., Venables, P. H., & Monk, A. F. (1983). Evidence for distinct verbal memory pathologies in severely and mildly disturbed schizophrenics. *Schizophrenia Bulletin, 9*(2), 247–264.

Chu, A. O. K., Chang, W. C., Chan, S. K. W., Lee, E. H. M., Hui, C. L. M., & Chen, E. Y. H. (2018). Comparison of cognitive functions between first-episode schizophrenia patients, their unaffected siblings and individuals at clinical high-risk for psychosis. *Psychological Medicine*, 1–8. https://doi.org/10.1017/S0033291718002726.

Cornblatt, B. A., & Malhotra, A. K. (2001). Impaired attention as an endophenotype for molecular genetic studies of schizophrenia. *The American Journal of Medical Genetics, 105*, 11–15.

Cuesta, M. J., Peralta, V., & Zarzuela, A. (1998). Illness duration and neuropsychological impairments in schizophrenia. *Schizophrenia Research, 33*(3), 141–150.

Dickinson, D., Ramsey, M. E., & Gold, J. M. (2007). Overlooking the obvious: A meta-analytic comparison of digit symbol coding tasks and other cognitive measures in schizophrenia. *Archives of General Psychiatry, 64*(5), 532–542. https://doi.org/10.1001/archpsyc.64.5.532.

Evans, J. D., Heaton, R. K., Paulsen, J. S., Palmer, B. W., Patterson, T., & Jeste, D. V. (2003). The relationship of neuropsychological abilities to specific domains of functional capacity in older schizophrenia patients. *Biological Psychiatry, 53*(5), 422–430.

Filbey, F. M., Toulopoulou, T., Morris, R. G., McDonald, C., Bramon, E., Walshe, M., et al. (2008). Selective attention deficits reflect increased genetic vulnerability to schizophrenia. *Schizophrenia Research, 101*(1–3), 169–175. https://doi.org/10.1016/j.schres.2008.01.019.

Fioravanti, M., Bianchi, V., & Cinti, M. E. (2012). Cognitive deficits in schizophrenia: An updated metanalysis of the scientific evidence. *BMC Psychiatry, 12*, 64. https://doi.org/10.1186/1471-244X-12-64.

Gold, J. M., Goldberg, R. W., McNary, S. W., Dixon, L. B., & Lehman, A. F. (2002). Cognitive correlates of job tenure among patients with severe mental illness. *The American Journal of Psychiatry, 159*(8), 1395–1402. https://doi.org/10.1176/appi.ajp.159.8.1395.

Goldberg, T. E., & Gold, J. M. (1995). Neurocognitive deficits in schizophrenia. In S. R. Hirsch & D. R. Weinberger (Hrsg.), *Schizophrenia* (S. 146–163). Oxford: Blackwell Science.

Gooding, D. C., & Tallent, K. A. (2004). Nonverbal working memory deficits in schizophrenia patients: Evidence of a supramodal executive processing deficit. *Schizophrenia Research, 68*(2–3), 189–201. https://doi.org/10.1016/j.schres.2003.07.007.

Green, M. F. (1996). What are the functional consequences of neurocognitive deficits in schizophrenia? *The American Journal of Psychiatry, 153*(3), 321–330.

Green, M. F., Kern, R. S., Braff, D. L., & Mintz, J. (2000). Neurocognitive deficits and functional outcome in schizophrenia: Are we measuring the „right stuff"? *Schizophrenia Bulletin, 26*(1), 119–136.

Hambrecht, M., Lammertink, M., Klosterkotter, J., Matuschek, E., & Pukrop, R. (2002). Subjective and objective neuropsychological abnormalities in a psychosis prodrome clinic. *The British Journal of Psychiatry (Suppl.), 43*, 30–37.

Healey, K. M., Bartholomeusz, C. F., & Penn, D. L. (2016). Deficits in social cognition in first episode psychosis: A review of the literature. *Clinical Psychology Review, 50*, 108–137.

Heinrichs, R. W., & Zakzanis, K. K. (1998). Neurocognitive deficit in schizophrenia: A quantitative review of the evidence. *Neuropsychology, 12*(3), 426–445.

Hilger, E., & Kapser, S. (2002). Kognitive Symptomatik bei schizophrener Erkrankung: Diagnostik und Pharmakotherapie. *Journal für Neurologie, Neurochirurgie und Psychiatrie, 3*(4), 17–22.

Hoff, A. L., & Kremen, S. (2003). Neuropsychology in schizophrenia: An update. *Current Opinion in Psychiatry, 16,* 149–155.

Keefe, R. S., & Harvey, P. D. (2012). Cognitive impairment in schizophrenia. In M. A. Geyer & G. Gross (Hrsg.), *Handbook of experimental pharmacology* (Bd. 213, S. 11–37). Heidelberg: Springer.

Keshavan, M. S., Tandon, R., Boutros, N. N., & Nasrallah, H. A. (2008). Schizophrenia, „just the facts": What we know in 2008 part 3: Neurobiology. *Schizophrenia Research, 106*(2–3), 89–107. https://doi.org/10.1016/j.schres.2008.07.020.

Kraepelin, E. (1913). *Psychiatrie. Ein Lehrbuch für Studierende und Ärzte* (8. Aufl.). Leipzig: Barth.

Kraguljac, N. V., Srivastava, A., & Lahti, A. C. (2013). Memory deficits in schizophrenia: A selective review of functional magnetic resonance imaging (FMRI) studies. *Behavioral Sciences (Basel), 3*(3), 330–347. https://doi.org/10.3390/bs3030330.

Lee, J., & Park, S. (2005). Working memory impairments in schizophrenia: A meta-analysis. *The Journal of Abnormal Psychology, 114*(4), 599–611. https://doi.org/10.1037/0021–843X.114.4.599.

Lett, T. A., Voineskos, A. N., Kennedy, J. L., Levine, B., & Daskalakis, Z. J. (2014). Treating working memory deficits in schizophrenia: A review of the neurobiology. *Biological Psychiatry, 75*(5), 361–370. https://doi.org/10.1016/j.biopsych.2013.07.026.

Listunova, O., Bartolovic, M., Weisbrod, M., & Roesch-Ely, D. (2016). Unterschiede im verbalen Lernen und Gedächtnis zwischen (teil-)remittierten Patienten mit depressiver Episode und Schizophrenie. *Zeitschrift für Neuropsychologie, 27*(1), 7–21.

Mandal, M. K., Pandey, R., & Prasad, A. B. (1998). Facial expressions of emotions and schizophrenia: A review. *Schizophrenia Bulletin, 24*(3), 399–412.

Möller, H. J. (2000). Folgen der Kognitionsstörungen. In H. P. Volz, S. Kasper, H. J. Möller, G. Sachs & A. Höse (Hrsg.), *Die Rolle der Kognition in der Therapie schizophrener Störungen* (S. 145–172). Wiesbaden: Deutscher Universitäts-Verlag.

Möser, C., Krieg, J. C., Bien, S., Zihl, J., & Lautenbacher, S. (2001). Die Bedeutung depressiver Symptome und cerebraler Volumenalterationen für die kognitiven Defizite schizophrener Patienten. *Zeitschrift für Neuropsychologie (Suppl), 12,* 33.

Mueser, K. T. (2000). Cognitive functioning, social adjustment and long-term outcome in schizophrenia. In T. Sharma & P. Harvey (Hrsg.), *Cognition in schizophrenia. Impairments, importance, and treatment strategies* (S. 157–177). Oxford: Oxford University Press.

Penn, D. L., Spaulding, W., Reed, D., & Sullivan, M. (1996). The relationship of social cognition to ward behavior in chronic schizophrenia. *Schizophrenia Research, 20*(3), 327–335.

Reimann, R. (1997). Schizophrenie und "komplexes" Problemlösen"-Eine Simulationsstudie mit psychiatrischen Patientinnen und Patienten. Unveröffentlichte Diplomarbeit. Bamberg: Otto-Friedrich-Universität Bamberg.

Rund, B. R., & Borg, N. E. (1999). Cognitive deficits and cognitive training in schizophrenic patients: A review. *Acta Psychiatrica Scandinavica, 100*(2), 85–95.

Saunders, E. B., & Isaacs, S. (1929). Tests of reaction time and motor inhibition in the psychoses. *American Journal of Psychiatry, 86,* 72–112.

Saykin, A. J., Gur, R. C., Gur, R. E., Mozley, P. D., Mozley, L. H., Resnick, S. M., et al. (1991). Neuropsychological function in schizophrenia. Selective impairment in memory and learning. *Archives of General Psychiatry, 48*(7), 618–624.

Scripture, E. W. (1916). Reaction time in nervous and mental disease. *The Journal of Mental Science, 4,* 118–124.

Sengel, R. A., & Lovallo, W. R. (1983). Effects of cueing on immediate and recent memory in schizophrenics. *Journal of Nervous & Mental Disease, 171*(7), 426–430.

van Snellenberg, J. X., Girgis, R. R., Horga, G., cvan de Giessen, E., Slifstein, M., Ojeil, N., et al. (2016). Mechanism of working memory impairment in schizophrenia. *Biological Psychiatry, 80*(8), 617–626.

Snitz, B. E., & Daum, I. (2001). The neuropsychology of schizophrenia: A selective review. *Zeitschrift für Neuropsychologie, 12,* 3–7.

Sturm, W. (2005). *Aufmerksamkeitsstörungen* (Fortschritte der Neuropsychologie, Bd. 4). Göttingen/ Bern: Hogrefe.

Tan, B.-L., Lee, S.-A., & Lee, J. (2018). Social cognitive interventions for people with schizophrenia: A systematic review. *Asian Journal of Psychiatry, 35*, 115–131.

Traupmann, K. L. (1980). Encoding processes and memory for categorically related words by schizophrenic patients. *The Journal of Abnormal Psychology, 89*(6), 704–716.

Tsuang, M. T., Seidman, L. J., & Faraone, S. V. (1999). New approaches to the genetics of schizophrenia: Neuropsychological and neuroimaging studies of nonpsychotic first degree relatives of people with schizophrenia. In W. F. Gattaz & H. Häfner (Hrsg.), *Search for the causes of schizophrenia. Vol. IV: Balance of the century* (S. 191–207). Darmstadt: Steinkopff.

Velligan, D. I., & Bow-Thomas, C. C. (1999). Executive function in schizophrenia. *Seminars in Clinical Neuropsychiatry, 4*(1), 24–33. https://doi.org/10.1053/SCNP00400024.

Volz, H. P. (2000). Kognitionstörungen sind schizophrene Kernsymptome. In H. P. Volz, S. Kasper, H. J. Möller, G. Sachs & A. Höse (Hrsg.), *Die Rolle der Kognition in der Therapie schizophrener Störungen* (S. 50–73). Wiesbaden: Deutscher Universitäts-verlag.

Weickert, T. W., & Goldberg, T. E. (2000). Neuropsychologie der Schizophrenie. In H. Helmchen, F. Henn, H. Lauter & N. Sartorius (Hrsg.), *Psychiatrie der Gegenwart. Bd. 5: Schizophrenie und affektive Störungen* (4. Aufl., S. 163–180). Heidelberg: Springer.

Xu, H., Yang, H.-J., & Rose, G. M. (2011). Working memory deficits in schizophrenia: Neurobiological correlates and treatment. In E. S. Levin (Hrsg.), *Working memory: Capacity, developments and improvement techniques* (S. 313–343). New York: Noca Science Publishers.

Zheng, W., Zhang, Q. E., Cai, D. B., Ng, C. H., Ungvari, G. S., Ning, Y. P., et al. (2018). Neurocognitive dysfunction in subjects at clinical high risk for psychosis: A meta-analysis. *The Journal of Psychiatric Research, 103*, 38–45. https://doi.org/10.1016/j.jpsychires.2018.05.001.

Kognitive Dysfunktionen bei unipolarer Depression

Johanna Kienzle, Lena Listunova, Marina Bartolovic und Daniela Roesch-Ely

© Springer-Verlag GmbH Deutschland, ein Teil von Springer Nature 2019
D. Roesch-Ely, K. Baum (Hrsg.), *Kognitives Training bei psychiatrischen Erkrankungen*,
Psychotherapie: Manuale, https://doi.org/10.1007/978-3-662-58182-7_3

3.1 Klinisches Erscheinungsbild und Leitsymptome der Depression

Subjektiv klagen Patienten häufig über Einschränkungen ihrer Konzentration. Sie leiden darunter, der Handlung in Büchern oder Filmen nicht mehr folgen zu können, bei Aufträgen mehrfach nachfragen zu müssen oder dass sie sich schwer neue Arbeitsabläufe aneignen können.

Patienten mit Depression leiden nicht nur unter einer gedrückten Stimmung, Anhedonie oder Antriebsproblemen – welche in der Akutphase den Hauptfokus der Therapie darstellen – sondern auch unter kognitiven Defiziten. Kognitive Defizite, vor allem im Sinne von Aufmerksamkeits- und Konzentrationsstörungen, sind während der akuten depressiven Erkrankung bekannt. Nach der Internationalen Klassifikation psychischer Störungen (9. Auflage, ICD-10; Dilling et al. 2014) stellen sie ein Zusatzkriterium für die Diagnose einer depressiven Episode dar. Während einer akuten depressiven Episode leiden ca. 2/3 aller Patienten unter kognitiven Einschränkungen (Afridi et al. 2011; Butters et al. 2004; Rock et al. 2014). Bisher konnte jedoch kein spezifisches neuropsychologisches Profil gefunden werden; das Ausmaß und die Art der Einschränkungen unterscheiden sich zwischen den Betroffenen zu sehr (Baune et al. 2010). Im Vergleich zu gesunden Kontrollgruppen schneiden Menschen während einer akuten depressiven Episode zwischen 0,5 und 1,5 Standardabweichungen schlechter ab (Elliott 1998; Veiel 1997; Zakzanis et al. 1998). Im Vergleich zu Patienten mit Schizophrenie (Rund et al. 2006) oder psychotischer Depression (Gomez et al. 2006) fallen die Einschränkungen jedoch signifikant geringer aus.

Neuere Studien zeigen aber auch, dass diese Defizite nicht, wie bisher angenommen, mit der Remission verschwinden (Rock et al. 2014). Das schließt nicht aus, dass sich einige der kognitiven Defizite nach Abklingen der Akutsymptomatik bessern oder dass die kognitive Leistungsfähigkeit Betroffener insgesamt im Vergleich zur Akutphase wieder steigt. Dennoch kann das Leistungsniveau weiterhin unter demjenigen gesunder Vergleichsgruppen (z. B. Grützner et al. 2019) und dem eigenen prämorbiden Niveau bleiben und entsprechende Schwierigkeiten im Alltag und Berufsleben mit sich bringen. Epidemiologische Untersuchungen zu dieser Frage stehen noch aus, sodass es keine gesicherten Daten zur Prävalenz kognitiver Beeinträchtigungen bei remittierten Depressionspatienten gibt. Angaben in entsprechenden Studien schwanken zwischen 30 und 50 %, je nach Stichprobe (Rock et al. 2014). Das Wissen um die Besonderheiten kognitiver Beeinträchtigungen bei Depression steckt jedoch nach wie vor in den Kinderschuhen. Dieses Kapitel fasst die bisherigen Befunde zusammen, um die Charakteristiken kognitiver Defizite bei Patienten mit Depression in Remission und Akutzustand abzubilden.

Studien, die die kognitive Leistungsfähigkeit bei akut und (teil-)remittierten depressiven Patienten untersuchen, finden Minderleistungen in folgenden neurokognitiven Domänen: Informationsverarbeitungsgeschwindigkeit (Caligiuri und Ellwanger 2000; Lee et al. 2012; McDermott und Ebmeier 2009; Tsourtos et al. 2002), Aufmerksamkeit (Baune et al. 2010; Lee et al. 2012; Rock et al. 2014), Exekutivfunktionen (Elliott 1998; Fossati et al. 2002; Lee et al. 2012; Rock et al. 2014; Veiel 1997), Lernen und Gedächtnis (Austin et al. 1999; Baune et al. 2010; Lee et al. 2012; MacQueen et al. 2002; Rock et al. 2014).

Diese kognitiven Defizite bei depressiven Erkrankungen sollten nicht mit Denkverzerrungen verwechselt werden. In der Literatur wird in den Untersuchungen kognitiver Störungen bei akut depressiven Patienten nicht immer explizit zwischen diesen Phänomenen unterschieden. Mit Verzerrungen im Denken und in der Wahrnehmung sind z. B. Fehlattributionen, selektive Wahrnehmung und Erinnerung (z. B. verstärkte Wahrnehmung und Erinnerung negativer Ereignisse während der Depression, vgl. „depressive Triade" nach Beck et al. 1979) gemeint und nicht allgemeine kognitive Leistungseinschränkungen. Diese Leistungseinschränkungen spielen jedoch eine wichtige Rolle im Rahmen der Alltagsbewältigung. Eine weitere Schwierigkeit bei der Untersuchung kognitiver Defizite liegt in der Heterogenität der untersuchten Stichproben. Kognitive Prozesse bei depressiven Patienten hängen mit vielen verschiedenen klinischen und demografischen Eigenschaften zusammen, weshalb sich angesichts der großen Heterogenität der untersuchten Stichproben bisher kaum allgemeingültige Aussagen ableiten lassen. Erste Studien konnten zeigen, dass ein kognitives Training für diese Patienten hilfreich ist, um die andauernden Leistungseinbußen auch nach (Teil-)Remission der Depression zu verringern (z. B. Elgamal et al. 2007).

3.2 Neurokognitive Leistungsprofile depressiv Erkrankter

Exekutivfunktionen sind eng mit allen anderen kognitiven Funktionen verbunden – eine Beeinträchtigung der Exekutivfunktionen hat mit großer Wahrscheinlichkeit einen starken Einfluss auf das gesamte Spektrum der Leistungsfähigkeit eines Menschen (z. B. Defizite im Bereich der Planungs- und Entscheidungsfähigkeit, Schlussfolgern, Aufmerksamkeitskontrolle und Aufgabenmanagement) (Porter et al. 2007). Die Exekutivfunktionen werden allgemein als besonders beeinträchtigt bei depressiven Patienten betrachtet, vor allem während der akuten depressiven Episode, aber auch nach dem Abklingen der depressiven Leitsymptomatik (Lee et al. 2012; Reppermund et al. 2007). Eine Metaanalyse von Snyder (2013) zeigte, dass eine depressive Störung mit Beeinträchtigungen im Bereich der Exekutivfunktionen einhergeht (Effektgrößen zwischen 0,32 und 0,97). Empirische Belege deuten darauf hin, dass die exekutive Leistungsfähigkeit nur wenig mit Variablen wie Schweregrad der Erkrankung, Remission oder stationäre Behandlung korrelieren (Lee et al. 2012). Zusammenfassend zeigt die empirische Forschung, dass Exekutivfunktionen während der akuten Phase der Depression besonders beeinträchtigt sind und dass sich diese Defizite nach Abklingen der depressiven Leitsymptomatik nur gering verbessern.

Defizite in der **Aufmerksamkeit** (Alertness, selektive und geteilte Aufmerksamkeit, Daueraufmerksamkeit) sind eine häufige Beeinträchtigung während der akuten Phase der Depression. Wie schon in der Einleitung beschrieben, klagen viele depressive Patienten über Schwierigkeiten beim Lesen, Zuhören und insgesamt über eine schlechte Konzentration. Rock et al. (2014) zeigten in einer Metaanalyse, dass depressive Patienten signifikante Defizite im Vergleich zu gesunden Kontrollprobanden im Bereich der Aufmerksamkeit aufwiesen (Cohen's $d = -0{,}65$). Mehrere Studien fanden jedoch, dass die Aufmerksamkeitsleistung mit der Verbesserung der depressiven Leitsymptomatik steigt (Reppermund et al. 2007; Roca et al. 2015b). Paelecke-Habermann et al. (2005) verglichen die Aufmerksamkeitsleistung (visuelle und Daueraufmerksamkeit) zwischen ehemals Depressiven und gesunden Kontrollprobanden und fanden signifikante Beeinträchtigungen bei den remittierten Depressiven. Die Schlussfolgerung aus der Metaanalyse von Rock et al. (2014) ist, dass signifikante moderate Defizite im Bereich der Aufmerksamkeit bis in die Remission der Depression anhalten.

Beeinträchtigungen in der **Verarbeitungsgeschwindigkeit** sind typischerweise gekennzeichnet durch eine Verringerung der Reaktionszeit, eine langsame Rede- und Lesegeschwindigkeit sowie verlangsamte Bewegungs- und Antwortinitiierung (Tsourtos et al. 2002). Dementsprechend kann die Leistungsfähigkeit in diesem Bereich über mehrere unterschiedliche objektive Maße erfasst werden, z. B. über die Reaktionszeit, die Informationsverarbeitungsgeschwindigkeit sowie Schreib- und Zeichenaufgaben (Marazziti et al. 2010). R. S. Lee et al. (2012) konnten anhand einer Metaanalyse zeigen, dass eine Verschlechterung der Verarbeitungsgeschwindigkeit signifikant mit dem Schweregrad der depressiven Erkrankung zusammenhängt (z. B. gekennzeichnet durch stationäre Behandlung). Ein weiterer Beleg dafür ist der quer- und/oder längsschnittliche Vergleich von akut depressiven oder nichtremittierten mit remittierten Patienten: Die Verarbeitungsgeschwindigkeit wurde mit der Remission der depressiven Leitsymptomatik wieder besser (z. B. Baune et al. 2010; Reppermund et al. 2007; Roca et al. 2015a). Zusammengefasst kann davon ausgegangen werden, dass eine depressive Erkrankung mit einer Verschlechterung der Verarbeitungsgeschwindigkeit einhergeht, diese Defizite sich aber in der Regel mit der Remission der Depression wieder erholen.

Lernen und Gedächtnis sind während der akuten depressiven Episode signifikant beeinträchtigt (Rock et al. 2014). Ein Leistungsabfall in Lernaufgaben, die längerfristige Anstrengung benötigen, wurde insbesondere bei klinisch depressiven Patienten gefunden (MacQueen et al. 2002). Es zeigte sich jedoch auch, dass sich diese Beeinträchtigungen mit der Remission der Depression verbessern (Baune et al. 2010; Reppermund et al. 2007). Auch Gedächtnisdefizite hängen eng mit Schwere der depressiven Symptomatik zusammen. R. S. Lee et al. (2012) fanden heraus, dass verbales und visuelles Gedächtnis signifikant mit einer stationären Behandlung zusammenhingen. Ein Vergleich zwischen remittierten und akut depressiven Patienten zeigte in der Tendenz, dass akut depressive Patienten schlechter in Gedächtnisaufgaben abschnitten als die remittierten Teilnehmer (Baune et al. 2010). Mehrere Längsschnittstudien bestätigten dieses Ergebnis und zeigten, dass die Gedächtnisleistung positiv mit der Verbesserung der Stimmung bis hin zur Remission der Depression korreliert (Neu et al. 2005; Reppermund et al. 2007). Studien, die jedoch remittierte depressive Patienten mit gesunden Kontrollprobanden verglichen, fanden erhebliche Unterschiede in der Leistungsfähigkeit zwischen diesen beiden Gruppen (Baune et al. 2010; Neu et al. 2005; Reppermund et al. 2007; Preiss et al. 2009). Die Metaanalyse von Rock et al. (2014) fand eine Tendenz zu anhaltenden moderaten Defiziten in dem Bereich Gedächtnis. Es scheint also, dass die Lern- und Gedächtnisleistung auch in die Remission hinein beeinträchtigt bleibt, wobei einige Studien Verbesserungen in diesem Bereich mit dem Abklingen der depressiven Leitsymptomatik gefunden haben.

Es gibt kaum Studien, die sich überhaupt mit dem Zusammenhang zwischen den **globalen kognitiven Fähigkeiten** und Depression beschäftigen. Eine Studie zeigte, dass ein geringerer IQ mit einem erhöhten Risiko für eine schwere Depression einhergeht (Zammit et al. 2004).

Nur wenige Studien existieren bislang zum Zusammenhang zwischen **sozialer Kognition** und Depression. L. Lee et al. (2005) untersuchten die Fähigkeit von akut depressiven Frauen, komplexe mentale Zustände anhand von Augenausdrücken zu identifizieren. Sie fanden heraus, dass die depressiven Teilnehmerinnen im Vergleich zu einer gesunden Kontrollgruppe signifikant beeinträchtigt waren. Ein systematisches Review von Cusi et al. (2012) untersuchte die neuronale Basis sozialer Kognition bei Patienten mit unipolarer und bipolarer Depression. Sie fanden eine gesteigerte Aktivität in limbischen und gefühlsbezogenen Strukturen und verminderte Aktivität in den Frontalbereichen, die mit Gefühlsregulation und höheren kognitiven Funktionen assoziiert werden. Dieselbe Forschergruppe untersuchte die Theory of Mind (ToM) bei einer Gruppe Patienten mit geringer Ausprägung depressiver Symptome. Die Theory of Mind bezieht sich auf die Fähigkeit, mentale Zustände (d. h. Glauben, Gefühle, Intentionen) von anderen zu verstehen, um soziales Verhalten vorherzusagen. Es zeigte sich, dass die Teilnehmer bei den Fragen zweiter Ordnung, d. h. den kognitiv anspruchsvolleren ToM-Szenarien, beeinträchtigt waren (Cusi et al. 2013).

Literatur

Afridi, M. I., Hina, M., Qureshi, I. S., & Hussain, M. (2011). Cognitive disturbance comparison among drug-naïve depressed cases and healthy controls. *Journal of the College of Physicians and Surgeons – Pakistan, 21*, 351–355.

Austin, M.-P., Mitchell, P., Wilhelm, K., Parker, G., Hickie, I., Brodaty, H., et al. (1999). Cognitive function in depression: A distinct pattern of frontal impairment in melancholia? *Psychological Medicine, 29*(1), 73–85.

Baune, B. T., Miller, R., McAfoose, J., Johnson, M., Quirk, F., & Mitchell, D. (2010). The role of cognitive impairment in general functioning in major depression. *Psychiatry Research, 176*(2), 183–189.

Beck, A. T., Rush, A. J., Shaw, B. F., & Emery, G. (1979). *Cognitive therapy of depression.* New York: Guilford Press.

Butters, M. A., Whyte, E. M., Nebes, R. D., Begley, A. E., Dew, M. A., Mulsant, B. H., et al. (2004). The nature and determinants of neuropsychological functioning in late-lifedepression. *Archives of General Psychiatry, 61*(6), 587–595.

Caligiuri, M. P., & Ellwanger, J. (2000). Motor and cognitive aspects of motor retardation in depression. *Journal of Affective Disorders, 57*(1), 83–93.

Cusi, A. M., Nazarov, A., Holshausen, K., Macqueen, G. M., & McKinnon, M. C. (2012). Systematic review of the neural basis of social cognition in patients with mood disorders. *The Journal of Psychiatry & Neuroscience, 37*(3), 154–169. https://doi.org/10.1503/jpn.100179.

Cusi, A. M., Nazarov, A., Macqueen, G. M., & McKinnon, M. C. (2013). Theory of mind deficits in patients with mild symptoms of major depressive disorder. *Psychiatry Research, 210*(2), 672–674. https://doi.org/10.1016/j.psychres.2013.06.018.

Dilling, H., Mombour, W., & Schmidt, M. H. (Hrsg.). (2014). *Internationale Klassifikation psychischer Störungen: ICD-10 Kapitel V (F). Klinisch-diagnostische Leitlinien* (9. Aufl.). Bern: Huber.

Elgamal, S., McKinnon, M. C., Ramakrishnan, K., Joffe, R. T., & MacQueen, G. (2007). Successful computer-assisted cognitive remediation therapy in patients with unipolar depression: A proof of principle study. *Psychological Medicine, 37*(9), 1229–1238.

Elliott, R. (1998). The neuropsychological profile in unipolar depression. *Trends in Cognitive Sciences, 2*(11), 447–454.

Fossati, P., Ergis, A.-M., & Allilaire, J.-F. (2002). Neuropsychologie des troubles des fonctions exécutives dans la dépression: une revue de la littérature. *L'Encéphale, 28*(2), 97–107.

Gomez, R. G., Fleming, S. H., Keller, J., Flores, B., Kenna, H., DeBattista, C., et al. (2006). The neuropsychological profile of psychotic major depression and its relation to cortisol. *Biological Psychiatry, 60*(5), 472–478. https://doi.org/10.1016/j.biopsych.2005.11.010.

Grützner, T. M., Sharma, A., Listunova, L., Bartolovic, M., Weisbrod, M., & Roesch-Ely, D. (2019). Neurocognitive performance in patients with depression compared to healthy controls: Association of clinical variables and remission state. *Psychiatry Research, 271*, 343–350.

3

Lee, L., Harkness, K. L., Sabbagh, M. A., & Jacobson, J. A. (2005). Mental state decoding abilities in clinical depression. *Journal of Affective Disorders, 86*(2–3), 247–258. https://doi.org/10.1016/j.jad.2005.02.007.

Lee, R. S., Hermens, D. F., Porter, M. A., & Redoblado-Hodge, M. A. (2012). A meta-analysis of cognitive deficits in first-episode major depressive disorder. *Journal of Affective Disorders, 140*(2), 113–124.

MacQueen, G., Galway, T., Hay, J., Young, L., & Joffe, R. (2002). Recollection memory deficits in patients with major depressive disorder predicted by past depressions but not current mood state or treatment status. *Psychological Medicine, 32*(02), 251–258.

Marazziti, D., Consoli, G., Picchetti, M., Carlini, M., & Faravelli, L. (2010). Cognitive impairment in major depression. *The European Journal of Pharmacology, 626*(1), 83–86. https://doi.org/10.1016/j.ejphar.2009.08.046.

McDermott, L. M., & Ebmeier, K. P. (2009). A meta-analysis of depression severity and cognitive function. *Journal of Affective Disorders, 119*(1), 1–8.

Neu, P., Bajbouj, M., Schilling, A., Godemann, F., Berman, R. M., & Schlattmann, P. (2005). Cognitive function over the treatment course of depression in middle-aged patients: Correlation with brain MRI signal hyperintensities. *The Journal of Psychiatric Research, 39*(2), 129–135. https://doi.org/10.1016/j.jpsychires.2004.06.004.

Paelecke-Habermann, Y., Pohl, J., & Leplow, B. (2005). Attention and executive functions in remitted major depression patients. *Journal of Affective Disorders, 89*(1–3), 125–135. https://doi.org/10.1016/j.jad.2005.09.006.

Porter, R. J., Bourke, C., & Gallagher, P. (2007). Neuropsychological impairment in major depression: Its nature, origin and clinical significance. *The Australian & New Zealand Journal of Psychiatry, 41*(2), 115–128. https://doi.org/10.1080/00048670601109881.

Preiss, M., Kucerova, H., Lukavsky, J., Stepankova, H., Sos, P., & Kawaciukova, R. (2009). Cognitive deficits in the euthymic phase of unipolar depression. *Psychiatry Research, 169*(3), 235–239. https://doi.org/10.1016/j.psychres.2008.06.042.

Reppermund, S., Zihl, J., Lucae, S., Horstmann, S., Kloiber, S., Holsboer, F., et al. (2007). Persistent cognitive impairment in depression: The role of psychopathology and altered hypothalamic-pituitary-adrenocortical (HPA) system regulation. *Biological Psychiatry, 62*(5), 400–406. https://doi.org/10.1016/j.biopsych.2006.09.027.

Roca, M., López-Navarro, E., Monzón, S., Vives, M., García-Toro, M., García-Campayo, J., et al. (2015a). Cognitive impairment in remitted and non-remitted depressive patients: A follow-up comparison between first and recurrent episodes. *European Neuropsychopharmacology, 25*(11), 1991–1998.

Roca, M., Monzon, S., Vives, M., Lopez-Navarro, E., Garcia-Toro, M., Vicens, C., et al. (2015b). Cognitive function after clinical remission in patients with melancholic and non-melancholic depression: A 6 month follow-up study. *Journal of Affective Disorders, 171*, 85–92. https://doi.org/10.1016/j.jad.2014.09.018.

Rock, P. L., Roiser, J. P., Riedel, W. J., & Blackwell, A. D. (2014). Cognitive impairment in depression: A systematic review and meta-analysis. *Psychological Medicine, 44*(10), 2029–2040. https://doi.org/10.1017/s0033291713002535.

Rund, B. R., Sundet, K., Asbjornsen, A., Egeland, J., Landro, N. I., Lund, A., et al. (2006). Neuropsychological test profiles in schizophrenia and non-psychotic depression. *Acta Psychiatrica Scandinavica, 113*(4), 350–359. https://doi.org/10.1111/j.1600–0447.2005.00626.x.

Snyder, H. R. (2013). Major depressive disorder is associated with broad impairments on neuropsychological measures of executive function: A meta-analysis and review. *Psychological Bulletin, 139*(1), 81–132. https://doi.org/10.1037/a0028727.

Tsourtos, G., Thompson, J., & Stough, C. (2002). Evidence of an early information processing speed deficit in unipolar major depression. *Psychological Medicine, 32*(02), 259–265.

Veiel, H. O. (1997). A preliminary profile of neuropsychological deficits associated with major depression. *Journal of clinical and experimental neuropsychology, 19*(4), 587–603.

Zakzanis, K. K., Leach, L., & Kaplan, E. (1998). On the nature and pattern of neurocognitive function in major depressive disorder. *Neuropsychiatry, Neuropsychology & Behavioral Neurology, 11*(3), 111–119.

Zammit, S., Allebeck, P., David, A. S., Dalman, C., Hemmingsson, T., Lundberg, I., et al. (2004). A longitudinal study of premorbid IQ Score and risk of developing schizophrenia, bipolar disorder, severe depression, and other nonaffective psychoses. *Archives of General Psychiatry, 61*(4), 354–360. https://doi.org/10.1001/archpsyc.61.4.354.

4

Kognitive Dysfunktionen bei bipolaren affektiven Störungen

Marina Bartolovic und Daniela Roesch-Ely

© Springer-Verlag GmbH Deutschland, ein Teil von Springer Nature 2019
D. Roesch-Ely, K. Baum (Hrsg.), *Kognitives Training bei psychiatrischen Erkrankungen*,
Psychotherapie: Manuale, https://doi.org/10.1007/978-3-662-58182-7_4

4.1 Klinisches Erscheinungsbild und Leitsymptome von bipolaren Störungen

In Gesprächen mit ihrem psychiatrischen Facharzt klagen Patienten mit bipolarer affektiver Störung häufig über subjektive Konzentrations- und Gedächtnisprobleme:„Mir fällt es manchmal schwer, mich an den gestrigen Tag oder an die Inhalte bereits gesehener Filme zu erinnern. Manchmal habe ich Erinnerungslücken aus der Zeit, als es mir besonders schlecht ging. Ich kann mich in größeren Gesprächsrunden schlecht auf eine Person konzentrieren, bin auch weniger aufnahmefähig und schweife zum Teil ab."

Die bipolare affektive Störung ist durch einen Wechsel akuter depressiver und (hypo-) manischer Episoden mit hoher Rezidivrate geprägt, wobei der Krankheitsverlauf interindividuell sehr verschieden ist. Außerdem kommt es bei einem Teil der Erkrankten im Verlauf zu einer Residualsymptomatik und einer Einschränkung im psychosozialen Funktionsniveau (siehe S3-Leitlinie Diagnostik und Therapie bipolarer Störungen; DGBS und DGPPN 2013). Es stellt sich hierbei die Frage, inwiefern auch für diese Patientengruppe persistierende kognitive Störungen eine Rolle spielen.

Noch vor einigen Jahren dachte man, dass kognitive Störungen bei bipolar erkrankten Patienten nur in akuten manischen und depressiven Phasen auftreten (Vieta et al. 2014). Inzwischen ist – wie für die Schizophrenie – auch für die bipolare affektive Störung das Auftreten substanzieller neurokognitiver Dysfunktionen sowohl in akuten als auch remittierten Phasen der Erkrankung nachgewiesen. Vor allem in den letzten beiden Jahrzehnten ist ein zunehmendes Interesse an diesem Forschungsgebiet zu verzeichnen. Ebenso wie bei der Schizophrenie scheinen persistierende (d. h. bis in die Remission überdauernde) kognitive Dysfunktionen negative Auswirkungen auf den Krankheitsverlauf bzw. das psychosoziale Funktionsniveau von Betroffenen zu haben (Andreou und Bozikas 2013; Bonnin et al. 2010; Sanchez-Moreno et al. 2009). Schätzungen der Prävalenz persistierender kognitiver Dysfunktionen bei bipolaren Störungen zeigen eine große Variabilität (zwischen 5 und 58 %), sowohl innerhalb als auch zwischen verschiedenen kognitiven Domänen (Cullen et al. 2016). Ähnlich wie bei der unipolaren Depression befinden sich die Entwicklung kognitiver Trainingsmethoden bzw. kognitiver Remediation und deren Evaluation bei bipolaren Störungen jedoch noch in den Anfängen (Demant et al. 2013; Veeh et al. 2017).

Kognitive Dysfunktionen lassen sich bei bipolaren Störungen in allen kognitiven Domänen finden, wobei die Befunde insgesamt recht heterogen und komplex sind. Typischerweise werden Beeinträchtigungen mittlerer bis großer Effektstärke im Vergleich zu gesunden Kontrollgruppen über verschiedene Studien hinweg in unterschiedlichen Maßen der Aufmerksamkeit, des Arbeitsgedächtnisses, des verbalen Gedächtnisses und Lernens, der Verarbeitungsgeschwindigkeit und der Exekutivfunktionen gefunden (Bortolato et al. 2015; Tsitsipa und Fountoulakis 2015). Darüber hinaus zeigen sich diese kognitiven Defizite in den meisten Studien als weitgehend unabhängig von akuter manischer und depressiver (Rest-)Symptomatik (Lee et al. 2014; Samame et al. 2014). Es gibt jedoch insgesamt wenige Studien, die manische Patienten auf ihre kognitive Leistung hin untersucht haben, da eine Testung in diesem Zustand schwer durchzuführen ist (Vieta et al. 2014).

Recht umstritten ist inzwischen die (Neurotoxizitäts-)Annahme, dass es sich bei kognitiven Defiziten im Rahmen einer bipolaren Störung um eine progrediente, neurodegenerative Symptomatik handelt, die mit der Schwere und Länge der Erkrankung sowie der Anzahl der Rückfälle im Krankheitsverlauf unweigerlich zunimmt (Lewandowski et al. 2011; Robinson und Ferrier 2006). Dagegen sprechen Befunde, die zeigen, dass es vergleichbare kognitive Leistungsunterschiede zwischen bipolar Erkrankten und gesunden Kontrollgruppen sowohl für Patienten nach der ersten akuten Krankheitsepisode als auch für solche in späteren Krankheitsphasen gibt (Bora und Pantelis 2015; Samame et al. 2013). Auch erste längsschnittliche Untersuchungen kommen zu ähnlichen Ergebnissen (Samame et al. 2014). Jedoch ist es möglich, dass es verschiedene Subgruppen von Betroffenen gibt, von denen einige gar keine, andere stabile und wieder andere progrediente Verläufe kognitiver Dysfunktionen aufweisen, eventuell verbunden mit verschiedenen neurogenetischen Entwicklungspfaden und Eigenschaftsclustern (z. B. Unterschiede im Vorliegen einer Psychose und sonstiger Psychopathologie, im Krankheitsbeginn, Bildungsgrad, der Therapieresistenz etc.) (Elias et al. 2017; Kessler et al. 2013; Volkert et al. 2015). Die Existenz solcher Subgruppen kann durch den statistischen Vergleich von Gesamtgruppendurchschnittswerten, wie sie in vielen Studien üblich ist, maskiert werden. Dass kognitive Dysfunktionen bei bipolaren Störungen nicht nur durch neurotoxische Effekte in akuten Episoden bedingt sein können, zeigen schließlich auch Studien, in denen das Auftreten kognitiver Defizite sogar schon vor der ersten akuten Krankheitsphase (Olvet et al. 2013) sowie bei nicht erkrankten Angehörigen (Cardenas et al. 2016) nachgewiesen wurde. Solche Ergebnisse deuten darauf hin, dass kognitive Dysfunktionen nicht bloß eine Folge, sondern auch ein genetisch determinierter Vulnerabilitätsfaktor für das Entstehen der Erkrankung sein könnten, und/oder dass sie mit subtilen frühen neuronalen Entwicklungsstörungen Betroffener einhergehen, ähnlich wie dies auch für die Schizophrenie vermutet wird (Bora 2015; Elias et al. 2017).

4.2 Neurokognitive Leistungsprofile bei bipolar Erkrankten

Verschiedene Autorengruppen kommen zu unterschiedlichen Einschätzungen, was Einschränkungen der **Exekutivfunktionen** bei bipolar Erkrankten betrifft. Dies mag an der Heterogenität der verwendeten Maße liegen, da Exekutivfunktionen ein breites Spektrum an Fähigkeiten umfassen. Auch existieren große Unterschiede in den untersuchten bipolar erkrankten Stichproben, was die Krankheitsschwere, den aktuellen Krankheitsstatus oder das Ausmaß der Restsymptomatik betrifft. Jedoch wurden in zahlreichen Studien mit euthymen Patienten immer wieder signifikante Defizite im Vergleich zu gesunden Kontrollen gefunden, sodass als gesichert gelten kann, dass exekutive Dysfunktionen zumindest bei einem Teil der Patienten unabhängig vom Krankheitsstatus persistieren. Eine aktuelle Metaanalyse, die 36 Studien zu Exekutivfunktionen bei remittierten Bipolar-I- und Bipolar-II-Patienten zusammenfasst, kommt zu dem Schluss, dass die Bipolar-I-Patienten in allen untersuchten, die Bipolar-II-Patienten in einem Teil der untersuchten Domänen im Mittel signifikant schlechtere Leistungen zeigten als gesunde Kontrollpersonen (Dickinson et al. 2017). Die Autorengruppe hatte dabei insgesamt sechs exekutive Domänen identifiziert: kognitive Flexibilität (Set-Shifting), Inhibition, Planungsfähigkeit, Wortflüssigkeit, Arbeitsgedächtnis und Aufmerksamkeit. Die Aufmerksamkeit wird jedoch häufig als eigene kognitive Domäne und nicht als Teil der Exekutivfunktionen untersucht. Defizite in den Exekutivfunktionen, vor allem in der Inhibition, werden als ein wichtiger Trait-Marker der Erkrankung diskutiert (Vieta et al. 2014). Im Bereich der Wortflüssigkeit gibt es Hinweise, dass diese sich in depressiven Phasen noch zusätzlich verschlechtert und damit besonders sensitiv gegenüber akuter depressiver Symptomatik zu sein scheint (Kurtz und Gerraty 2009).

Auch was die Einschränkungen in der **Aufmerksamkeit** bei bipolar Erkrankten betrifft, gibt es bislang inkonsistente Befunde. Typischerweise werden Defizite in der Daueraufmerksamkeit, in der selektiven Aufmerksamkeit, teilweise auch in der geteilten Aufmerksamkeit in allen Krankheitsphasen bei bipolar erkrankten Patienten gefunden (Camelo et al. 2017; Vieta et al. 2014). Es gibt Hinweise, dass einige Aufmerksamkeitsleistungen wie z. B. die Daueraufmerksamkeit in den akuten Episoden der Erkrankung stärker beeinträchtigt sein könnten als in (teil-)remittierten (Harmell et al. 2014). Aber auch hier muss festgehalten werden, dass die verwendeten Messinstrumente sich sehr voneinander unterscheiden und dann von verschiedenen Autorengruppen auch noch oft verschiedenen Domänen zugeteilt werden. Beispielsweise wurden der Stroop-Test, der Trail Making Test oder die Wechsler-Skalen „Zahlen vorwärts" und „Zahlen rückwärts" je nach Studie der Aufmerksamkeit, aber auch verschiedenen Exekutivfunktionen, der Verarbeitungsgeschwindigkeit oder dem Gedächtnis/Lernen zugeordnet. Das macht es schwer, allgemeine Aussagen über Aufmerksamkeitsleistungen von bipolar erkrankten Patienten abzuleiten.

Mögliche Beeinträchtigungen in der **Verarbeitungsgeschwindigkeit** bipolar Erkrankter wurden bislang wenig im Sinne einer eigenen Fragestellung untersucht. Einige Studien konnten eine Verlangsamung anhand des Trail Making Tests (TMT) für akute manische und depressive Phasen nachweisen (Mahlberg et al. 2008). Jedoch sind in Studien unterschiedlicher neurokognitiver Fragestellungen mit bipolaren Stichproben häufig auch Maße in den verwendeten Testbatterien enthalten, welche die Verarbeitungsgeschwindigkeit direkt oder indirekt miterfassen (z. B. TMT A, Wechsler-Skala „Symbol-Suche", etc.) und daher auch Schlussfolgerungen hierzu erlauben. Zusammenfassend lässt sich aus der derzeitigen Studienlage ableiten, dass es unabhängig von akuten Krankheitsphasen persistierende Defizite in der Verarbeitungsgeschwindigkeit bei bipolar Erkrankten gibt (Vieta et al. 2014). Inzwischen wird diese Beeinträchtigung – zusammen mit den Exekutivfunktionen – sogar als ein weiterer möglicher, wenn auch unspezifischer Trait-Marker der Erkrankung gehandelt (Antila et al. 2011).

Auch im Bereich **Lernen und Gedächtnis** lassen sich bei bipolar Erkrankten typischerweise Einschränkungen finden, sowohl in den akuten als auch in euthymen Phasen der Krankheit (Vieta et al. 2014). Hauptsächlich wird dabei das verbale Gedächtnis untersucht, in der Regel mithilfe von sich einzuprägenden Wortlisten oder Geschichten. Im Vergleich zu anderen kognitiven Domänen scheint sich am ehesten das verbale Gedächtnis bzw. das verbale Lernen bei bipolaren Störungen in manischen und depressiven Krankheitsphasen noch zusätzlich zu verschlechtern und damit gegenüber der akuten Symptomatik besonders sensitiv zu sein (Kurtz und Gerraty 2009). Interessanterweise deuten erste aktuelle metaanalytische Befunde darauf hin, dass eine signifikant schlechtere Leistung im verbalen Lernen/Gedächtnis auch der einzige signifikante Unterschied im neuropsychologischen Leistungsprofil remittierter bipolar und unipolar Erkrankter ist (Samame et al. 2017; Szmulewicz et al. 2017). Es gibt auch Hinweise darauf, dass die gefundenen Defizite im verbalen Lernen/Gedächtnis bei bipolaren Patienten von den verwendeten Testbatterien abhängen. Ursächlich hierfür scheinen die je nach Testbatterie implizit genutzten Lernstrategien zu sein, welche in unterschiedlichem Ausmaß dysfunktional sind. Die wenig effektive Nutzung von Lernstrategien hängt wiederum eher mit Beeinträchtigungen exekutiver Funktionen zusammen. Dadurch fällt es schwer einzuschätzen, ob und wie sehr die gefundenen Defizite tatsächlich Ausdruck genuiner Gedächtnisstörungen sind (Nitzburg et al. 2017; Sumiyoshi et al. 2017).

Was **globale kognitive Fähigkeiten** im Sinne des Intelligenzniveaus betrifft, so findet sich bei bipolaren Störungen ähnlich wie bei der Schizophrenie im Mittel sowohl ein schon prämorbid bestehendes Defizit als auch eine Verschlechterung im Krankheitsverlauf, wobei jedoch beides im Ausmaß deutlich geringer als bei schizophren Erkrankten ausfällt (Trotta et al. 2015). Bis auf weiteres lässt sich sagen, dass es sich bei all diesen beschriebenen kognitiven Dysfunktionen – ebenso wie im Fall der Schizophrenie – eher um eine überdauernde generalisierte kognitive Störung handelt, die jedoch weniger stark ausgeprägt scheint (Bortolato et al. 2015; Mann-Wrobel et al. 2011).

Wie bei der Schizophrenie scheint auch bei der bipolaren Störung die **soziale Kognition** zumindest bei einem Teil der Patienten beeinträchtigt zu sein, wenn auch in geringerem Ausmaß (Bora und Pantelis 2016). Und ebenso wird sie auch hier als eine Mediator- oder Moderatorvariable zwischen basalen kognitiven Fähigkeiten und dem sozialen Funktionsniveau diskutiert und untersucht (Ospina et al. 2018), wobei die Befunde im Vergleich zu denjenigen der Schizophrenie-Forschung deutlich inkonsistenter sind und noch keine klaren Aussagen zu den sicherlich komplexen Zusammenhängen erlauben. Bei bipolar erkrankten Patienten finden sich in der Regel Einschränkungen in relevanten Konstrukten wie der Theory of Mind oder der Emotionserkennung mittlerer bis großer Effektstärke (Samame et al. 2012). Diese Defizite scheinen auch weitgehend unabhängig vom Krankheitsstatus und damit eher Trait-Marker der Erkrankung zu sein (Samame 2013).

Literatur

Andreou, C., & Bozikas, V. P. (2013). The predictive significance of neurocognitive factors for functional outcome in bipolar disorder. *Current Opinion in Psychiatry, 26*(1), 54–59. https://doi.org/10.1097/YCO.0b013e32835a2acf.

Antila, M., Kieseppa, T., Partonen, T., Lonnqvist, J., & Tuulio-Henriksson, A. (2011). The effect of processing speed on cognitive functioning in patients with familial bipolar I disorder and their unaffected relatives. *Psychopathology, 44*(1), 40–45. https://doi.org/10.1159/000317577.

Bonnin, C. M., Martinez-Aran, A., Torrent, C., Pacchiarotti, I., Rosa, A. R., Franco, C., et al. (2010). Clinical and neurocognitive predictors of functional outcome in bipolar euthymic patients: A long-term, follow-up study. *Journal of Affective Disorders, 121*(1–2), 156–160. https://doi.org/10.1016/j.jad.2009.05.014.

Bora, E. (2015). Developmental trajectory of cognitive impairment in bipolar disorder: Comparison with schizophrenia. *European Neuropsychopharmacology, 25*(2), 158–168. https://doi.org/10.1016/j.euroneuro.2014.09.007.

Bora, E., & Pantelis, C. (2015). Meta-analysis of cognitive impairment in first-episode bipolar disorder: Comparison with first-episode schizophrenia and healthy controls. *Schizophrenia Bulletin, 41*(5), 1095–1104. https://doi.org/10.1093/schbul/sbu198.

Bora, E., & Pantelis, C. (2016). Social cognition in schizophrenia in comparison to bipolar disorder: A meta-analysis. *Schizophrenia Research, 175*(1–3), 72–78. https://doi.org/10.1016/j.schres.2016.04.018.

Bortolato, B., Miskowiak, K. W., Kohler, C. A., Vieta, E., & Carvalho, A. F. (2015). Cognitive dysfunction in bipolar disorder and schizophrenia: A systematic review of meta-analyses. *Neuropsychiatric Disease and Treatment, 11*, 3111–3125. https://doi.org/10.2147/NDT.S76700.

Camelo, E. V., Mograbi, D., de Assis da Silva, R., Bifano, J., Wainstok, M., Silveira, L. A., et al. (2017). Performance of bipolar disorder patients in attention testing: Comparison with normal controls and among manic, depressive, and euthymic phases. *Psychiatric Quarterly, 88*(1), 55–63. https://doi.org/10.1007/s11126-016-9430-6.

Cardenas, S. A., Kassem, L., Brotman, M. A., Leibenluft, E., & McMahon, F. J. (2016). Neurocognitive functioning in euthymic patients with bipolar disorder and unaffected relatives: A review of the literature. *Neuroscience & Biobehavioral Reviews, 69*, 193–215. https://doi.org/10.1016/j.neubiorev.2016.08.002.

Cullen, B., Ward, J., Graham, N. A., Deary, I. J., Pell, J. P., Smith, D. J., et al. (2016). Prevalence and correlates of cognitive impairment in euthymic adults with bipolar disorder: A systematic review. *Journal of Affective Disorders, 205*, 165–181. https://doi.org/10.1016/j.jad.2016.06.063.

Demant, K. M., Almer, G. M., Vinberg, M., Kessing, L. V., & Miskowiak, K. W. (2013). Effects of cognitive remediation on cognitive dysfunction in partially or fully remitted patients with bipolar disorder: Study protocol for a randomized controlled trial. *Trials, 14*, 378. https://doi.org/10.1186/1745-6215-14-378.

DGBS, & DGPPN. (2013). *S3-Leitlinie – Diagnostik und Therapie bipolarer Störungen*. Berlin/Heidelberg: Springer.

Dickinson, T., Becerra, R., & Coombes, J. (2017). Executive functioning deficits among adults with Bipolar Disorder (types I and II): A systematic review and meta-analysis. *Journal of Affective Disorders, 218*, 407–427. https://doi.org/10.1016/j.jad.2017.04.010.

Elias, L. R., Miskowiak, K. W., Vale, A. M., Kohler, C. A., Kjaerstad, H. L., Stubbs, B., et al. (2017). Cognitive impairment in euthymic pediatric bipolar disorder: A systematic review and meta-analysis. *Journal of the American Academy of Child and Adolescent Psychiatry, 56*(4), 286–296. https://doi.org/10.1016/j.jaac.2017.01.008.

Harmell, A. L., Mausbach, B. T., Moore, R. C., Depp, C. A., Jeste, D. V., & Palmer, B. W. (2014). Longitudinal study of sustained attention in outpatients with bipolar disorder. *Journal of the International Neuropsychological Society, 20*(2), 230–237. https://doi.org/10.1017/S1355617713001422.

Kessler, U., Schoeyen, H. K., Andreassen, O. A., Eide, G. E., Hammar, A., Malt, U. F., et al. (2013). Neurocognitive profiles in treatment-resistant bipolar I and bipolar II disorder depression. *BMC Psychiatry, 13*, 105. https://doi.org/10.1186/1471-244X-13-105.

Kurtz, M. M., & Gerraty, R. T. (2009). A meta-analytic investigation of neurocognitive deficits in bipolar illness: Profile and effects of clinical state. *Neuropsychology, 23*(5), 551–562. https://doi.org/10.1037/a0016277.

Lee, R. S., Hermens, D. F., Scott, J., Redoblado-Hodge, M. A., Naismith, S. L., Lagopoulos, J., et al. (2014). A meta-analysis of neuropsychological functioning in first-episode bipolar disorders. *The Journal of Psychiatric Research, 57*, 1–11. https://doi.org/10.1016/j.jpsychires.2014.06.019.

Lewandowski, K. E., Cohen, B. M., & Ongur, D. (2011). Evolution of neuropsychological dysfunction during the course of schizophrenia and bipolar disorder. *Psychological Medicine, 41*(2), 225–241. https://doi.org/10.1017/S0033291710001042.

Mahlberg, R., Adli, M., Bschor, T., & Kienast, T. (2008). Age effects on Trail Making Test during acute depressive and manic episode. *International Journal of Neuroscience, 118*(9), 1347–1356. https://doi.org/10.1080/00207450601059452.

Mann-Wrobel, M. C., Carreno, J. T., & Dickinson, D. (2011). Meta-analysis of neuropsychological functioning in euthymic bipolar disorder: An update and investigation of moderator variables. *Bipolar Disorders, 13*(4), 334–342. https://doi.org/10.1111/j.1399-5618.2011.00935.x.

Nitzburg, G. C., Cuesta-Diaz, A., Ospina, L. H., Russo, M., Shanahan, M., Perez-Rodriguez, M., et al. (2017). Organizational learning strategies and verbal memory deficits in bipolar disorder. *Journal of the International Neuropsychological Society, 23*(4), 358–366. https://doi.org/10.1017/S1355617717000133.

Olvet, D. M., Burdick, K. E., & Cornblatt, B. A. (2013). Assessing the potential to use neurocognition to predict who is at risk for developing bipolar disorder: A review of the literature. *Cognitive Neuropsychiatry, 18*(1–2), 129–145. https://doi.org/10.1080/13546805.2012.724193.

Ospina, L. H., Nitzburg, G. C., Shanahan, M., Perez-Rodriguez, M. M., Larsen, E., Latifoglu, A., et al. (2018). Social cognition moderates the relationship between neurocognition and community functioning in bipolar disorder. *Journal of Affective Disorders, 235*, 7–14. https://doi.org/10.1016/j.jad.2018.03.013.

Robinson, L. J., & Ferrier, I. N. (2006). Evolution of cognitive impairment in bipolar disorder: A systematic review of cross-sectional evidence. *Bipolar Disorders, 8*(2), 103–116. https://doi.org/10.1111/j.1399–5618.2006.00277.x.

Samame, C. (2013). Social cognition throughout the three phases of bipolar disorder: A state-of-the-art overview. *Psychiatry Research, 210*(3), 1275–1286. https://doi.org/10.1016/j.psychres.2013.08.012.

Samame, C., Martino, D. J., & Strejilevich, S. A. (2012). Social cognition in euthymic bipolar disorder: Systematic review and meta-analytic approach. *Acta Psychiatrica Scandinavica, 125*(4), 266–280. https://doi.org/10.1111/j.1600–0447.2011.01808.x.

Samame, C., Martino, D. J., & Strejilevich, S. A. (2013). A quantitative review of neurocognition in euthymic late-life bipolar disorder. *Bipolar Disorders, 15*(6), 633–644. https://doi.org/10.1111/bdi.12077.

Samame, C., Martino, D. J., & Strejilevich, S. A. (2014). Longitudinal course of cognitive deficits in bipolar disorder: A meta-analytic study. *Journal of Affective Disorders, 164*, 130–138. https://doi.org/10.1016/j.jad.2014.04.028.

Samame, C., Szmulewicz, A. G., Valerio, M. P., Martino, D. J., & Strejilevich, S. A. (2017). Are major depression and bipolar disorder neuropsychologically distinct? A meta-analysis of comparative studies. *European Psychiatry, 39*, 17–26. https://doi.org/10.1016/j.eurpsy.2016.06.002.

Sanchez-Moreno, J., Martinez-Aran, A., Tabares-Seisdedos, R., Torrent, C., Vieta, E., & Ayuso-Mateos, J. L. (2009). Functioning and disability in bipolar disorder: An extensive review. *Psychotherapy and Psychosomatics, 78*(5), 285–297. https://doi.org/10.1159/000228249.

Sumiyoshi, T., Toyomaki, A., Kawano, N., Kitajima, T., Kusumi, I., Ozaki, N., et al. (2017). Verbal memory impairments in bipolar disorder: Effect of type of word learning tasks. *Psychiatry and Clinical Neurosciences, 71*(8), 570–571. https://doi.org/10.1111/pcn.12536.

Szmulewicz, A. G., Valerio, M. P., Smith, J. M., Samame, C., Martino, D. J., & Strejilevich, S. A. (2017). Neuropsychological profiles of major depressive disorder and bipolar disorder during euthymia. A systematic literature review of comparative studies. *Psychiatry Research, 248*, 127–133. https://doi.org/10.1016/j.psychres.2016.12.031.

Trotta, A., Murray, R. M., & MacCabe, J. H. (2015). Do premorbid and post-onset cognitive functioning differ between schizophrenia and bipolar disorder? A systematic review and meta-analysis. *Psychological Medicine, 45*(2), 381–394. https://doi.org/10.1017/S0033291714001512.

Tsitsipa, E., & Fountoulakis, K. N. (2015). The neurocognitive functioning in bipolar disorder: A systematic review of data. *Annals of General Psychiatry, 14*, 42. https://doi.org/10.1186/s12991–015–0081-z.

Veeh, J., Kopf, J., Kittel-Schneider, S., Deckert, J., & Reif, A. (2017). Cognitive remediation for bipolar patients with objective cognitive impairment: A naturalistic study. *International Journal of Bipolar Disorders, 5*(1), 8. https://doi.org/10.1186/s40345–017–0079–3.

Vieta, E., Torrent, C., & Martínez-Arán, A. (2014). *Functional remediation for bipolar disorder*. New York: Cambridge University Press.

Volkert, J., Kopf, J., Kazmaier, J., Glaser, F., Zierhut, K. C., Schiele, M. A., et al. (2015). Evidence for cognitive subgroups in bipolar disorder and the influence of subclinical depression and sleep disturbances. *European Neuropsychopharmacology, 25*(2), 192–202. https://doi.org/10.1016/j.euroneuro.2014.07.017.

Kognitive Dysfunktionen bei ADHS im Erwachsenenalter

Valerie Elsässer, Katlehn Baum, Claudia Bach, Ute Pfüller und Daniela Roesch-Ely

© Springer-Verlag GmbH Deutschland, ein Teil von Springer Nature 2019
D. Roesch-Ely, K. Baum (Hrsg.), *Kognitives Training bei psychiatrischen Erkrankungen*,
Psychotherapie: Manuale, https://doi.org/10.1007/978-3-662-58182-7_5

5.1 Klinisches Erscheinungsbild und Leitsymptome der ADHS

Subjektiv klagen Patienten über folgende Probleme: „Die Teilnahme an Therapiegruppen ist mir nur schwer möglich – allein die Anwesenheit Anderer lenkt mich ab." – „Das Strukturieren einer großen Menge an Informationen fällt mir schwer, kurze Zusammenfassungen von Inhalten machen mir Mühe." – „Ich habe keinen Lärmfilter, Hintergrundgeräusche nehme ich genauso laut wahr wie mein Gegenüber." – „Beim Lesen bin ich sehr sprunghaft: Ich fange mit dem ersten Absatz an, springe dann aber zwischen den Absätzen hin und her." – „Ich habe mich lange Zeit dumm gefühlt; im Unterricht konnte ich nie folgen."

Die Aufmerksamkeitsdefizits-Hyperaktivitätsstörung (ADHS) im Erwachsenenalter ist mit Auffälligkeiten in den Bereichen Aufmerksamkeit, Hyperaktivität und Impulsivität assoziiert. Dabei zeigen sich sowohl Verhaltensauffälligkeiten (z. B. motorische Unruhe, anderen ins Wort fallen) als auch neuropsychologische Einschränkungen. Bei Letztgenannten spielen vor allem Defizite in den Exekutivfunktionen und in der Emotionsregulation eine zentrale Rolle. Deshalb gelingt es Betroffenen oft nicht, ihr intellektuelles Potenzial auszuschöpfen (engl: „underachievement"). In Bezug auf Defizite in Aufmerksamkeit und Konzentration ergeben sich Einschränkungen in einer genauen und gewissenhaften Arbeitsweise, in Fähigkeiten zur Fokussierung sowie in Ausdauer, Zeitmanagement und Organisationsfähigkeiten. Symptome des Bereichs Hyperaktivität äußern sich in eingeschränkter Geduld und psychomotorischer Erregung. Aspekte erhöhter Impulsivität werden etwa bei Einschränkungen in der Inhibition von Impulsen und geringer Frustrationstoleranz deutlich. Um die Diagnose zu rechtfertigen, ist bei all den genannten Einzelmerkmalen zentral, dass die Symptome bereits im Kindesalter in ausreichender Schwere und Anzahl auftraten und auch im Erwachsenenalter einen Leidensdruck bei den Betroffenen verursachen.

Über die Lebensspanne zeigt sich, dass bei vielen Betroffenen von ADHS bis ins Erwachsenenalter vor allem Defizite in der Aufmerksamkeit/Konzentration und Impulsivität fortbestehen, während sich hyperaktive Symptome vielfach reduzieren und eher als diskrete motorische Unruhe äußern und weniger dominieren als im Kindesalter (Kooij et al. 2010). Über den Lebensverlauf ergibt sich folgendes Bild (Ebert et al. 2012):

- ADHS persistiert bei mindestens 10 % der Betroffenen vollständig bis ins Erwachsenalter,
- etwa ein Drittel weist subkategoriale Symptome auf,
- 80 % der Patienten zeigen zumindest Restsymptome der ADHS.

Da die gängigen ADHS-Diagnosekriterien im DSM-5 (American Psychiatric Association 2015) und ICD-10 (Dilling et al. 2014) bisher nicht für das Erwachsenenalter validiert wurden (Kooij et al. 2010), erfordert die leitliniengestützte Diagnostik (Schmidt und Petermann 2011) eine Integration verschiedener Informationsquellen, diese umfasst: eigen- und fremdanamnestische Daten aus der Kindheit, (Grund-)Schulzeugnisse mit Verhaltensbeschreibungen, medizinische Untersuchungen zum Ausschluss organischer Ursachen, eine umfangreiche Anamnese zur gegenwärtigen Problemsituation, standardisierte Erfassungen der ADHS-Symptome und deren Ausprägung, Informationen über aktuelle subjektive kognitive Beschwerden und neuropsychologische Testbefunde (AWMF 2017). Hinsichtlich der eingesetzten Fragebogeninstrumente stehen vor allem Fragebögen und Interviewverfahren zur Verfügung, mit denen ADHS-Symptome strukturiert erfasst werden können – so etwa die Homburger ADHS-Skalen für Erwachsene (Rösler 2008).

Es erschwert Diagnose und Therapie von ADHS im Erwachsenenalter zusätzlich, dass viele der oben beschriebenen Symptome zwar für die Betroffenen und ihr Umfeld belastend sind, jedoch bis zu einem gewissen Schweregrad und in geringer Anzahl verbreitet in der Allgemeinbevölkerung auftreten. Anlass für eine psychotherapeutische bzw. psychiatrische Behandlung ist daher häufig ein Leidensdruck bzw. dessen Verstärkung durch komorbide Störungen. Gemeinsam mit ADHS treten überdurchschnittlich häufig Depressionen auf, etwa als Folge zahlreicher Konflikte und „underachievement" im Rahmen der ADHS. Auch Angststörungen sind verbreitet, etwa aufgrund von Beschämung in Leistungssituationen. Zudem konsumieren Betroffene von ADHS überdurchschnittlich häufig abhängigmachende Substanzen: Initial vielfach als Selbstmedikation belastender ADHS-Symptome angewendet, kann dies in Substanzmissbrauch und -abhängigkeit münden. Zudem tragen die Symptome von ADHS vielfach zu belastenden Konflikten in Partnerschaft und Beruf bei (Dörner 2017; Lauth und Raven 2009). Darüber hinaus liegen Defizite in der Emotionsregulation vor, im Alltag kann sich dies in Stimmungsschwankungen auswirken (vgl. auch hohe Komorbiditäten zwischen ADHS und emotional-instabilen Persönlichkeitsakzentuierungen; Dörner 2017).

Gerade Personen mit ADHS zeigen neben den genannten Schwierigkeiten und Konflikten häufig auch Ressourcen, die eng mit den Symptomen verknüpft sind. So zeichnen sich Betroffene vielfach auch durch überdurchschnittliche Neugier, Risikobereitschaft, Energie, Kreativität und Fantasie, darüber hinaus auch durch eine rasche Auffassungsgabe und Flexibilität aus (Dörner 2017).

Bezüglich der Diagnostik der ADHS im Erwachsenenalter orientieren sich viele Fragebögen und Interviewverfahren zur Erfassung von ADHS an den Kriterien des DSM-5 (American Psychiatric Association 2015) bzw. des ICD-10 (Dilling et al. 2014). Aufgrund der bisher eingeschränkten Validierung der ADHS-Kriterien für das Erwachsenenalter ergibt sich die Herausforderung, die Kriterien in DSM und ICD flexibel anzuwenden. So werden im diagnostischen Prozess bedeutsame Symptome im Erwachsenenalter inhaltlich, hinsichtlich ihrer Anzahl und mit Blick auf die Bedeutung für den Leidensdruck der Betroffenen überprüft, auch vor dem Hintergrund der bisherigen Lebensspanne. Als Leitorientierung erscheinen in diesem Prozess folgende Aspekte wichtig (AWMF 2017):

- Finden sich klare Hinweise, dass die ADHS-typischen Symptome bereits in der Kindheit aufgetreten sind? Das DSM-5 erweiterte das Alterskriterium bis zum 12. Lebensjahr.
- Sind die ADHS-Symptome die Ursache für bedeutsame und konsistente Beeinträchtigungen in mindestens zwei Funktionsbereichen (bei Kindern etwa Schule und Elternhaus)?
- Können andere Diagnosen das klinische Bild besser erklären als eine ADHS?
- Bei Erfüllung der Kriterien einer ADHS: Zeigen sich Hinweis auf weitere komorbide Störungen, die ebenfalls Leidensdruck verursachen und in der Behandlung berücksichtigt werden sollen?

— Berichten die Betroffenen von kognitiven Defiziten etwa in Aufmerksamkeit, Konzentration, Gedächtnis und Exekutivfunktionen? Welche Befunde ergeben sich in einer umfangreichen und standardisierten neuropsychologischen Untersuchung?

Für die hier genannten Fragen stehen objektive, valide und reliable psychometrische Verfahren zur Verfügung (▶ Kap. 13).

5.2 Neurokognitive Leistungsprofile von Erwachsenen mit ADHS

> » The diagnosis is ultimately a clinical diagnosis. [...] It must be explicitly pointed out that up to now there are no neurobiological methods or diagnostic instruments (e.g. neuropsychological tests) which make a diagnosis of ADHD possible (Stieglitz in Retz und Klein 2010, S. 115).

ADHS ist in erster Linie eine klinische Diagnose. Neuropsychologische Testuntersuchungen können ergänzend zur Diagnosestellung eingesetzt werden, sind jedoch allein nicht ausreichend, gerade auch um emotionsregulative Symptome der ADHS zu erfassen. Nichtsdestotrotz zeigen sich im Praxisalltag und in Forschungsbefunden bestimmte neuropsychologische Auffälligkeiten, die mit einer ADHS assoziiert sind.

Grundsätzlich können bei ADHS sogenannte **Kompentenzdefizite** und **Performanzdefizite** unterschieden werden (Lauth und Raven 2009), d. h. Einschränkungen in der tatsächlichen Leistung einer Fähigkeit (Kompetenzdefizite) und Einschränkungen in der ausreichend häufigen Anwendung (Performanzdefizite; etwa bei Prokrastination aufgrund von Ängsten). Zentrale neuropsychologische Auffälligkeiten bei Erwachsenen mit ADHS liegen in Kompetenzdefiziten der **Exekutivfunktionen** (EF), also in Fähigkeiten zur Organisation, zur Planung und zum Problemlösen (Schoechlin und Engel 2005) sowie in Einschränkungen im Arbeitsgedächtnis (Alderson et al. 2013; Dowson et al. 2004; Gonzalez-Gadea et al. 2013). Zudem haben Personen mit ADHS oft Probleme mit der Abschätzung von Handlungskonsequenzen, sodass sie Erlerntes schwer auf fremde Situationen übertragen können (Transfer) (Cowley et al. 2016; Rapport et al. 2013). Weitere Kompetenzdefizite bei ADHS im Erwachsenenalter bilden sich darin ab, dass Betroffene sich schwertun, langfristigen Zielen Priorität vor kurzfristig angenehmen Aktivitäten einzuräumen. Neuropsychologisch werden Einbußen der Impulskontrolle, der Fähigkeiten zu Interferenz und Inhibition deutlich (Corbett und Stanczak 1999; Dinn et al. 2001; Hervey et al. 2004; Marije Boonstra et al. 2005; Pedersen und Ohrmann 2018). Auch zeigen Personen mit ADHS ein erhöhtes Risikoverhalten (Agay et al. 2010), das sich etwa in erhöhten Raten an Autounfällen, Fahren ohne gültigen Führerschein und Fahren ohne Anschnallgurt widerspiegelt (Kaye et al. 2014).

Im Bereich der **Aufmerksamkeit** zeigen Studien Defizite in der Vigilanz/Daueraufmerksamkeit, d. h. eine reduzierte Aufmerksamkeit bei Personen mit ADHS während der Durchführung von lang dauernden und monotonen Aufgaben (Epstein et al. 1998, 2001; Tucha et al. 2009). Zudem spricht die Studienlage für Einschränkungen der selektiven Aufmerksamkeit (Corbett und Stanczak 1999; Dinn et al. 2001; Lovejoy et al.

1999; Seidman et al. 1998; Taylor und Miller 1997; Tucha et al. 2008) und der geteilten Aufmerksamkeit bei ADHS (Jenkins et al. 1998; Tucha et al. 2008; Woods et al. 2002). Vielfach zeigen Personen mit ADHS in diesen Untersuchungen eine erhöhte Fehlerzahl in Wahl-Reaktions-Aufgaben oder verlängerte Reaktionszeiten. ADHS-Betroffenen fällt es außerdem oftmals schwer, ihre Aufmerksamkeit von einer Aktivität konzentriert zu einer anderen zu lenken, was sich in empirischen Befunden zu Beeinträchtigungen beim Wechsel des Aufmerksamkeitsfokus/Set-Shifting widerspiegelt (Hollingsworth et al. 2001; Rohlf et al. 2012; Taylor und Miller 1997). Diese Schwierigkeit des Wechsels des Aufmerksamkeitsfokus gewinnt besonders an Bedeutung, wenn Betroffene Aufgaben mit sehr großem Interesse verfolgen (Hyperfokussierung; Krause und Krause 2014) und ihre Aufmerksamkeit plötzlich an einer anderen Stelle gefordert wird.

Zudem deuten wissenschaftliche Ergebnisse darauf hin, dass bei Personen mit ADHS zusätzlich vielfach eine **verlangsamte Informationsverarbeitungsgeschwindigkeit** vorliegt, die als eigenständige neuropsychologische Größe im Zusammenhang mit den zentralen Symptomen der ADHS Unaufmerksamkeit, Hyperaktivität und Impulsivität verstanden werden kann (Creamer 2014). Darüber hinaus scheint der Aspekt der Informationsverarbeitungsgeschwindigkeit ein aussagekräftiger Screening-Faktor auch für Einschränkungen in tieferen und komplexeren kognitiven Fähigkeiten wie etwa exekutiven Funktionen zu sein (Nielsen und Wiig 2011).

In der Domäne **Gedächtnis** zeigen sich bei Personen mit ADHS in einigen wissenschaftlichen Untersuchungen Einschränkungen in der mittel- und längerfristigen Behaltensrate verbaler und figuraler Informationen (Hervey et al. 2004), während eine Metaanalyse (Skodzik et al. 2017) nur Defizite bei verbalen (nicht figuralen) Informationen feststellt, die zudem auf Einschränkungen in der Lernphase (Encodierung) des Gedächtnistests zurückzuführen sind. Ursächlich könnten für die Beeinträchtigungen des Gedächtnisses Einschränkungen der Aufmerksamkeit und der exekutiven Funktionen verantwortlich sein (Hervey et al. 2004; Schoechlin und Engel 2005; Skodzik et al. 2017). Darüber hinaus zeigen sich Defizite des prospektiven Gedächtnisses bei Personen mit ADHS, konkret in Form eingeschränkter Fähigkeiten zur Planung von Aufgaben (Fuermaier et al. 2017). Das prospektive Gedächtnis wird dabei als Planungsfähigkeit zukünftiger Handlung verstanden und ist eng mit exekutiven Funktionen verknüpft. Darüber hinaus weisen Studien darauf hin, dass Ergebnisse zu eingeschränkten Lernfähigkeiten bei ADHS ebenfalls auf Defizite in den exekutiven Funktionen, speziell der Inhibition zurückzuführen sein könnten (Pedersen und Ohrmann 2018).

Hinsichtlich der Frage nach den **globalen kognitiven Fähigkeiten** bei ADHS sprechen aktuelle Befunde dafür, dass sich Betroffene von ADHS und Gesunde vielfach ähneln und dass ADHS allein kein Risikofaktor für intellektuelle Einschränkungen darstellt (Bridgett und Walker 2006). Allerdings bestätigen zahlreiche Studien ein überhäufiges gemeinsames Auftreten von ADHS und Lese-Rechtschreib-Störungen (sog. Teilleistungsstörungen, Dyslexie), wobei Personen, die von ADHS und Dyslexie betroffen sind, auch in weiteren kognitiven Domänen vielfach größere kognitive Defizite aufweisen als Personen mit ADHS allein (Germano et al. 2010).

Ein weiterer kognitiver Aspekt mit großer Bedeutung im Alltag und in zwischenmenschlichen Interaktionen stellt der Bereich der **sozialen Kognition** dar, worunter Fähigkeiten zum Perspektivwechsel in die Sichtweise anderer und zum Einfühlungsvermögen zusammengefasst werden. So enthalten aktuelle Untersuchungen Hinweise darauf, dass Personen mit ADHS auch im Bereich der sozialen Kognition vielfach Einschränkungen aufweisen (Caillies et al. 2014). Zudem scheinen auch die Fähigkeiten zur Emotionserkennung bei ADHS eingeschränkt zu sein, innerhalb von Familien weisen auch Geschwister ohne ADHS ebenfalls Defizite in der Emotionserkennung auf, wenn auch nicht so ausgeprägt wie ihre Brüder oder Schwestern mit ADHS (Waddington et al. 2018).

Neben den beschriebenen Kompetenzdefiziten in kognitiver Leistungsfähigkeit und Emotionsregulation weisen Betroffene von ADHS vielfach auch sogenannte **Performanzdefizite** auf (s. oben), hier stehen der Anwendung von Leistungen vielfach Ängste im Weg: Wenn etwa eine konsequente Vorbereitung auf Prüfungen, Bewerbungen, Bewertungssituationen im Allgemeinen aus Angst vor Kritik und schlechtem Abschneiden vermieden wird, kann eben diese Erfahrung der Kritik bzw. das Nichtbestehen einer Prüfungssituation auf die mangelnde Vorbereitung attribuiert werden. Auf diesem Weg wird es möglich, eine „echte" Bewertung der eigenen Leistung – und damit die Verwundbarkeit des eigenen Selbstvertrauens – zu vermeiden. Nachteilig wirkt sich diese Strategie häufig aus, wenn neben dem Arbeitsstil „auf die letzte Sekunde" keine weitere Strategie zur Verfügung steht; neben Stress und Versagensängsten kurz vor der Prüfung ist die sehr kurzfristige Vorbereitung bei komplexen Aufgaben bzw. Teamarbeit zudem häufig nicht anwendbar. Ein weiterer Nachteil der kurzfristigen Strategie liegt aber auch darin, dass Erfolge auch nicht „dem Kern der Persönlichkeit" zugeschrieben und damit ebenfalls nicht zur Verbesserung des Selbstwertgefühls genutzt werden, Betroffene attribuieren Erfolge vielfach auf äußere Umstände oder ihr Glück. Auf diese Weise festigt sich die subjektive Überzeugung, nicht ausreichend leistungsfähig zu sein, eine echte Überprüfung dieses Schemas ist aber häufig angstbesetzt und wird erneut durch Prokrastination vermieden (Dörner 2017; Heßlinger et al. 2004).

In der leitlinienorientierten Therapie der ADHS gilt vielfach eine multimodale Behandlung als erste Wahl, die sich aus psychoedukativen Elementen (Aufklärung, Vermittlung von Informationen über ADHS), medikamentösen Bausteinen (Stimulanzien, etwa Methylphenidat) und leitlinienorientierter Psychotherapie zusammensetzt (AWMF 2017). Auf Basis einer sogenannten informierten Entscheidung („informed consent") werden Betroffene befähigt, entsprechend ihren Bedürfnissen und ihrem Leidensdruck therapeutische Schwerpunkte zu setzen.

Literatur

Agay, N., Yechiam, E., Carmel, Z., & Levkovitz, Y. (2010). Non-specific effects of methylphenidate (Ritalin) on cognitive ability and decision-making of ADHD and healthy adults. *Psychopharmacology, 210*(4), 511–519. https://doi.org/10.1007/s00213-010-1853-4.

Alderson, R. M., Kasper, L. J., Hudec, K. L., & Patros, C. H. G. (2013). Attention-deficit/hyperactivity disorder (ADHD) and working memory in adults: A meta-analytic review. *Neuropsychology, 27*(3), 287–302. https://doi.org/10.1037/a0032371.

American Psychiatric Association (Hrsg.). (2015). *Diagnostisches und statistisches Manual psychischer Störungen DSM-5* (5. Aufl.). Göttingen: Hogrefe.

AWMF (Hrsg.). (2017). Kurzfassung der Leitlinie „ADHS bei Kindern, Jugendlichen und Erwachsenen".

Bridgett, D. J., & Walker, M. E. (2006). Intellectual functioning in adults with ADHD: A meta-analytic examination of full scale IQ differences between adults with and without ADHD. *Psychological Assessment, 18*(1), 1–14. https://doi.org/10.1037/1040–3590.18.1.1.

Caillies, S., Bertot, V., Motte, J., Raynaud, C., & Abely, M. (2014). Social cognition in ADHD: Irony understanding and recursive theory of mind. *Research in Developmental Disabilities, 35*(11), 3191–3198. https://doi.org/10.1016/j.ridd.2014.08.002.

Corbett, B., & Stanczak, D. E. (1999). Neuropsychological performance of adults evidencing attention-deficit hyperactivity disorder. *Archives of Clinical Neuropsychology, 14*(4), 373–387. https://doi.org/10.1016/S0887-6177(98)00037-7.

Cowley, B., Holmstrom, E., Juurmaa, K., Kovarskis, L., & Krause, C. M. (2016). Computer enabled neuroplasticity treatment: A clinical trial of a novel design for neurofeedback therapy in adult ADHD. *Frontiers in Human Neuroscience, 10*, ARTN 205. https://doi.org/10.3389/fnhum.2016.00205.

Creamer, S. (2014). *Examination of the influence of processing speed on the neuropsychological performance of attention deficit/hyperactivity disorder (ADHD) adults*. ProQuest Information & Learning, US.

Dilling, H., Mombour, A. W., & Schmidt, A. M. H. (Hrsg.). (2014). *Internationale Klassifikation psychischer Störungen: ICD-10 Kapitel V (F). Klinisch-diagnostische Leitlinien*. Bern: Huber.

Dinn, W. M., Robbins, N. C., & Harris, C. L. (2001). Adult attention-deficit/hyperactivity disorder: Neuropsychological correlates and clinical presentation. *Brain and Cognition, 46*(1–2), 114–121. https://doi.org/10.1016/S0278-2626(01)80046-4.

Dörner, K. (Hrsg.). (2017). *Irren ist menschlich: Lehrbuch der Psychiatrie und Psychotherapie* (24. Aufl.). Köln: Psychiatrie.

Dowson, J. H., McLean, A., Bazanis, E., Toone, B., Young, S., Robbins, T. W., et al. (2004). Impaired spatial working memory in adults with attention-deficit/hyperactivity disorder: Comparisons with performance in adults with borderline personality disorder and in control subjects. *Acta Psychiatrica Scandinavica, 110*(1), 45–54. https://doi.org/10.1111/j.1600–0447.2004.00292.x.

Ebert, D., Philipsen, A., & Hesslinger, B. (2012). Die Aufmerksamkeitsdefizite-/Hyperaktivitätsstörung (ADHS) des Erwachsenenalters. In M. Berger (Hrsg.), *Psychische Erkankungen* (4. Aufl., S. 829–838). München: Urban & Fischer.

Epstein, J. N., Conners, C. K., Sitarenios, G., & Erhardt, D. (1998). Continuous performance test results of adults with attention deficit hyperactivity disorder. *The Clinical Neuropsychologist, 12*(2), 155–168. https://doi.org/10.1076/clin.12.2.155.2000.

Epstein, J. N., Johnson, D. E., Varia, I. M., & Conners, C. K. (2001). Neuropsychological assessment of response inhibition in adults with ADHD. *Journal of Clinical and Experimental Neuropsychology, 23*(3), 362–371. https://doi.org/10.1076/jcen.23.3.362.1186.

Fuermaier, A. B. M., Tucha, L., Koerts, J., Weisbrod, M., Lange, K. W., Aschenbrenner, S., et al. (2017). Effects of methylphenidate on memory functions of adults with ADHD. *Applied Neuropsychology-Adult, 24*(3), 199–211. https://doi.org/10.1080/23279095.2015.1124108.

Germano, E., Gagliano, A., & Curatolo, P. (2010). Comorbidity of ADHD and dyslexia. *Developmental Neuropsychology, 35*(5), 475–493. https://doi.org/10.1080/87565641.2010.494748.

Gonzalez-Gadea, M. L., Baez, S., Torralva, T., Castellanos, F. X., Rattazzi, A., Bein, V., et al. (2013). Cognitive variability in adults with ADHD and AS: Disentangling the roles of executive functions and social cognition. *Research in Developmental Disabilities, 34*(2), 817–830. https://doi.org/10.1016/j.ridd.2012.11.009.

Hervey, A. S., Epstein, J. N., & Curry, J. F. (2004). Neuropsychology of adults with attention-deficit/hyperactivity disorder: A meta-analytic review. *Neuropsychology, 18*(3), 485–503. https://doi.org/10.1037/0894–4105.18.3.485.

Heßlinger, B., Philipsen, A., & Richter, H. (2004). *Psychotherapie der ADHS im Erwachsenenalter: Ein Arbeitsbuch* (Therapeutische Praxis). Göttingen/Bern: Hogrefe.

Hollingsworth, D. E., McAuliffe, S. P., & Knowlton, B. J. (2001). Temporal allocation of visual attention in adult attention deficit hyperactivity disorder. *Journal of Cognitive Neuroscience, 13*(3), 298.

Jenkins, M., Cohen, R., Malloy, P., Salloway, S., Gillard Johnson, E., Penn, J., et al. (1998). Neuropsychological measures which discriminate among adults with residual symptoms of attention deficit disorder and other attentional complaints. *The Clinical Neuropsychologist, 12*(1), 74–83. https://doi.org/10.1076/clin.12.1.74.1725.

Kaye, S., Gilsenan, J., Young, J. T., Carruthers, S., Allsop, S., Degenhardt, L., et al. (2014). Risk behaviours among substance use disorder treatment seekers with and without adult ADHD symptoms. *Drug and Alcohol Dependence, 144*, 70–77. https://doi.org/10.1016/j.drugalcdep.2014.08.008.

Kooij, S. J. J., Bejerot, S., Blackwell, A., Caci, H., Casas-Brugue, M., Carpentier, P. J., et al. (2010). European consensus statement on diagnosis and treatment of adult ADHD: The European Network Adult ADHD. BMC Psychiatry, 10, Artn 67 https://doi.org/10.1186/1471-244x-10-67.

Krause, J., & Krause, K.-H. (2014). *ADHS im Erwachsenenalter: Symptome, Differentialdiagnose, Therapie; mit 23 Tabellen; [zusätzlich online: diagnostisches Interview]* (4. Aufl.). Stuttgart/New York: Schattauer.

Lauth, G. W., & Raven, H. (2009). Aufmerksamkeitsdefizit/Hyperaktivitätsstörungen (ADHS) im Erwachsenenalter. Ein Review. *Psychotherapeutenjournal, 2009*(1), 17–30.

Lovejoy, D. W., Ball, J. D., Keats, M., Stutts, M. L., Spain, E. H., Janda, L., et al. (1999). Neuropsychological performance of adults with attention deficit hyperactivity disorder (ADHD): Diagnostic classification estimates for measures of frontal lobe/executive functioning. *Journal of the International Neuropsychological Society, 5*(3), 222–233.

Marije Boonstra, A., Oosterlaan, J., Sergeant, J. A., & Buitelaar, J. K. (2005). Executive functioning in adult ADHD: A meta-analytic review. *Psychological Medicine, 35*(8), 1097–1108. https://doi.org/10.1017/S003329170500499X.

Nielsen, N. P., & Wiig, E. H. (2011). AQT cognitive speed and processing efficiency differentiate adults with and without ADHD: A preliminary study. *International Journal of Psychiatry in Clinical Practice, 15*(3), 219–227. https://doi.org/10.3109/13651501.2011.582538.

Pedersen, A., & Ohrmann, P. (2018). Impaired behavioral inhibition in implicit sequence learning in adult ADHD. *Journal of Attention Disorders, 22*(3), 250–260. https://doi.org/10.1177/1087054712464392.

Rapport, M. D., Orban, S. A., Kofler, M. J., & Friedman, L. M. (2013). Do programs designed to train working memory, other executive functions, and attention benefit children with ADHD? A meta-analytic review of cognitive, academic, and behavioral outcomes. *Clinical Psychology Review, 33*(8), 1237–1252. https://doi.org/10.1016/j.cpr.2013.08.005.

Retz, W., & Klein, R. G. (Hrsg.). (2010). *Attention deficit hyperactivity disorder (ADHD) in adults*. Basel/Freiburg: Karger.

Rohlf, H., Jucksch, V., Gawrilow, C., Huss, M., Hein, J., Lehmkuhl, U., et al. (2012). Set shifting and working memory in adults with attention-deficit/hyperactivity disorder. *Journal of Neural Transmission, 119*(1), 95–106. https://doi.org/10.1007/s00702–011–0660–3.

Rösler, M. (Hrsg.). (2008). *Homburger ADHS-Skalen für Erwachsene: HASE; Untersuchungsverfahren zur syndromalen und kategorialen Diagnostik der Aufmerksamkeitsdefizit-/Hyperaktivitätsstörung (ADHS) im Erwachsenenalter; Manual*. Göttingen: Hogrefe.

Schmidt, S., & Petermann, F. (2011). ADHD across the lifespan – Symptoms and new diagnostic approaches. *Zeitschrift für Psychiatrie Psychologie und Psychotherapie, 59*(3), 227–238. https://doi.org/10.1024/1661–4747/a000074.

Schoechlin, C., & Engel, R. R. (2005). Neuropsychological performance in adult attention-deficit hyperactivity disorder: Meta-analysis of empirical data. *Archives of Clinical Neuropsychology, 20*(6), 727–744. https://doi.org/10.1016/j.acn.2005.04.005.

Seidman, L. J., Biederman, J., Weber, W., Hatch, M., & Faraone, S. V. (1998). Neuropsychological function in adults with attention-deficit hyperactivity disorder. *Biological Psychiatry, 44*(4), 260–268. https://doi.org/10.1016/S0006-3223(97)00392-2.

Skodzik, T., Holling, H., & Pedersen, A. (2017). Long-term memory performance in adult ADHD: A meta-analysis. *Journal of Attention Disorders, 21*(4), 267–283. https://doi.org/10.1177/1087054713510561.

Taylor, C. J., & Miller, D. C. (1997). Neuropsychological assessment of attention in ADHD adults. *Journal of Attention Disorders, 2*(2), 77–88. https://doi.org/10.1177/108705479700200202.

Tucha, L., Tucha, O., Laufkötter, R., Walitza, S., Klein, H. E., & Lange, K. W. (2008). Neuropsychological assessment of attention in adults with different subtypes of attention-deficit/hyperactivity disorder. *Journal of Neural Transmission, 115*(2), 269–278. https://doi.org/10.1007/s00702–007–0836-z.

Tucha, L., Tucha, O., Walitza, S., Sontag, T. A., Laufkötter, R., Linder, M., et al. (2009). Vigilance and sustained attention in children and adults with ADHD. *Journal of Attention Disorders, 12*(5), 410–421. https://doi.org/10.1177/1087054708315065.

Waddington, F., Hartman, C., de Bruijn, Y., Lappenschaar, M., Oerlemans, A., Buitelaar, J., et al. (2018). Visual and auditory emotion recognition problems as familial cross-disorder phenomenon in ASD and ADHD. *European Neuropsychopharmacology, 28*(9), 994–1005. https://doi.org/10.1016/j.euroneuro.2018.06.009.

Woods, S. P., Lovejoy, D. W., & Ball, J. D. (2002). Neuropsychological characteristics of adults with ADHD: A comprehensive review of initial studies. *The Clinical Neuropsychologist, 16*(1), 12–34. https://doi.org/10.1076/clin.16.1.12.8336.

Kognitive Dysfunktionen bei Autismus-Spektrum-Störungen

Katlehn Baum und Daniela Roesch-Ely

© Springer-Verlag GmbH Deutschland, ein Teil von Springer Nature 2019
D. Roesch-Ely, K. Baum (Hrsg.), *Kognitives Training bei psychiatrischen Erkrankungen*,
Psychotherapie: Manuale, https://doi.org/10.1007/978-3-662-58182-7_6

6.1 Klinisches Erscheinungsbild und Leitsymptome von Autismus-Spektrum-Störungen

Subjektiv klagen Betroffene über verschiedene Probleme. Ein Patient berichtet: „Ich habe manchmal Schwierigkeiten, Gelesenes zu verstehen. Dies kenne ich aus meiner Schulzeit, wo es mir wiederholt schwergefallen ist, Gedichte oder Ähnliches zu interpretieren. Ich bin schnell ablenkbar und kann keine zwei Dinge gleichzeitig berücksichtigen, zum Beispiel lesen, wenn das Radio im Hintergrund läuft. Die Schule habe ich nach der 11. Klasse verlassen. Gut war ich in Mathematik, sehr schlecht aber in Fächern wie Deutsch, in denen vor allem mündliche Leistungen und Kommunikation verlangt wurden. In meiner Freizeit bin ich wenig spontan und habe Schwierigkeiten mit der Entscheidungsfindung bei der Arbeit." Eine andere Patientin erklärt außerdem: „Mir ist immer wieder eine motorische Ungeschicklichkeit aufgefallen. Darüber hinaus bin ich sehr zurückhaltend und habe keine Freundschaften. Sogar im Familienkreis ziehe ich mich sehr zurück, ich esse beispielsweise grundsätzlich in einem anderen Zimmer als die Familie."

Kernsymptome von Autismus-Spektrum-Störungen (ASS) umfassen altersunabhängige Defizite in den folgenden drei Bereichen (z. B. Kanai et al. 2017):

- soziale Interaktion,
- Kommunikation sowie
- eingeschränkte, repetitive Verhaltensmuster, Interessen oder Aktivitäten.

Autismus-Spektrum-Störungen werden in die Gruppe der „tiefgreifenden Entwicklungsstörungen" eingeordnet (vgl. ICD-10; Dilling et al. 2014). Im Detail werden folgende diagnostische Untergruppen differenziert:

- frühkindlicher Autismus (Kanner Syndrom, F84.0),
- atypischer Autismus (F84.1),
- Rett-Syndrom (F84.2),
- andere desintegrative Störungen des Kindesalters (F84.3),
- Asperger-Syndrom (AS; F84.5).

Beim **frühkindlichen Autismus** wird nochmals unterschieden zwischen niedrigfunktionalem Autismus (NFA) im Falle einer Intelligenzminderung (IQ <70) und hochfunktionalem Autismus (HFA) im Falle einer niedrigen, normalen oder hohen Intelligenz. Bei einem frühkindlichen Autismus müssen alle drei diagnostischen Kriterien (soziale Interaktion, Kommunikation, stereotypes und repetitives Verhalten) erfüllt sein. Eine Entwicklungs- oder Sprachauffälligkeit ist vor dem dritten Lebensjahr vorhanden.

Ein **Asperger-Syndrom** setzt Autismus-spezifische Auffälligkeiten der sozialen Interaktion sowie im Bereich des stereotypen und repetitiven Verhaltens einschließlich Sonderinteressen voraus. Die sprachliche und die kognitive Entwicklung sind dabei unauffällig (Remschmidt und Kamp-Becker 2007). Zudem wird bei der Diagnose Asperger-Syndrom eine normale allgemeine Intelligenz angenommen.

In der Literatur wird immer wieder darauf hingewiesen, dass die Abgrenzung Asperger-Syndrom vs. HFA diagnostisch sehr schwierig ist. Daher steht die Frage im Raum, ob beide Formen voneinander abgrenzbare Störungsmuster oder akzentuierte Varianten darstellen (z. B. Remschmidt und Hebebrand 2001).

Ein **atypischer Autismus** ist dann zu diagnostizieren, wenn

- entweder nur ein oder zwei der drei diagnostischen Kriterien nachgewiesen werden können sowie eine Entwicklungsstörung vor dem dritten Lebensjahr vorliegt
- oder der Nachweis der autistischen Kernsymptomatik erst nach dem dritten Lebensjahr geführt werden kann.

Insbesondere im Kindes- und Jugendalter zeigen sich bei den verschiedenen Subgruppen Auffälligkeiten in der Sprache und Motorik. Daher haben die Betroffenen enorme Schwierigkeiten, sich zu verständigen. So zeigen ca. 10–20 % Sprech- und Sprachschwierigkeiten und haben zudem einen deutlich eingeschränkten Wortschatz (Remschmidt et al. 2010). Lediglich 20–30 % der Kinder entwickeln normgerechte Sprachfähigkeiten, wenngleich die Sprache auffällig ist, beispielsweise aufgrund sprachlicher Stereotypien, Wortneubildungen u. v. m. (Prior und Ozonoff 1998). Auch ist die stimmliche Qualität auffällig (z. B. unmoduliertes, monotones Sprechen). Wichtig dabei ist, dass die sprachlichen Defizite nicht auf eine allgemeine Entwicklungsstörung zurückzuführen ist (Remschmidt et al. 2010).

Hinsichtlich motorischer Einschränkungen war lange Zeit die Meinung verbreitet, dass es keine Auffälligkeiten gibt. Intakte motorische Fähigkeiten wurden als Differenzialkriterium zwischen frühkindlichem Autismus und Asperger-Autismus diskutiert. Ergebnisse jüngerer Untersuchungen sowie standardisierte Beobachtungen (z. B. Manjiviona und Prior 1999) zeigen hingegen eine verzögerte motorische Entwicklung sowie Schwierigkeiten in der Koordinationsfähigkeit (z. B. Probleme beim Balance halten).

Auch beim Asperger-Syndrom und dem HFA zeigen sich sprachliche Auffälligkeiten. Zwar sprechen betroffene Kinder früh und benutzen eine gewählte Ausdrucksweise und akzentuierte Aussprache. Dennoch ist die kommunikative Funktion der Sprache eingeschränkt (Remschmidt et al. 2010). So wirkt die Sprache häufig mechanisch und wenig moduliert, die Stimme ist laut, und es fehlt an Gespür für die Situation. Darüber hinaus ist häufig zu beobachten, dass die Ausdrucksweise umständlich und mit lockeren Assoziationen durchsetzt ist. Im Gegensatz zu Kindern mit frühkindlichem Autismus zeigen Kinder mit Asperger-Syndrom von Kindheit an empirisch gesicherte Auffälligkeiten in der Motorik (Remschmidt und Kamp-Becker 2007), z. B. wirkt die Koordination unreif, Betroffene sind oft ungeschickt im Gehen oder stoßen an Gegenstände.

6.2 **Neurokognitive Leistungsprofile autistisch Erkrankter**

Exekutivfunktionen (EF) umfassen ziel- und zukunftsorientierte Prozesse der Planung, Organisation und Strukturierung von kognitiven Fähigkeiten. Die Leistungen von Menschen mit ASS hinsichtlich der Exekutivfunktionen sind mit Abstand am besten untersucht (Happe et al. 2006; Hill 2004; Russo et al. 2007). Dies ist u. a. auf deren hohe Bedeutsamkeit für die Alltagsfunktionalität der Betroffenen zurückzuführen (Pellicano 2012). In verschiedenen Aufgaben zur Erfassung exekutiver Funktionen, welche üblicherweise die Planungs- und Problemlösefähigkeit (Tower of London/Hanoi; Hill 2004), die kognitive Flexibilität (Wisconsin Card Sorting Test; Hill 2004) und Inhibition (GoNogo; Hill 2004) abbilden, wurden eindeutig Einschränkungen im Rahmen einer

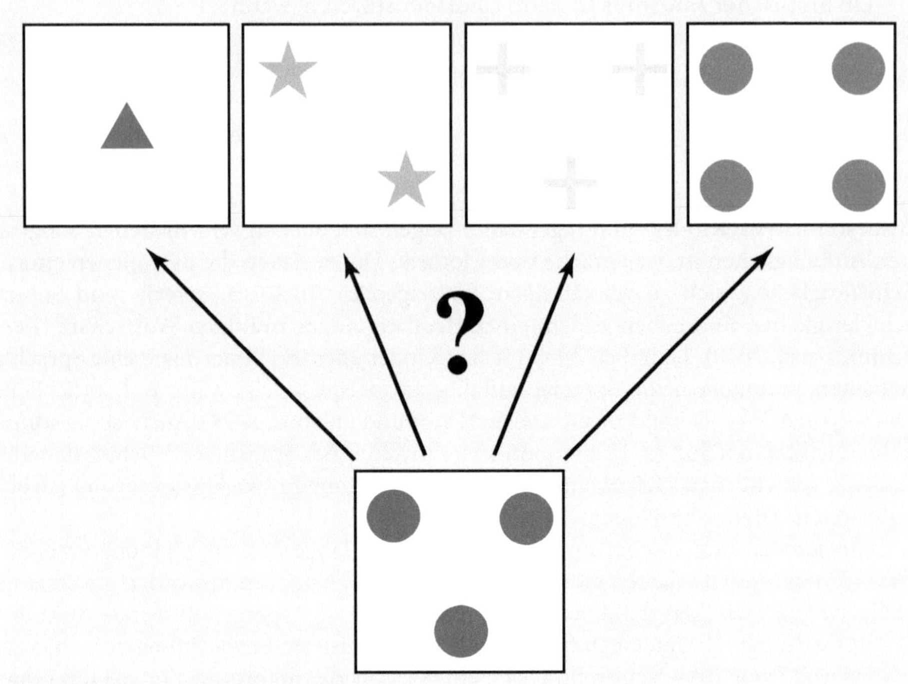

◧ Abb. 6.1   Beim Wisconsin Card Sorting Test (WCST) müssen einzelne Karten aus einem Stapel nacheinander einer der vier oberen Karten passend zugeordnet werden; die zugrundeliegende Regel wird nicht explizit mitgeteilt, sondern muss über Versuch und Irrtum eigenständig herausgefunden werden

ASS gefunden, die häufig auch im Zusammenhang mit Defiziten in der Theory of Mind diskutiert werden (Ozonoff et al. 1991). Menschen mit HFA und AS zeigen während der Bearbeitung des Wisconsin Card Sorting Test (WCST, ◧ Abb. 6.1) als Maß für schlussfolgerndes Denken schlechtere Leistungen dahingehend, dass sie häufiger perseverieren (auf einer falschen Sortierkategorie beharren, obwohl dies als Fehler rückgemeldet wird) und eine geringe Anzahl an korrekt beendeten Kategorien erreichen.

Als Ursache für die Schwierigkeiten werden Einschränkungen im Arbeitsgedächtnis und in der kognitiven Flexibilität diskutiert (Russo et al. 2007). Auch bei Planungsaufgaben ergaben sich schlechtere Leistungen bei Menschen mit ASS. Die Arbeitsgruppe um Happé hat Menschen mit ADHS oder ASS verschiedene Aufgaben zu EF bearbeiten lassen. Die Autoren kommen zu dem Schluss, dass beide Gruppen zwar Defizite haben, diejenigen mit ASS jedoch weniger stark von den Einschränkungen betroffen sind (Happe et al. 2006). Bei Untersuchungen zur Inhibitionsleistung ließen sich bei ASS keine gravierenden Einschränkungen abbilden (Hill 2004; Russo et al. 2007). Vor dem Hintergrund einer reduzierten Flexibilität im Alltag im Rahmen von ASS wurden Einschränkungen in der kognitiven Flexibilität postuliert. Diese ließen sich neuropsychologisch jedoch nicht eindeutig objektivieren (Geurts et al. 2009). Ebenfalls uneindeutig sind die Befunde hinsichtlich des Arbeitsgedächtnisses (Steele et al. 2007). Wenn sich

Auffälligkeiten im Arbeitsgedächtnis zeigen, beziehen sich diese eher auf räumliche Aspekte (Williams et al. 2005a).

Studien zur **Abstraktionsfähigkeit** von Menschen mit ASS beziehen sich in der Mehrheit der Fälle auf Untersuchungen mit Kindern und Jugendlichen (z. B. Minshew et al. 2002; Rundblad und Annaz 2010). Defizite in der Abstraktionsfähigkeit sind häufig beschrieben und gelten als eine fundamentale Einschränkung bei Autismus: so neigen auch Menschen mit ASS zum sogenannten Konkretismus (Minshew et al. 2002). Damit in Zusammenhang stehen Beeinträchtigungen in der kognitiven Flexibilität oder im Erlernen von Regeln (Minshew et al. 2002). Eine weit verbreitete Methode zur Erfassung der Abstraktionsfähigkeit ist die Verwendung von Metaphern, deren Bedeutung der Proband erklären soll. Kinder mit Autismus zeigen hierbei deutlich schlechtere Leistungen als Kinder mit anderen Erkrankungen (Rundblad und Annaz 2010). Als Ursache für die Schwierigkeiten werden Einschränkungen in der Theory of Mind und in den sprachlichen Fähigkeiten diskutiert (z. B. Norbury 2005).

Im Vergleich zu Gesunden ist die **Aufmerksamkeitsleistung** zwar herabgesetzt, im Vergleich zu anderen psychischen Erkrankungen wie beispielsweise ADHS zeichnet sich frühkindlicher Autismus jedoch durch eine häufigere Hyperfokussierung auf Details aus. Das heißt, Betroffene haben Schwierigkeiten, ihre Aufmerksamkeit von einem Objekt oder einem Detail auf ein anderes zu richten (Courchesne et al. 1994). Im Gegensatz zu dieser Besonderheit ist die Aufrechthaltung von Aufmerksamkeit bei Menschen mit frühkindlichem Autismus unbeeinträchtigt (Goldstein et al. 2001).

Die Befunde in Bezug auf die **kognitive Verarbeitungsgeschwindigkeit** sind sehr unterschiedlich: So gibt es Hinweise darauf, dass Menschen mit ASS deutliche Defizite bei komplexen Anforderungen zeigen, wohingegen sich bei einfachen Aufgaben keine Defizite ergeben (z. B. Minshew et al. 1995). Andere Arbeitsgruppen zeigen hingegen auch Einschränkungen bei einfacheren Aufgaben, wie beispielsweise dem Symbol-Test aus dem Wechsler-Intelligenz-Test (Lazar et al. 2014; Kanai et al. 2017; Spek et al. 2009). Als Ursache werden Einschränkungen in der Motorik (Kanai et al. 2017) und Koordination diskutiert (z. B. Noterdaeme et al. 2010). Einschränkungen in der Verarbeitungsgeschwindigkeit sind insofern von Bedeutung, als sie mit deutlicheren Einbußen in kommunikativen Fähigkeiten einhergehen (Oliveras-Rentas et al. 2012; Travers et al. 2014) und als Prädiktoren für schulische Leistungen (z. B. Lesen und Schreiben) diskutiert werden (Assouline et al. 2012).

Hinsichtlich der **Lern- und Gedächtnisleistungen** existieren bisher uneinheitliche Befunde. Es gibt Hinweise darauf, dass Menschen mit HFA vor allem im verbalen Gedächtnis Einschränkungen zeigen, während Menschen mit AS insbesondere im visuellen Gedächtnis schlechtere Leistungen erzielen (Klin et al. 1995; Ozonoff et al. 1991). Andere Studien hingegen weisen keinen Unterschied zwischen Menschen mit HFA und solchen mit AS nach (z. B. Williams et al. 2005a, 2005b). Ergebnisse einer umfassenden Studie über verschiedene Leistungen innerhalb der Gruppe von Gedächtnisleistungen zeigen, dass einige Gedächtnisfunktionen wie beispielsweise kurz- und langfristiges Wiedererkennen oder die Lernfähigkeit bei Menschen mit ASS durchaus intakt sind (Bennetto et al. 1996), wohingegen z. B. die Supraspanne und das episodische autobiografische Gedächtnis (Crane und Goddard 2008) eingeschränkt sind. In der Zusammenschau der Ergebnisse stellen die Gedächtnisstörungen bei Autismus kein primäres Defizit dar, sondern hängen damit zusammen, dass Betroffene nicht in der Lage sind, sprachliche und nichtsprachliche Modalitäten für die Kodierung und die Organisation von Gedächtnismaterial zu nutzen.

In Bezug auf die **soziale Kognition** als einem gesonderten Bereich ist die Theory of Mind (ToM) am besten untersucht. Ergebnisse von Untersuchungen zur ToM weisen auf Einschränkungen bei Menschen mit ASS hin (Baron-Cohen und Swettenham 1997). Betroffene haben demzufolge große Schwierigkeiten, sich in andere Menschen hineinzuversetzen, haben wenig oder kein Gespür für die Gefühle anderer und erwecken nicht selten den Eindruck einer Selbstbezogenheit. In Bezug auf mögliche Unterschiede zwischen kognitiver (das Verstehen, was andere denken und fühlen) und emotionaler Empathie (das Mitfühlen mit anderen) existieren widersprüchliche Befunde. In der Mehrheit der Studien ergeben sich Hinweise darauf, dass nur die kognitive Empathie beeinträchtigt ist (Dziobek et al. 2008; Pouw et al. 2013; Rueda et al. 2015). Anderen Studien zufolge zeigen betroffene Patienten in beiden Bereichen Einschränkungen (z. B. Grove et al. 2014), wobei sich die Beeinträchtigungen in der affektiven Empathie ausschließlich auf negative Emotionen beziehen (Mazza et al. 2014).

Literatur

Assouline, S. G., Foley Nicpon, M., & Dockery, L. (2012). Predicting the academic achievement of gifted students with autism spectrum disorder. *The Journal of Autism and Developmental Disorders, 42*(9), 1781–1789. https://doi.org/10.1007/s10803-011-1403-x.

Baron-Cohen, S., & Swettenham, J. (1997). Theory of mind in autism: Its relationship to executive function and central coherence. In D. J. Cohen & F. R. Volkmar (Hrsg.), *Handbook of autism and pervasive developmental disorders* (S. 880–893). New York: Wiley.

Bennetto, L., Pennington, B. F., & Rogers, S. J. (1996). Intact and impaired memory functions in autism. *Child Development, 67*(4), 1816–1835.

Courchesne, E., Townsend, J., Akshoomoff, N. A., Saitoh, O., Yeung-Courchesne, R., Lincoln, A. J., et al. (1994). Impairment in shifting attention in autistic and cerebellar patients. *Behavioral Neuroscience, 108*(5), 848–865.

Crane, L., & Goddard, L. (2008). Episodic and semantic autobiographical memory in adults with autism spectrum disorders. *The Journal of Autism and Developmental Disorders, 38*(3), 498–506. https://doi.org/10.1007/s10803-007-0420-2.

Dilling, H., Mombour, W., & Schmidt, M. H. (Hrsg.). (2014). *Internationale Klassifikation psychischer Störungen: ICD-10 Kapitel V (F). Klinisch-diagnostische Leitlinien* (9. Aufl.). Bern: Huber.

Dziobek, I., Rogers, K., Fleck, S., Bahnemann, M., Heekeren, H. R., WOlf, O. T., et al. (2008). Dissociation of cognitive and emotional empathy in adults with Asperger syndrome using the Multifaceted Empathy Test (MET). *Journal of Autism and Developmental Disorders, 38*, 464–473.

Geurts, H. M., Corbett, B., & Solomon, M. (2009). The paradox of cognitive flexibility in autism. *Trends in Cognitive Sciences, 13*(2), 74–82. https://doi.org/10.1016/j.tics.2008.11.006.

Goldstein, G., Johnson, C. R., & Minshew, N. J. (2001). Attentional processes in autism. *The Journal of Autism and Developmental Disorders, 31*(4), 433–440.

Grove, R., Baillie, A., Allison, C., Baron-Cohen, S., & Hoekstra, R. A. (2014). The latent structure of cognitive and emotional empathy in individuals with autism, first-degree relatives and typical individuals. *Mol Autism, 5*, 42. https://doi.org/10.1186/2040-2392-5-42.

Happe, F., Booth, R., Charlton, R., & Hughes, C. (2006). Executive function deficits in autism spectrum disorders and attention-deficit/hyperactivity disorder: Examining profiles across domains and ages. *Brain and Cognition, 61*(1), 25–39. https://doi.org/10.1016/j.bandc.2006.03.004.

Hill, E. L. (2004). Executive dysfunction in autism. *Trends in Cognitive Sciences, 8*(1), 26–32.

Kanai, C., Hashimoto, R., Itahashi, T., Tani, M., Yamada, T., Ota, H., et al. (2017). Cognitive profiles of adults with high-functioning autism spectrum disorder and those with attention-deficit/hyperactivity disorder based on the WAIS-III. *Research in Developmental Disabilities, 61*, 108–115. https://doi.org/10.1016/j.ridd.2016.12.008.

Klin, A., Volkmar, F. R., Sparrow, S. S., Cicchetti, D. V., & Rourke, B. P. (1995). Validity and neuropsychological characterization of Asperger syndrome: Convergence with nonverbal learning disabilities syndrome. *The Journal of Child Psychology and Psychiatry, 36*(7), 1127–1140.

Lazar, M., Miles, L. M., Babb, J. S., & Donaldson, J. B. (2014). Axonal deficits in young adults with High Functioning Autism and their impact on processing speed. *NeuroImage: Clinical, 4*, 9.

Manjiviona, J., & Prior, M. (1999). Neuropsycholgical profiles of children with Asperger syndrome and autism. *Autism, 3*, 327–356.

Mazza, M., Pino, M. C., Mariano, M., Tempesta, D., Ferrara, M., De Berardis, D., et al. (2014). Affective and cognitive empathy in adolescents with autism spectrum disorder. *Frontiers in Human Neuroscience, 8*, 791. https://doi.org/10.3389/fnhum.2014.00791.

Minshew, N. J., Goldstein, G., & Siegel, D. J. (1995). Speech and language in high-functioning autistic individuals. *Neuropsychology, 9*(2), 255–261. https://doi.org/10.1037/0894-4105.9.2.255.

Minshew, N. J., Meyer, J., & Goldstein, G. (2002). Abstract reasoning in autism: A dissociation between concept formation and concept identification. *Neuropsychology, 16*(3), 327–334.

Norbury, C. F. (2005). The relationship between theory of mind and metaphor: Evidence from children with language impairment and autistic spectrum disorder. *British Journal of Developmental Psychology, 23*, 383–399.

Noterdaeme, M., Wriedt, E., & Hohne, C. (2010). Asperger's syndrome and high-functioning autism: Language, motor and cognitive profiles. *European Child & Adolescent Psychiatry, 19*, 7.

Oliveras-Rentas, R. E., Kenworthy, L., Roberson Iii, R. B., Martin, A., & Wallace, G. L. (2012). WISC-IV profile in high-functioning autism spectrum disorders: Impaired processing speed is associated with increased autism communication symptoms and decreased adaptive communication abilities. *The Journal of Autism and Developmental Disorders, 42*, 10.

Ozonoff, S., Pennington, B. F., & Rogers, S. J. (1991). Executive function deficits in high-functioning autistic individuals: Relationship to theory of mind. *The Journal of Child Psychology and Psychiatry, 32*(7), 1081–1105.

Pellicano, E. (2012). The development of executive function in autism. *Autism Research and Treatment, 2012*, 146132. https://doi.org/10.1155/2012/146132.

Pouw, L. B., Rieffe, C., Oosterveld, P., Huskens, B., & Stockmann, L. (2013). Reactive/proactive aggression and affective/cognitive empathy in children with ASD. *Research in Developmental Disabilities, 34*(4), 1256–1266. https://doi.org/10.1016/j.ridd.2012.12.022.

Prior, M., & Ozonoff, S. (1998). Psychological factors in autism. In F. Volkmar (Hrsg.), *Autism and pervasive developmental disorders*. Cambridge: Cambridge University Press.

Remschmidt, H., & Hebebrand, J. (2001). Das Asperger Syndrom. Eine aktuelle Übersicht. *Zeitschrift für Kinder- und Jugendpsychiatrie und Psychotherapie, 29*, 59–69.

Remschmidt, H., & Kamp-Becker, I. (2007). Das Asperger-Syndrom – Eine Autismus-Spektrum-Störung. *Deutsches Arzteblatt International, 104*(13), A-873.

Remschmidt, H., Schulte-Körne, G., & Kamp-Becker, I. (2010). Neuropsychologie tiefgreifender Entwicklungsstörungen. In S. Lautenbacher & S. Gauggel (Hrsg.), *Neuropsychologie psychischer Störungen* (S. 399–429). Heidelberg: Springer.

Rueda, P., Fernández-Berrocal, P., & Baron-Cohen, S. (2015). Dissociation between cognitive and affective empathy in youth with Asperger Syndrome. *European Journal of Developmental Psychology, 12*(1), 85–98.

Rundblad, G., & Annaz, D. (2010). The atypical development of metaphor and metonymy comprehension in children with autism. *Autism, 14*(1), 29–46. https://doi.org/10.1177/1362361309340667.

Russo, N., Flanagan, T., Iarocci, G., Berringer, D., Zelazo, P. D., & Burack, J. A. (2007). Deconstructing executive deficits among persons with autism: Implications for cognitive neuroscience. *Brain and Cognition, 65*(1), 77–86. https://doi.org/10.1016/j.bandc.2006.04.007.

Spek, A., Schatorjé, T., Scholte, E., & van Berckelaer-Onnes, I. (2009). Verbal fluency in adults with high functioning autism or Asperger syndrome. *Neuropsychologia, 47*, 5.

Steele, S. D., Minshew, N. J., Luna, B., & Sweeney, J. A. (2007). Spatial working memory deficits in autism. *The Journal of Autism and Developmental Disorders, 37*(4), 605–612. https://doi.org/10.1007/s10803-006-0202-2.

Travers, B. G., Bigler, E. D., Tromp do, P. M., Adluru, N., Froehlich, A. L., Ennis, C., et al. (2014). Longitudinal processing speed impairments in males with autism and the effects of white matter microstructure. *Neuropsychologia, 53*, 137–145. https://doi.org/10.1016/j.neuropsychologia.2013.11.008.

Williams, D. L., Goldstein, G., Carpenter, P. A., & Minshew, N. J. (2005a). Verbal and spatial working memory in autism. *The Journal of Autism and Developmental Disorders, 35*(6), 747–756. https://doi.org/10.1007/s10803-005-0021-x.

Williams, D. L., Goldstein, G., & Minshew, N. J. (2005b). Impaired memory for faces and social scenes in autism: Clinical implications of memory dysfunction. *Archieves of Clinical Neuropsychology, 20*(1), 1–15. https://doi.org/10.1016/j.acn.2002.08.001.

6

Kognitives Training

Inhaltsverzeichnis

Allgemeine Einführung

Katlehn Baum, Ute Pfüller, Dagmar Richter, Johanna Kienzle und Daniela Roesch-Ely

Literatur – 55

© Springer-Verlag GmbH Deutschland, ein Teil von Springer Nature 2019
D. Roesch-Ely, K. Baum (Hrsg.), *Kognitives Training bei psychiatrischen Erkrankungen*,
Psychotherapie: Manuale, https://doi.org/10.1007/978-3-662-58182-7_7

Ziel des Trainings kognitiver Funktionen ist eine langfristige Verbesserung der andauernden Defizite. Aus dem englischen Sprachraum kommend, hat sich hierbei der Begriff der „kognitiven Remediation" etabliert, welcher psychologische Ansätze zur Therapie kognitiver Beeinträchtigungen zusammenfasst. Er steht für Interventionen, die sowohl die **Funktionswiederherstellung** (Restitution) als auch die **Kompensation** von Funktionsdefiziten anstreben (Pfueller et al. 2010).

Die Übungen beinhalten dabei ein repetitives Training kognitiver Leistungen am Computer oder mittels Papier-Bleistift-Aufgaben (= **massiertes Üben**) zusammen mit **Strategietraining** (McGurk et al. 2009). Strategietraining umfasst Techniken wie Selbstverbalisation, Informationsstrukturierung (z. B. Methode des fehlerfreien Lernens und Scaffolding Method) oder einen expliziten Transfer des Geübten in den Alltag (Pfueller et al. 2010). Sowohl die wissenschaftliche Evidenz (Lee et al. 2013; McGurk et al. 2007; Wykes et al. 2011) als auch die praktischen Erfahrungen der Autoren zeigen, dass ein kognitives Training für psychiatrisch erkrankte Menschen, welches Methoden des massierten Übens mit Strategievermittlung beinhaltet, die Kognition und die Alltagsfunktionalität am ehesten verbessert. Das Training kann einzeln, aber auch in der Gruppe stattfinden. Das Gruppensetting bietet den Vorteil, dass die Teilnehmer sich insbesondere während des Transferteils über die eigenen Erfahrungen austauschen können und so die Motivation steigt, neu Erlerntes im Alltag auszuprobieren. Der Großteil der Studien, die die Wirksamkeit von kognitiven Trainings überprüften, fand im Gruppensetting statt.

Neben dem Training kognitiver Funktionen, auf welche sich unser Leitfaden fokussiert, sollte darüber hinaus ein **Training sozialer Kognition und Fertigkeiten** bei Patienten mit psychiatrischen Störungen (bis jetzt insbesondere wissenschaftlich belegt im Bereich Schizophrenie, ▶ Kap. 2) Anwendung finden, da dieses einen zusätzlichen Beitrag für die Alltagsfunktionalität bedeutet.

Im Rahmen von kognitiven Trainings wird zwischen **unmittelbaren** und **mittelbaren Therapiezielen** unterschieden (Bender und Dittmann-Balcar 2008). Unmittelbar bezieht sich auf die Verbesserung der kognitiven Leistungen. Mittelbar hingegen meint, dass die Patienten durch eine Verbesserung der Kognition überhaupt erst in die Lage versetzt werden, von anderen Therapieformen wie beispielsweise Psychoedukation zu profitieren. Insofern ist das kognitive Training ein wichtiger Bestandteil der Basistherapie (Bender und Dittmann-Balcar 2008). Alle therapeutischen Ansätze zur Verbesserung der kognitiven Leistung zielen auf die **Verbesserung der Kognition** (Transfer 1. Ordnung), vor allem aber auch auf die **Verbesserung der sozialen und beruflichen Funktionsfähigkeit** (Transfer 2. Ordnung). Die meisten Evidenzstudien beziehen sich jedoch in erster Linie auf den Transfer 1. Ordnung – die kognitive Leistungsfähigkeit wird vor und nach dem Training operationalisiert, sodass sich ein vermeintlicher Trainingserfolg in Verbesserungen der Testergebnisse im Vergleich zu einer Kontrollgruppe abbildet. Zum Transfer 2. Ordnung gibt es bisher nur wenige Untersuchungen, was u. a. darauf zurückzuführen ist, dass solche Variablen (z. B. Bestehen eines Arbeitsverhältnisses) nur bedingt kontrollierbar sind.

Aktuelle Metaanalysen bei Schizophrenie-Patienten zeigen, dass die Teilnahme an einem kognitiven Training mit Verbesserungen der kognitiven Leistungsfähigkeit einhergeht (McGurk et al. 2007; Medalia und Saperstein 2013; Wykes et al. 2011). Darüber hinaus ergeben sich Verbesserungen im psychosozialen Funktionsniveau und in krankheitsbedingten Symptomen, wenn ein kognitives Training mit anderen therapeutischen und strategischen Inhalten kombiniert wird (Paquin et al. 2014; Reddy et al. 2014; Wykes et al. 2011). In Bezug auf das psychosoziale Funktionsniveau zeigt sich, dass die Patienten, die an einem kognitiven Training teilnehmen, eher einer Arbeit nachgehen (McGurk et al. 2005) sowie Veränderungen in interpersonellen Beziehungen (Hogarty et al. 2004) und der Problemlösefähigkeit zeigen. Dies ist umso bedeutsamer, als das Ziel eines Trainings in einem besseren Funktionieren im Alltag besteht (Wykes und Reeder 2005). Eine Studie von Medalia und Richardson untersucht zudem die Bedeutsamkeit verschiedener Faktoren (Patientenvariablen, Krankheitsfaktoren sowie Faktoren, die das Training betreffen). Die Ergebnisse verdeutlichen, dass vor allem die Motivation der Patienten, die regelmäßige Teilnahme am kognitiven Training sowie die Intensität eines solchen Trainings relevante Faktoren sind (Medalia und Richardson 2005).

Da bisher zwar die Wirksamkeit von Trainings belegt ist, jedoch unklar bleibt, welche Inhalte genau zu Verbesserungen führen, wurden in den letzten Jahren beispielsweise verschiedene Trainingsinhalte gegeneinander verglichen (Medalia et al. 2000, 2001; Rodewald et al. 2011). Auch wird die Frage diskutiert, ob ein individualisiertes (am Profil des Patienten orientiertes) Training wirksamer ist als ein generalisiertes.

Ein anderer Ansatz, besonders wenn kognitive Verzerrungen korrigiert werden sollen, ist das **Metakognitive Training** (MKT) von Moritz und Kollegen (Moritz et al. 2010). Es wird sowohl in der Gruppe als auch als individuelles Training (MKT+) (Moritz 2011) angeboten und kann als Ergänzung zu einem kognitiven Training genutzt werden. Auf diesem Weg kann der Verlauf der Erkrankung in Bezug auf die Positivsymptomatik (z. B. Wahn) und Lebensqualität beeinflusst werden (Moritz et al. 2014).

Literatur

Bender, S., & Dittmann-Balcar, A. (2008). Kognitives Training bei Schizophrenie. In T. Kircher & S. Gauggel (Hrsg.), *Neuropsychologie der Schizophrenie* (S. 589–598). Heidelberg: Springer.

Hogarty, G. E., Flesher, S., Ulrich, R., Carter, M., Greenwald, D., Pogue-Geile, M., et al. (2004). Cognitive enhancement therapy for schizophrenia: Effects of a 2-year randomized trial on cognition and behavior. *Archives of General Psychiatry, 61*(9), 866–876. https://doi.org/10.1001/archpsyc.61.9.866.

Lee, R. S., Redoblado-Hodge, M. A., Naismith, S. L., Hermens, D. F., Porter, M. A., & Hickie, I. B. (2013). Cognitive remediation improves memory and psychosocial functioning in first-episode psychiatric out-patients. *Psychological Medicine, 43*(6), 1161–1173. https://doi.org/10.1017/s0033291712002127.

McGurk, S. R., Mueser, K. T., & Pascaris, A. (2005). Cognitive training and supported employment for persons with severe mental illness: One-year results from a randomized controlled trial. *Schizophrenia Bulletin, 31*(4), 898–909.

McGurk, S. R., Twamley, E. W., Sitzer, D. I., McHugo, G. J., & Mueser, K. T. (2007). A meta-analysis of cognitive remediation in schizophrenia. *The American Journal of Psychiatry, 164*(12), 1791–1802.

McGurk, S. R., Mueser, K. T., DeRosa, T. J., & Wolfe, R. (2009). Work, recovery, and comorbidity in schizophrenia: A randomized controlled trial of cognitive remediation. *Schizophrenia Bulletin, 35*(2), 319–335.

Medalia, A., & Richardson, R. (2005). What predicts a good response to cognitive remediation interventions? *Schizophrenia Bulletin, 31*(4), 942–953. https://doi.org/10.1093/schbul/sbi045.

Medalia, A., & Saperstein, A. M. (2013). Does cognitive remediation for schizophrenia improve functional outcomes? *Current opinion in Psychiatry, 26*(2), 151–157. https://doi.org/10.1097/YCO.0b013e32835dcbd4.

Medalia, A., Revheim, N., & Casey, M. (2000). Remediation of memory disorders in schizophrenia. *Psychological Medicine, 30*(6), 1451–1459.

Medalia, A., Revheim, N., & Casey, M. (2001). The remediation of problem-solving skills in schizophrenia. *Schizophrenia Bulletin, 27*(2), 259–267.

Moritz, S. (2011). *MKT+: Individualisiertes metakognitives Therapieprogramm für Menschen mit Psychose.* Heidelberg: Springer.

Moritz, S., Woodward, T. S., & Metacognition Study Group. (2010). *Metacognitive Training for Schizophrenia (MCT). Manual* (4. Aufl.). Hamburg: VanHam Campus.

Moritz, S., Veckenstedt, R., Andreou, C., Bohn, F., Hottenrott, B., Leighton, L., et al. (2014). Sustained and „sleeper" effects of group metacognitive training for schizophrenia: A randomized clinical trial. *JAMA psychiatry, 71*(10), 1103–1111.

Paquin, K., Wilson, A. L., Cellard, C., Lecomte, T., & Potvin, S. (2014). A systematic review on improving cognition in schizophrenia: Which is the more commonly used type of training, practice or strategy learning? *BMC Psychiatry, 14*, 139. https://doi.org/10.1186/1471–244X-14–139.

Pfueller, U., Roesch-Ely, D., Mundt, C., & Weisbrod, M. (2010). Behandlung kognitiver Defizite bei Schizophrenie: Teil I: Diagnostik und psychologische Verfahren. *Der Nervenarzt, 81*(5), 556–563. https://doi.org/10.1007/s00115–009–2923-x.

Reddy, L. F., Horan, W. P., Jashan, C., & Green, M. F. (2014). Cognitive remediation for schizophrenia: A review of recent findings. *Current Treatment Options in Psychiatry, 1*, 121–133.

Rodewald, K., Rentrop, M., Holt, D. V., Roesch-Ely, D., Backenstrass, M., Funke, J., et al. (2011). Planning and problem-solving training for patients with schizophrenia: A randomized controlled trial. *BMC Psychiatry, 11*, 73. https://doi.org/10.1186/1471-244X-11-73.

Wykes, T., & Reeder, C. (2005). *Cognitive remediation therapy for schizophrenia: Theory and practice.* London: Routledge.

Wykes, T., Huddy, V., Cellard, C., McGurk, S. R., & Czobor, P. (2011). A meta-analysis of cognitive remediation for schizophrenia: Methodology and effect sizes. *The American Journal of Psychiatry, 168*(5), 472–485. https://doi.org/10.1176/appi.ajp.2010.10060855.

7

Planung des kognitiven Trainings anhand der testpsychologischen Vorbefunde

Katlehn Baum, Dagmar Richter, Ute Pfüller und Daniela Roesch-Ely

© Springer-Verlag GmbH Deutschland, ein Teil von Springer Nature 2019
D. Roesch-Ely, K. Baum (Hrsg.), *Kognitives Training bei psychiatrischen Erkrankungen*,
Psychotherapie: Manuale, https://doi.org/10.1007/978-3-662-58182-7_8

8.1 Neuropsychologische Diagnostik zur Objektivierung subjektiver kognitiver Defizite

Der erste Schritt in der Planung eines kognitiven Trainings ist die Objektivierung subjektiver kognitiver Defizite anhand einer neuropsychologischen Testbatterie. Diese sollte umfassend sein, kognitive Defizite sicher erfassen, deren Verlauf abbilden und zugleich einfach einsetzbar sein. Zudem sollte sie durch die Erfassung subjektiv erlebter kognitiver Defizite und durch die Beobachtung von Fähigkeiten, die mit der Alltagsfunktionalität korreliert sind, ergänzt werden.

Es bestehen grundsätzliche Probleme neuropsychologischer Diagnostik, die immer mitbedacht werden müssen bei der Planung, Durchführung und Auswertung einer Testung. So wirken sich Motivation und Emotionen erheblich auf die Testergebnisse aus. Für eine adäquate Beurteilung der kognitiven Leistung bzw. eventuell vorgefallener Leistungseinbußen müssen außerdem der familiäre und sozioökonomische Hintergrund sowie die Bildung der Person miteinbezogen werden. Problematisch ist weiterhin, dass die Testaufgaben in der Regel komplex sind, d. h. zur Bearbeitung muss eine Interaktion mehrerer kognitiver Funktionen stattfinden. Andererseits sind die Aufgaben oft nicht komplex genug, um alltagsnahe Prozesse valide zu erfassen. Für valide Tests besteht nicht immer eine Normierung, und normierte Tests wiederum sind nicht automatisch valide oder bilden die relevanten Funktionen nicht ausreichend ab. Interview-basierte Skalen zur Erfassung subjektiv empfundener kognitiver Defizite sind bei manchen Erkrankungen nicht reliabel (Schizophrenie mit „poor insight") und korrelieren wenig mit den Ergebnissen einer formalen neuropsychologischen Testung. Die Reliabilität dieser Skalen lässt sich jedoch beispielsweise durch das Einbeziehen von Betreuern oder Familienangehörigen erhöhen (Pfueller et al. 2010). Auch bei Menschen mit Depressionen beispielsweise kommt es zu Abweichungen in der Selbst- und Fremdbeurteilung, allerdings in die umgekehrte Richtung: Vor dem Hintergrund des negativen Denkstils beurteilen Betroffene ihre Leistungsfähigkeit i. d. R. deutlich schlechter, während sich gleichzeitig keinerlei kognitive Einschränkungen abbilden lassen – in solchen Fällen sollte ebenfalls abgewogen werden, inwieweit fremdanamnestische Informationen einbezogen werden.

8.2 Interpretation des neuropsychologischen Profils

Trotz dieser beschriebenen Problematik ist ein aktuelles neuropsychologisches Profil für die Planung der Behandlung kognitiver Einschränkungen unabdingbar. Die testpsychologischen Befunde werden mit dem verbalen prämorbiden IQ (z. B. Mehrfachwahl-Wortschatz-Intelligenztest; Lehrl 2005), dem Bildungsniveau und der aktuellen Symptomatik sowie Medikation in Beziehung gesetzt. Ist die psychische Symptomatik zum Zeitpunkt der Testung zu gravierend, sollte diese zunächst (medikamentös und/oder psychotherapeutisch) behandelt werden und eine Testung erst nach ausreichender Stabilisierung erfolgen. Auch sollten die kognitiv beeinträchtigenden Medikamente, falls klinisch vertretbar, reduziert oder abgesetzt werden (Roesch-Ely et al. 2010; Rehse et al. 2016). Wenn sich nach der Betrachtung der Psychopathologie und der Anpassung der

Medikation im neuropsychologischen Profil und/oder bei einem vorhandenen subjektiven Leidensdruck in der Alltagsfunktionalität Defizite zeigen, ist ein individuelles kognitives Training sinnvoll. Früher vertraten wir die Meinung, dass nur bei objektivierbaren neuropsychologischen Defiziten ein Training indiziert ist. Mittlerweile haben wir die Erfahrung gemacht, dass auch Patienten mit rein subjektiven kognitiven Leiden und Alltagsfunktionalitätseinschränkungen bei ausreichender leitliniengerechter Therapie der Grunderkrankung (Psychotherapie und Pharmakotherapie) von einem kognitiven Training profitieren können. Dies ist vor dem Hintergrund zu verstehen, dass ein erkrankungsbedingter kognitiver Abbau durch die aktuellen Tests nicht in jedem Fall sicher erfasst werden kann (ökologische Validität) – vor allem dann, wenn keine prämorbiden Testungsergebnisse vorliegen. Denn es ist vorstellbar, dass eine Person mit prämorbiden überdurchschnittlichen Testergebnissen mit dem Auftreten der psychiatrischen Erkrankung „nur" noch durchschnittliche Werte erreicht. Dies wäre nach dem alten Verständnis keine Indikation für ein kognitives Training, da die Testergebnisse immer noch im Normbereich liegen. De facto läge aber in diesem Fall aus unserer heutigen Sicht ebenfalls eine behandlungsbedürftige kognitive Beeinträchtigung vor, wenn sie zu einem subjektiven Leidensdruck und/oder zu einer Leistungsminderung z. B. im Berufsalltag führt.

Bei der Interpretation von Testergebnissen ist weiterhin zu beachten, dass auf Grund der Heterogenität der Leistungsprofile aktuell keine Differenzialdiagnose psychiatrischer Störungsbilder möglich ist. Mittels einer neuropsychologischen Diagnostik kann jedoch – mit all den oben genannten Schwierigkeiten – die kognitive Leistungsfähigkeit differenziert abgebildet werden, woraus sich entscheidende Konsequenzen für die Therapie und Planung von Rehabilitationsmaßnahmen ergeben können.

8.3 Aufgabeninhalte der neuropsychologischen Untersuchung

Wir empfehlen, eine neuropsychologische Testbatterie zusammenzustellen, die die Domänen Lernen und Gedächtnis, Aufmerksamkeit und Konzentration, Exekutivfunktionen und Informationsverarbeitungsgeschwindigkeit beinhaltet. Der Arbeitskreis Neuropsychologie in der Psychiatrie der Gesellschaft für Neuropsychologie (GNP; im Internet: ► www.gnp.de) gibt eine Empfehlung aus. Eine von unserer Arbeitsgruppe mitentwickelte computerisierte Batterie, die auf der Empfehlung des Arbeitskreises basiert (Cognitive Basic Assessment Test, COGBAT; Firma Schuhfried GmbH, Österreich), dient der ersten Orientierung bei der Erfassung kognitiver Defizite in den Bereichen Aufmerksamkeit, Gedächtnis und Exekutivfunktionen (◘ Abb. 8.1). Die Untersuchungszeit beträgt ca. 60 min, die Auswertung ist vollautomatisiert. Neben der dimensionsspezifischen Auswertung steht auch die Möglichkeit zur Verfügung, den COGBAT-Index berechnen zu lassen, der auf einen Blick Informationen über den Grad der allgemeinen kognitiven Beeinträchtigung bietet. Die Batterie wurde komplett normiert und die Vorgabe des Test-Sets ist ab einem Alter von 16 Jahren möglich. Auch spezifische Batterien zur Erfassung kognitiver Defizite bei Patienten mit psychotischen Symptomen oder ADHS wurden veröffentlicht (CFSD bzw. CFADHD, Firma Schuhfried GmbH, Österreich).

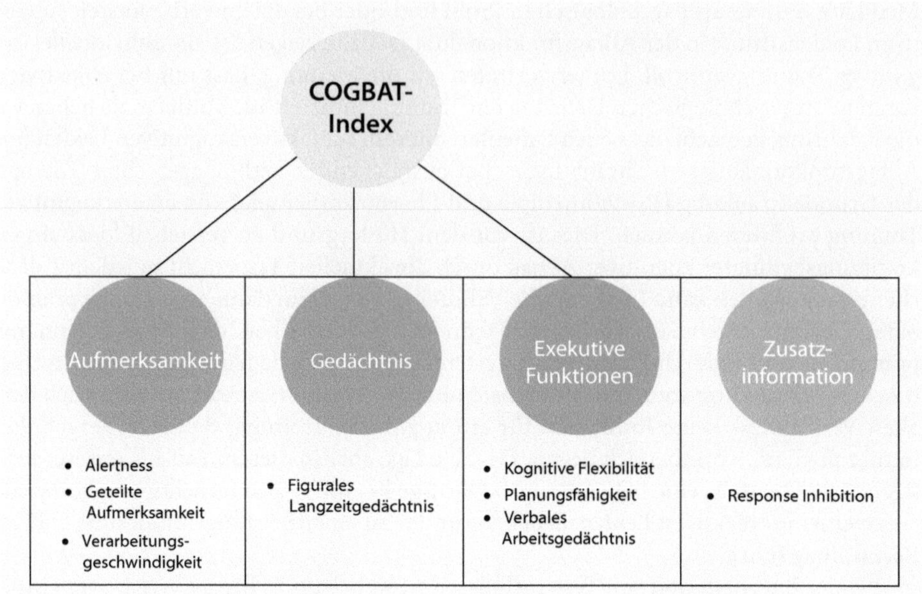

◘ Abb. 8.1   COGBAT in der Adaption nach Aschenbrenner et al. (2012)

Es können auch andere, schon länger etablierte Tests herangezogen werden, z. B.

- Untertests der TAP-Batterie (Testbatterie zur Aufmerksamkeitsprüfung; Zimmermann und Fimm 2014),
- Tests zum verbalen Gedächtnis, z. B. der CVLT (California Verbal Learning Test; Niemann et al. 2008),
- weitere Papier-und-Bleistift-Tests wie der Aufmerksamkeitsbelastungstest D2 (Brickenkamp et al. 2010) oder
- der Regensburger Wortflüssigkeitstest (RWT; Aschenbrenner et al. 2000).

Neben der direkten Befragung über subjektive kognitive Dysfunktionen kann eine standardisierte Erfassung hilfreich sein. Ein Fragebogen dazu ist der FLEI-Fragebogen zur geistigen Leistungsfähigkeit (T. Beblo, M. Kunz, S. Lautenbacher, A. Albert, S. Aschenbrenner, © SCHUHFRIED GmbH). Der Fragebogen umfasst 35 Aussagen in den Bereichen Gedächtnis, Aufmerksamkeit und Exekutivfunktionen. Die Antworteingabe erfolgt über eine fünfstufige Ratingskala. Der FLEI ist auch Teil der COGBAT-Batterie.

8.4 Planung des kognitiven Trainings

Für die Planung eines kognitiven Trainings anhand des neuropsychologischen Profils sind folgende Punkte relevant:

- Wie schwer sind die Beeinträchtigungen? (Orientierung an einem Prozentrang <16, der die Grenze zwischen Normbereich und unterdurchschnittlicher Leistungen markiert)

- Wo liegen (relative) Stärken? (Wichtig für die Beurteilung der kognitiven Ressourcen bzw. Kompensationsmöglichkeiten)
- Lassen sich aus den gefundenen Defiziten sinnvolle Teilbereiche herausarbeiten, die trainiert werden können, oder ist ein globales Training sinnvoller?
- Bei psychiatrischen Patienten mit hohem subjektiven Leidensdruck, jedoch ohne objektivierbare neuropsychologische Defizite muss die Indikation für ein Training individuell abgewogen werden, besonders in Hinsicht auf die Alltagsfunktionalität und die kompensatorische Strategievermittlung. Nicht zu vergessen ist die Überprüfung, ob eine leitliniengerechte Therapie der Grunderkrankung vorliegt, besonders einer Psychotherapie.
- Bei psychiatrischen Patienten *ohne* subjektiven kognitiven Leidensdruck, jedoch mit objektivierbaren neuropsychologischen Defiziten („poor insight", aber Alltagsfunktionalitätsdefizite, die fremdanamnestisch berichtet oder durch den Therapeuten beobachtet werden) sollte das Training im Rahmen einer psychoedukativen Aufklärung angeboten werden. Kritisch zu bemerken ist die wahrscheinlich niedrige Motivation und dadurch eventuell negative Einflüsse auf den Trainingserfolg.

Literatur

Aschenbrenner, S., Tucha, O., & Lange, K. W. (2000). *Regensburger Wortflüssigkeits-Test: RWT*. Göttingen/Bern/Toronto/Seattle: Hogrefe.

Aschenbrenner, S., Kaiser, S., Pfüller, U., Roesch-Ely, D., & Weisbrod, M. (2012). *Manual Kognitive Basistestung*. Mödling: Schuhfried GmbH.

Brickenkamp, R., Schmidt-Atzert, L., & Liepmann, D. (2010). *Test d2-Revision: d2-R; Aufmerksamkeits- und Konzentrationstest*. Göttingen/Bern/Wien: Hogrefe.

Lehrl, S. (2005). *Mehrfachwahl-Wortschatz-Intelligenztest: MWT-B* (5. Aufl.). Balingen: Spitta.

Niemann, H., Sturm, W., Thöne-Otto, A. I. T., & Willmes, K. (Hrsg.). (2008). *California verbal learning test: (CVLT)* (Dt. Adaptation). Frankfurt a. M.: Pearson.

Pfueller, U., Roesch-Ely, D., Mundt, C., & Weisbrod, M. (2010). Behandlung kognitiver Defizite bei Schizophrenie: Teil I: Diagnostik und psychologische Verfahren. *Der Nervenarzt, 81*(5), 556–563. https://doi.org/10.1007/s00115-009-2923-x.

Rehse, M., Bartolovic, M., Baum, K., Richter, D., Weisbrod, M., & Roesch-Ely, D. (2016). Influence of antipsychotic and anticholinergic loads on cognitive functions in patients with schizophrenia. *Schizophr Res Treatment, 2016*, 8213165. https://doi.org/10.1155/2016/8213165.

Roesch-Ely, D., Pfueller, U., Mundt, C., Müller, U., & Weisbrod, M. (2010). Behandlung kognitiver Defizite bei Schizophrenie: Teil II: Pharmakologische Strategien. *Der Nervenarzt, 81*(5), 564–576. https://doi.org/10.1007/s00115-009-2919-6.

Zimmermann, P., & Fimm, B. (2014). *Testbatterie zur Aufmerksamkeitsprüfung (TAP)*. Version 2.3. Herzogenrath: PSYTEST.

Struktur des kognitiven Trainings

*Katlehn Baum, Dagmar Richter, Ute Pfüller
und Daniela Roesch-Ely*

© Springer-Verlag GmbH Deutschland, ein Teil von Springer Nature 2019
D. Roesch-Ely, K. Baum (Hrsg.), *Kognitives Training bei psychiatrischen Erkrankungen*,
Psychotherapie: Manuale, https://doi.org/10.1007/978-3-662-58182-7_9

- **Vorgespräch mit dem Patienten und Zielklärung**

Welche Teilbereiche können im Sinne einer Restitution direkt trainiert werden, wo sind eher Kompensationsstrategien angezeigt?

- Rückmeldung der testpsychologischen Befunde.
- Decken sich die objektivierten Befunde mit der Selbstwahrnehmung des Patienten?
- Welche Probleme sind im Alltag besonders belastend für den Patienten?
- Welche Ressourcen bringt der Patient mit?
- Ziele des Trainings festlegen (SMART-Modell beachten, ◘ Abb. 9.1)
- Woran würde der Patient im Alltag merken, dass ein Training erfolgreich war (Transfer)?

In unserem Arbeitsmaterial im Anhang findet sich ein Formblatt zur Planung des kognitiven Trainings (Abb. A.1 im Anhang). Auf diesem Blatt können Stärken und Schwächen der Person in den verschiedenen Bereichen (kognitive Faktoren, Verhaltensbeobachtungen, nichtkognitive Faktoren, Kompensationsstrategien) notiert und als Grundlage der gemeinsamen Zielklärung des kognitiven Trainings verwendet werden.

- **Erste Sitzung**

- Thema der aktuellen Stunde erarbeiten
- Inhaltliche Arbeit am Thema: Wo liegen Probleme im Alltag? Welche Strategien wurden schon ausprobiert? Welche davon haben sich als erfolgreich und welche eher als dysfunktional herausgestellt?
- Übungsphase (PC oder auf Papier-Bleistift-Basis)
- Zusammenfassung der aktuellen Stunde und Überlegungen zur individuellen Transfergestaltung
- Hausaufgaben
- Erfassung der Motivation (z. B. mithilfe einer visuellen Analogskala)
- Dokumentation des Trainingsverlaufs

Spezifisch:	Ziele müssen eindeutig definiert sein
Messbar:	Ziele müssen messbar sein
Angemessen:	Ziele müssen verhältnismäßig zum Aufwand sein
Realistisch:	Ziele müssen erreichbar sein
Terminiert:	Zu jedem Ziel gehört eine klare Terminvorgabe

◘ **Abb. 9.1**   SMART-Modell

- **Ab der zweiten Sitzung**

(in der Regel 8–16 Sitzungen, individuell anpassen)
- Besprechung der Hausaufgabe der vorherigen Sitzung
- Weiterer Ablauf vgl. erste Sitzung

- **Vorletzte Sitzung**
- Neuropsychologische Re-Untersuchung

- **Letzte Sitzung**
- Nachbesprechung der neuropsychologischen Re-Untersuchung
- Reflexion objektiver und subjektiver Veränderungen über den Trainingsverlauf
- Transfer
- Evaluation, ggf. konstruktive Rückmeldung an die Testleitung
- Gegebenenfalls Vereinbarung eines Follow-Up-Termins zur Prüfung der Transferleistung

- **Dokumentation**

Nach jeder Trainingseinheit sollte ein kurzer Bericht über den Verlauf der Sitzung verfasst werden. Dieser sollte den Ablauf der Sitzung und Auffälligkeiten (z. B. Stimmung und Verfassung des Patienten, besondere Beobachtungen) beinhalten. Zudem wird nach Beenden des kognitiven Trainings ein Abschlussbericht empfohlen. Dieser kann gegebenenfalls Testergebnisse, Trainingsfortschritte (subjektiv empfunden, objektiv festgestellt) und Empfehlungen enthalten.

In Sektion III, ▶ Kap. 16, 17, 18, 19 und 20, finden sich ausführliche Fallbeispiele von durch unsere Arbeitsgruppe durchgeführten kognitiven Trainings bei verschiedenen psychiatrischen Störungsbilder, inklusive Tabellen mit neuropsychologischen Profilen vor und – sofern eine Re-Testung stattfinden konnte – nach dem Training.

Arten des kognitiven Trainings

Katlehn Baum, Dagmar Richter, Ute Pfüller und Daniela Roesch-Ely

Wie bereits im Einleitungskapitel über kognitives Training (▶ Kap. 7) erwähnt, gibt es zwei unterschiedliche Trainingsmittel: zum einen PC- oder Smartphone-/Tablet-basierte Trainings, zum anderen Trainings auf Papier- und Bleistiftbasis. In Abhängigkeit von der Verfügbarkeit der Materialien und des Settings ist auch eine Kombination der verschiedenen Trainingsmittel vorstellbar.

10.1 Computergestütztes kognitives Training

Der PC nimmt in computerbasierten Trainings die Rolle eines Hilfsmittels ein, mit dem bestimmte neuropsychologische Funktionsbereiche trainiert werden können. Entsprechend sollte dem PC dieselbe Bedeutung wie Papier- und Bleistiftverfahren zugesprochen werden. Der Vorteil von computerbasierten Trainings ist die Bereitstellung einer großen Vielfalt von Übungsvorlagen und die zuverlässige Registrierung von Übungsabläufen. Die hohe Durchführungsreliabilität ermöglicht außerdem, das Training gegebenenfalls zu Hause weiterzuführen (für einige Programme existieren Versionen für den Privatgebrauch zu Hause) (Ventura et al. 2013). Trainingsprogramme am PC sind zudem häufig sehr ansprechend und alltagsnah aufbereitet. Um mit Trainingsprogrammen am PC arbeiten zu können, ist allerdings eine gewisse Vertrautheit im Umgang mit Computern Voraussetzung.

Eigene Erfahrungen aus unserer Spezialambulanz (PAKT) und im SRH Klinikum Karlsbad-Langensteinbach zeigen, dass die unten genannten Programme auch für psychiatrische Patienten gut geeignet sind (z. B. bei Erkrankungen aus dem schizophrenen Formenkreis und affektive Störungen).

- **CogPack® (Marker Software; ▶ www.cogpack.de)**
Enthält 64 Test- und Übungsprogramme mit insgesamt 620 Aufgabenvarianten (in der Professional Version für Kliniken und Praxen) in unterschiedlichen Schwierigkeitsgraden zum Training der Bereiche Visuomotorik, Auffassung, Reaktion, Vigilanz, Merkfähigkeit sowie sprachliche, intellektuelle und berufsnahe Fähigkeiten und Sachwissen. Die trainierten Bereiche sind alltags- und berufsnah gestaltet.
  - Geeignet für: klinische Intervention bei Patienten mit Konzentrations-, Leistungs- und Motivationsstörungen (z. B. Psychosen, hirnorganisches Syndrom), rehabilitative Maßnahmen (z. B. berufsvorbereitend).
  - Es stehen zwei Versionen zur Verfügung: Professional Version für Klinik und Praxis und Home Version für häusliches Training.
  - Wissenschaftlich evaluiert bei schizophrenen Störungen (z. B. Scheu et al. 2013; Sartory et al. 2005).

- **Fresh Minder® (Freshminder Vertrieb; ▶ www.freshminder.de)**
Enthält 14 Module primär zur Steigerung der Gedächtnis- und Konzentrationsfähigkeit. Abhängig von der jeweiligen Version werden in den einzelnen Übungen zusätzlich die folgenden kognitiven Fähigkeiten trainiert: akustische Wahrnehmung, Arbeitsgedächtnis, Daueraufmerksamkeit, Gedächtnis, geteilte Aufmerksamkeit, logisches Denken, räumliches Vorstellungsvermögen, Rechnen, selektive Aufmerksamkeit, Verarbeitungsgeschwindigkeit, Vigilanz, visuelle Raumoperationen, visuelle Wahrnehmung,

visuokonstruktive Fähigkeiten, Visuomotorik, Wortspeicher/Wortfindung, Impulskontrolle, Neglekt/Gesichtsfeldtraining, Perspektivenwechsel und Reaktionsfähigkeit. Der Schwierigkeitsgrad der einzelnen Übungen passt sich automatisch an die individuellen Leistungen an. Zusätzlich verändert sich die Aufgabenstellung immer wieder durch eine eingebaute Zufallskomponente.

- Geeignet für: Kinder, Jugendliche und Erwachsene zur Steigerung der Konzentrationsfähigkeit (z. B. Einsatz bei Konzentrationsstörungen, zur Vorbeugung von Demenz, in der Rehabilitation von Schlaganfällen, Aphasien, Schädel-Hirn-Trauma).
- Es stehen drei Versionen zur Verfügung: „Fresh Minder 2" mit den Übungen 1–14 für die Therapie und zuhause, „Fresh Minder 3 Home" mit den Übungen 15–28 für zuhause und „Fresh Minder 3 Pro" mit den Übungen 15–28 für die Therapie in der Klinik.

Mittlerweile stehen 5 Aufgaben auch zum Herunterladen (kostenpflichtig) für Smartphones und Tablets zur Verfügung als Ergänzung zum PC-Training. Wissenschaftliche Evaluation bei psychiatrischen Patienten ist bisher nicht vorhanden, wohl aber bei Senioren (Gajewski et al. 2010).

- **RehaCom® (HasomedGmbH; ▶ www.hasomed.de)**

Enthält 32 Trainingsverfahren zu den Bereichen Aufmerksamkeit, Gedächtnis, Gesichtsfeldtraining, Exekutivfunktionen und Visuomotorik. Zusätzlich sind unter dem Kapitel „Berufsförderungen" Übungen mit speziellem Bezug zu berufsnahen Situationen zu finden. Das Trainingsprogramm kann je nach Aufgabe in 26 verschiedenen Sprachen durchgeführt werden.

- Geeignet für: Personen mit kognitiven Störungen nach Schlaganfall, Schädel-Hirn-Trauma, Erkrankungen des Zentralnervensystems, Hirntumor, Demenz oder Neglekt, zur neuropsychologischen Rehabilitation; Personen mit Teilleistungsstörungen (z. B. bei ADHS) sowie im nichtklinischen Bereich z. B. bei Leistungssportlern zur Förderung der Konzentration und Reaktionsgeschwindigkeit, bei Umschulungen und Wiedereingliederung in den Beruf oder zur Wiederherstellung kognitiver Eignung zur sicheren Lenkung eines Kraftfahrzeugs.
- Wissenschaftliche Evaluation bei psychiatrischen Störungen vorhanden (z. B. d'Amato et al. 2011; Rodewald et al. 2011).

- **CogniPlus® (Schuhfried GmbH)**

Enthält 16 Aufgaben zu den Bereichen Aufmerksamkeit, Gedächtnis, Gesichtsfeldtraining, Exekutivfunktionen, Raumverarbeitung, Visuomotorik und Verarbeitungsgeschwindigkeit. Der Schwierigkeitsgrad der Aufgaben passt sich automatisch an das Leistungsvermögen der Personen an. Die einzelnen Aufgaben sind alltagsnah und motivierend gestaltet. Die Trainingsprogramme sind auf der gesamten Leistungsbandbreite einsetzbar.

- Geeignet für: Personen mit kognitiven Defiziten, bei geriatrischen Patienten als Funktionstraining bei demenziellem Abbau oder geistiger Aktivierung bei Altersdepression; zur gezielten Förderung einzelner Teilfunktionen, z. B. von Aufmerksamkeit bei Kindern mit ADS; im nichtklinischen Bereich zur Förderung spezifischer Leistungen z. B. von kraftfahrspezifischen Leistungen bei verkehrsauffälligen Personen.

In Bezug auf die wissenschaftliche Evaluation von CogniPlus bei psychiatrischen Patienten liegen aus der eigenen Arbeitsgruppe verschiedene Master-Arbeiten und Dissertationen vor (bei Interesse können diese über die Herausgeberinnen angefragt werden).

■ **Neue Smartphone-basierte Trainings**

Durch die rasante Entwicklung der digitalen Medien in den letzten Jahren wurden verschiedene Applikationen (Apps) für Smartphones und Tablets sowie webbasierte Trainings entwickelt. Die Begriffe „Gehirnjogging" oder „Gehirntraining" werden analog zum Ausdruck „kognitives Training" verwendet. In den meisten Fällen werden die Apps gratis angeboten, wobei ein Teil des Gesamtprogrammes jedoch als In-App-Kauf zu erwerben ist. Für das gesamte Spektrum des Gehirntrainings wird häufig der Erwerb von Monats-, Dreimonats-, Jahres- oder lebenslangen Lizenzen angeboten. Unter dem Suchbegriff „Gehirntraining, Gehirnjogging" oder unter der Kategorie „Bildung" werden für die deutsche Sprache eine Reihe von Apps vorgeschlagen. Kritisch anzumerken ist, dass manche Trainings-Apps entweder gar nicht in wissenschaftlichen Studien evaluiert wurden (Veröffentlichungen nicht bekannt) oder gerade im Prozess sind, in klinischen und/oder psychiatrischen Populationen evaluiert zu werden. Beides schränkt die Aussagekraft über die Wirksamkeit bei psychiatrischen Patienten deutlich ein.

Vorteile dieser Medien sind der spielerische Aufbau, die unmittelbare Rückmeldung der Leistung und die praktische Handhabe ohne die Notwendigkeit einer ausführlichen technischen Apparatur, die Flexibilität der Trainingszeit und die geringen Kosten.

10

⊕ **Achtung:** Aufgrund der begrenzten wissenschaftlichen Evidenz (mit Ausnahme von Programm Cogmed – siehe unten) empfehlen wir diese Apps derzeit **nur als komplementäre Unterstützung.**

Im Folgenden werden einige Beispiele vorgestellt.

■■ **Neuronation (Internet: ▶ www.neuronation.de)**

Dies ist ein personalisiertes, adaptives Training mit Übungen im Bereich Konzentration, Gedächtnis, Logik sowie Intelligenz. Es werden über 60 Übungsmodule angeboten.

Inzwischen liegt eine größere wissenschaftliche Studie von Strobach und Huestegge (2017) vor, welche die (leicht modifizierten) Aufgaben zum Arbeitsgedächtnis an einer Gesamtstichprobe von 176 Teilnehmern evaluierte. Die Studienteilnehmer wurden randomisiert einer Interventions- und einer aktiven Kontrollgruppe zugeteilt. In der Interventionsgruppe wurden innerhalb eines Zeitraums von 36 Tagen insgesamt 21 Trainingseinheiten am PC zuhause absolviert. Die aktive Kontrollgruppe bearbeite dagegen Wissensfragen. Im Vergleich zur aktiven Kontrollgruppe verbesserte sich die Interventionsgruppe signifikant vor allem im direkt trainierten Bereich Arbeitsgedächtnis, darüber hinaus auch – allerdings weniger ausgeprägt – in der Verarbeitungsgeschwindigkeit und der kognitiven Flexibilität. Auch im subjektiven Empfinden bzw. der Anzahl berichteter „kognitiver Fehler" im Alltag zeigten sich bei der Interventionsgruppe signifikante Verbesserungen. Interessanterweise scheinen besonders Personen mit einem hohen kognitiven Ausgangsniveau profitiert zu haben. Der Forschergruppe war die externe Validität besonders wichtig, weshalb die interne Validität eingeschränkt ist. Aufgrund des Trainings von zuhause konnten externe Einflüsse und damit potenzielle Konfundierungen nicht kontrolliert werden.

Andere Kooperationsstudien mit Wissenschaftlern aus verschiedenen Universitäten und Hochschulen in Deutschland (auch bei klinischen Populationen) werden auf der Homepage als in Planung/in Durchführung angegeben.

▪▪ Memorado (Internet: ▶ www.memorado.de)

Dieses Programm (auch als App erhältlich) wurde in Zusammenarbeit mit dem internen Forschungsteam und Wissenschaftlern der Universität Hagen, der Humboldt-Universität zu Berlin, der Universität Würzburg sowie der SRH Universität Berlin entwickelt. Die Gründer der App verstehen sich als eine „open source"-Forschungsinitiative, die sogenannte „Global Cognition Inititiave" (GCI).

Es werden Übungen zu Konzentration und Logik, Arbeitsgeschwindigkeit, Gedächtnis und Reaktion angeboten. Ergänzend gibt es Achtsamkeitsübungen. Dabei handelt es sich um mehr als 20 Spiele für das Gehirn, die auf wissenschaftlicher Basis aufgebaut sind und als personalisiertes Trainingsprogramm geübt werden.

Auf der Homepage von Memorado ist eine aktuelle Studie der GCI erwähnt, die den Zusammenhang zwischen zirkadianer Rhythmik, Spielhäufigkeit und Spielleistung evaluiert. Der Effekt auf die kognitive Leistungsfähigkeit ist jedoch nicht untersucht.

▪▪ Gehirnreise, Kategorie Bildung (ebenfalls von Memorado)

Hier gibt es Übungen zu den Bereichen Wahrnehmung, Kontrolle, Mathematik, Strategie, Gedächtnis und Aufmerksamkeit. Insgesamt stehen 20 Spiele mit 24 Levels zur Verfügung. In fortgeschrittenen Übungen werden Aufmerksamkeit und Gedächtnis trainiert. Auf der Homepage wird eine Kooperation mit Wissenschaftlern aus Cambridge und Yale erwähnt, es sind jedoch keine veröffentlichten wissenschaftlichen Evaluationen bekannt.

▪▪ Peak (Internet: ▶ www.peak.net) von brainbow

Hier stehen den Nutzern 41 Spiele zur Verfügung, die das Gedächtnis, die Problemlösefähigkeit, die Sprache, die kognitive Flexibilität, die Konzentrationsfähigkeit, die Aufmerksamkeit, emotionale Fertigkeiten sowie die Entspannungsfähigkeit trainieren sollen. Es sind keine wissenschaftlichen Studien bekannt.

▪▪ Cogmed (Internet: ▶ www.cogmed.com/deutsch) von Pearson

Dies ist ein kostenpflichtiges, computerbasiertes Online-Arbeitsgedächtnistraining. Das Training beinhaltet 25 computergestützte Trainingssitzungen mit einer Dauer von 30–45 min, die in jeweils 5 Sitzungen pro Woche über 5 Wochen hinweg verteilt sind. Das Training erfolgt am Computer zum Beispiel von zu Hause aus. Die Koordination des Trainings wird durch einen qualifizierten Cogmed-Coach geleitet (eine Liste mit qualifizierten Coaches wird auf der Homepage angegeben). Ein Cogmed-Erweiterungstraining für die darauffolgenden 12 Monate mit 100 Trainingssitzungen ist inklusive und kostenlos.

Ein Überblick der Forschungsergebnisse mit Cogmed (über 80 Studien) findet sich unter ▶ www.cogmed.com/published-research im Internet. Im Bereich der Psychiatrie existieren eine Reihe von Veröffentlichungen zu ADHS sowie eine Studie zu Angststörungen. Die Wirksamkeit von Cogmed für ADHS ist belegt (▶ www.cogmed.com/wp-content/uploads/CogmedClaimsEvidence.pdf).

10.2 Kognitives Training auf Papier- und Bleistiftbasis

In der deutschsprachigen Literatur gibt es bisher nur wenige umfassende Trainingsmanuale. Die einzelnen Bücher oder Trainingshefte sind zudem in der Regel auf bestimmte kognitive Domänen beschränkt. Nach unserem bisherigen Kenntnisstand gibt es außerdem nur wenige bis gar keine Evaluationsstudien zu den jeweiligen Manualen und Aufgaben. Die im Literaturverzeichnis (Abschn. 10.3) genannten Manuale und Bücher finden in unserer Ambulanz regelmäßig Anwendung, erheben jedoch keinen Anspruch auf Vollständigkeit.

- **Therapiemanual für die neuropsychologische Rehabilitation**

Dieses von Finauer (2007) entwickelte Manual beinhaltet eine umfassende Übersicht kognitiver Störungen und möglicher rehabilitativer Maßnahmen. Es wird ein störungs- und kompetenzorientierter Ansatz verfolgt, wobei der Fokus auf der Vermittlung sowohl rehabilitativer als auch kompensatorischer Strategien liegt. Das Training umfasst Module (inklusive Materialien) zur Gruppen- und Einzeltherapie in den Bereichen Aufmerksamkeit, Gedächtnis und Exekutivfunktionen.

- **„Dann mache ich mir einen Plan!"**

„Dann mache ich mir einen Plan!" (Müller et al. 2008) beinhaltet ein umfassendes Training im Bereich der Exekutivfunktionen (insbesondere planerisches Denken). Arbeitsmaterialien liegen in sechs Schwierigkeitsstufen inklusive Lösungsvorschlägen vor. Dabei ist in den meisten Fällen in der Rolle einer fiktiven Person oder Organisation eine Tages- oder Terminplanung vorzunehmen, indem verschiedene Termine in eine optimale Reihenfolge gebracht werden sollen. Neben den eigentlichen Aufgaben umfasst das Manual auch Strukturierungshilfen zur Lösung von Problemen (z. B. Tabellen oder Stundenpläne) sowie generelle Strategien zur Handlungsplanung. Die Therapie eignet sich für leicht bis mittelschwer eingeschränkte Personen ohne massive Verhaltensstörungen. Die Materialien können sowohl in der stationären und ambulanten Rehabilitation als auch im Eigengebrauch zu Hause mit Angehörigen angewendet werden. Die Autoren selbst geben an, dass die Auswahl der Materialien auf langjähriger klinischer Erfahrung beruht und in Zusammenarbeit mit mehreren Reha-Kliniken entwickelt und erprobt wurden. Ausführlichere Angaben zur Evaluation liegen nach unserem jetzigen Kenntnisstand jedoch nicht vor.

- **„Handeln lernen"**

Dieses Trainingsprogramm von Pechtold und Jankowski (2000) bezieht sich auf die Rehabilitation einzelner Defizite in der Handlungsplanung für Personen mit dysexekutivem Syndrom, die Schwierigkeiten bei der Planung oder Ausführung von Handlungsabläufen haben. Das Manual beinhaltet – neben einer Beschreibung möglicher Defizite – nach Schwierigkeitsgrad gestaffelte Aufgabenvorschläge und Protokollbögen, mit denen der Behandlungsfortschritt nach jeder Trainingseinheit überprüft werden kann. Die verschiedenen Aufgabenkomplexe umfassen Aufgaben zur Förderung von Einfallsreichtum, zur Problemanalyse, zur Erarbeitung von Handlungsschritten und deren zeitliche Sequenzierung, zur Verminderung von Ablenkbarkeit und Perseverationsneigung, zum Erkennen von Wesentlichen, zum Erkennen und Einhalten von sozialen Regeln, zur Förderung von Kritik- und Umstellfähigkeit sowie zur komplexen Planung.

- **„Kognitive Therapie bei Störungen der Exekutivfunktionen"**

Dieses Programm wurde von Müller et al. (2004) entwickelt. Nach einem theoretischen Exkurs über Exekutivfunktionen und die Veränderbarkeit von Defiziten in den genannten Funktionen geben die Autoren zunächst einen Überblick über den Aufbau und die Durchführung der neurokognitiven Therapie. Anschließend werden konkrete Therapiematerialien zur Verbesserung des Arbeitsgedächtnisses, der kognitiven Flexibilität und der Planungsfähigkeit vorgestellt. Dabei lassen sich verschiedene Komplexitätsgrade unterscheiden. Die Autoren weisen darauf hin, dass zunächst mit den einfachen Übungen begonnen und erst nach deren erfolgreichem Lösen das Komplexitätslevel zunehmend gesteigert werden soll. Abschließend wird das Vorgehen an zwei Fallbeispielen verdeutlicht, wobei beide Fälle von neurologischen Erkrankungen betroffen sind.

Die Autoren selbst berichten in ihrem Manual über eine eigens durchgeführte Evaluationsstudie zur Prüfung der Wirksamkeit des Trainings. Die Ergebnisse zeigen einen differenziellen Effekt der Exekutivfunktionen gegenüber anderen, nicht trainierten Funktionsbereichen wie z. B. Aufmerksamkeit und Gedächtnis. So ergaben sich (hoch) signifikante Verbesserungen in den drei oben genannten Bereichen nach der Teilnahme an dem vierwöchigen Gruppentrainingsprogramm. Wenngleich sich Verbesserungen abbilden ließen, sind Übungseffekte nicht außer Acht zu lassen, da sich die Testverfahren zur Abbildung von Exekutivfunktionen und die im Training verwendeten Materialien doch ähnlich sind.

Literatur

d'Amato, T., Bation, R., Cochet, A., Jalenques, I., Galland, F., Giraud-Baro, E., et al. (2011). A randomized, controlled trial of computer-assisted cognitive remediation for schizophrenia. *Schizophrenia Research, 125*(2), 284–290.

Finauer, G. (Hrsg.). (2007). *Therapiemanuale für die neuropsychologische Rehabilitation: Kognitive und kompetenzorientierte Therapie für die Gruppen- und Einzelbehandlung*. Berlin/Heidelberg: Springer.

Gajewski, P. D., Wipking, C., Falkenstein, M., & Gehlert, T. (2010). *Dortmunder Altersstudie: Studie zur Förderung der Hirnleistungsfähigkeit bei Älteren*. Berlin: GDV Unfallforschung der Versicherer.

Memorado (o. D.) (Hrsg.). *Kognitive Performance nach Tageszeit*. http://memorado.de/gci#our-studies. Zugegriffen am 19.11.2018.

Müller, S. V., Hildebrandt, H., & Münte, T. F. (2004). *Kognitive Therapie bei Ströungen der Exekutivfunktionen. Ein Therapiemanual*. Göttingen: Hogrefe.

Müller, S. V., Harth, S., & Klaue, U. (2008). *„Dann mache ich mir einen Plan!": Arbeitsmaterialien zum planerischen Denken*. Verlag Modernes Lernen: Dortmund.

Pechtold, K., & Jankowski, P. (2000). *Handeln lernen – neuropsychologische Therapie bei dysexekutivem Syndrom*. München: Fischer.

Rodewald, K., Rentrop, M., Holt, D. V., Roesch-Ely, D., Backenstrass, M., Funke, J., et al. (2011). Planning and problem-solving training for patients with schizophrenia: a randomized controlled trial. *BMC Psychiatry, 11*, 73. https://doi.org/10.1186/1471-244X-11-73.

Sartory, G., Zorn, C., Groetzinger, G., & Windgassen, K. (2005). Computerized cognitive remediation improves verbal learning and processing speed in schizophrenia. *Schizophrenia Research, 75*(2), 219–223.

Scheu, F., Aghotor, J., Pfueller, U., Moritz, S., Bohn, F., Weisbrod, M., et al. (2013). Predictors of performance improvements within a cognitive remediation program for schizophrenia. *Psychiatry Research, 209*(3), 375–380. https://doi.org/10.1016/j.psychres.2013.04.015.

Strobach, T., & Huestegge, L. (2017). Evaluating the Effectiveness of Commercial Brain Game Training with Working-Memory Tasks. *Journal of Cognitive Enhancement, 1*(4), 539–558. https://doi.org/10.1007/s41465-017-0053-0.

Ventura, J., Wilson, S. A., Wood, R. C., & Hellemann, G. S. (2013). Cognitive training at home in schizophrenia is feasible. [Letter]. *Schizophrenia Research, 143*(2–3), 397–398. https://doi.org/10.1016/j.schres.2012.11.033.

10

Spezifische kognitive Trainingsaufgaben

*Katlehn Baum, Ute Pfüller, Dagmar Richter
und Daniela Roesch-Ely*

© Springer-Verlag GmbH Deutschland, ein Teil von Springer Nature 2019
D. Roesch-Ely, K. Baum (Hrsg.), *Kognitives Training bei psychiatrischen Erkrankungen*,
Psychotherapie: Manuale, https://doi.org/10.1007/978-3-662-58182-7_11

Die im Folgenden zugeteilten Übungen zu den entsprechenden neuropsychologischen Domänen sind in erster Linie den jeweiligen Manualen bzw. Homepages entnommen. Die Erfahrungen der Autoren zeigen, dass ein Teil der Übungen durchaus anderen Domänen zugeordnet werden kann. In solchen Fällen sind entsprechende Hinweise im Text vermerkt.

Wir weisen ausdrücklich darauf hin, dass neben den üblichen Hinweisen zur Zuordnung der zu trainierenden Domänen aus den Programmen selbst in diesem Kapitel auch die persönlichen Erfahrungswerte der Autoren mitberücksichtigt sind.

11.1 Gedächtnistrainings

Gedächtnisdefizite beziehen sich auf Schwierigkeiten, sich Informationen und Erlebtes einzuprägen und später wieder abrufen zu können. Das Ziel der Gedächtnistrainings ist es, die durch Gedächtnisdefizite auftretenden Behinderungen im Alltag so gering wie möglich zu halten. Um die alltäglichen Defizite optimal zu behandeln, ist daher eine detaillierte Diagnostik und Anamnese der alltagsrelevanten Probleme notwendig. Gedächtnistrainings können sowohl auf kompensatorischen als auch auf restitutiven Maßnahmen basieren. Damit ein Gedächtnistraining erfolgreich sein kann, ist es wichtig, dass zumindest die rudimentären Gedächtnisfunktionen noch vorhanden sind (Finauer und Keller 2007).

11.1.1 Gedächtnistrainings am PC

- **CogPack®**
  - **Bildarchiv:** Der Trainierende soll Bildern Namen geben, an die er sich später aktiv oder passiv erinnern soll. Die Aufgabe trainiert das Kurzzeitgedächtnis.
  - **Buchstabiere:** Für jeden Buchstaben des Alphabets ist ein Wort zu lernen (z. B. „Anton" für „A") und später abzurufen. Die Aufgabe trainiert das Kurz- und Langzeitgedächtnis.
  - **Einwohner:** Dem Trainierenden wird eine Liste von Städten und deren Einwohnerzahl präsentiert, die er sich einprägen soll. Nach einer festgelegten Zeit werden die Einwohnerzahlen abgefragt. Die Aufgabe trainiert die Merkfähigkeit sowie das Kurz- und Langzeitgedächtnis.
  - **Kalorien:** Es soll der Kaloriengehalt von Nahrungsmitteln geschätzt werden. Die Aufgabe trainiert Merkfähigkeit und Langzeitgedächtnis.
  - **Kennzeichen:** Der Trainierende soll Kfz-Zeichen den richtigen Städten oder Staaten zuordnen. Nach einer ersten Fragerunde wird eine Tafel präsentiert, die im Anschluss abgefragt wird. Die Aufgabe trainiert das Kurzzeit- und Langzeitgedächtnis.
  - **Lesen:** Informationen aus beliebigen Texten aus den Bereichen Ernährung, Kochen und Fachausdrücke müssen gelesen und memoriert werden. Im Anschluss werden Fragen zu dem gelesenen Text gestellt. Die Aufgabe trainiert das Kurzzeitgedächtnis.
  - **Merken_a/_x:** Texte, Muster oder Grafiken werden präsentiert, woraufhin eine Pause folgt, in welcher z. B. Rechenaufgaben zu lösen sind. Der Trainierende muss

die Materialien im Anschluss wiedergeben. In einer Alternative müssen zehn hintereinander oder im Block gezeigte Wörter aktiv wiedergegeben werden. Die Aufgabe trainiert sowohl Kurzzeit- als auch Langzeitgedächtnis.

- **NEUoderNICHT:** Text- oder Bildserien werden präsentiert und der Trainierende muss eine Taste drücken, falls Text oder Bild schon einmal zuvor gezeigt wurden. Die Aufgabe trainiert das Kurzzeitgedächtnis.
- **Route:** Auf einem formalisierten Stadtplan wird eine Route abgefahren, welche der Trainierende im Anschluss mit der Maus nachfahren muss. Die Aufgabe trainiert das Kurzzeitgedächtnis.
- **Schilderwald:** Dem Trainierenden werden aus der Perspektive eines Autofahrers Verkehrsschilder und Gegenverkehr präsentiert. Die Szene bricht unvorhersehbar ab, es erfolgt eine Abfrage zur aktuellen Gebotssituation per Multiple Choice. Die Aufgabe trainiert auch das Kurzzeitgedächtnis.
- **Vokabeln:** Bei dieser Aufgabe werden Vokabeln wahlweise in Englisch, Französisch oder Spanisch abgeprüft. Die Aufgabe trainiert das Langzeitgedächtnis.
- **Weisheit:** Bei dieser Aufgabe werden Lebensweisheiten und deren Autoren präsentiert, später werden die Autoren abgefragt. Merkstrategien für komplexeres sprachliches Material werden so getestet. Die Aufgabe trainiert das Kurzzeitgedächtnis.

Die folgenden Aufgaben sind in CogPack® nicht explizit unter der Kategorie „Gedächtnis" aufgeführt, können aber aus Sicht der Autoren auch als Gedächtnistraining verwendet werden.

- **Augenzeuge:** Der Trainierende muss sich kurze formalisierte Straßenszenen aus Bild-, Ton-, Text- und Bewegungselementen merken. Die Aufgabe trainiert das Kurzzeitgedächtnis bei gleichzeitiger Repräsentation mehrerer Reize. Die Aufgabe stammt aus der Kategorie „Auffassung".
- **Morsecode:** Bei dieser Aufgabe sollen bestimmte visuelle oder akustische Morsezeichen den passenden Buchstaben zugeordnet werden. Die Aufgabe trainiert die Merkfähigkeit sowie das Kurzzeit- und Langzeitgedächtnis und stammt aus der Kategorie „spezielle Fähigkeiten".
- **Wer oder was:** Die Aufgabe stammt aus der Kategorie „Konzentration" und besteht aus mehreren Aufgabentypen:
  - Die Beschreibung einer Person oder eines Begriffes wird buchstabenweise geboten. Der Trainierende soll eine Stopptaste drücken und das gesuchte Wort eingeben, sobald er es wiedererkennt.
  - Der Trainierende soll Bild-Label-Zuordnungen angeben, die er in einer vorausgehenden Demo erlernt hat.
  - Es werden Bilder schrittweise Farbe für Farbe dargestellt. Der Trainierende kann die Darstellung unterbrechen, wenn das Bild wiedererkannt wurde.
  - Es werden Bilder kombiniert mit Texten schrittweise vorgegeben.

- **Fresh Minder® (Version 2 und 3)**
- **Der schnelle Klick:** Hier müssen Zahlen von 1–40 so schnell wie möglich in der richtigen Reihenfolge mit der Maus angeklickt werden. Die Übung trainiert das visuelle Gedächtnis (Fresh Minder 2).

- **Gesichter merken:** Dem Trainierenden werden Abbildungen mehrerer Personen präsentiert, die im Anschluss aus einer größeren Anzahl von Bildern wiedererkannt werden sollen. Diese Übung trainiert Kurz- und Langzeitgedächtnis und das visuelle Gedächtnis (Fresh Minder 2).
- **Zahlenkette:** Im Sekundentakt werden bis zu 8 Ziffern vorgelesen, die sich der Trainierende merken und später wiedergeben soll. Die Aufgabe trainiert die Merkspanne und den Arbeitsspeicher (Fresh Minder 2).
- **Kopfrechnen:** Hier wird dem Trainierenden eine Reihe von Ziffern vorgelesen, die er im Kopf addieren soll. Zwischenergebnisse dürfen nicht notiert werden. Die Aufgabe trainiert die Merkspanne (Fresh Minder 2).
- **Pfadfinder:** Mit dieser Übung wird das räumlich-visuelle Arbeitsgedächtnis trainiert. Auf einem Raster wird ein Pfad angezeigt, der von dem Trainierenden wiederzugeben ist (Fresh Minder 2).
- **Einkaufsliste:** Dem Trainierenden wird eine Einkaufsliste gezeigt, die er sich merken und danach frei wiedergeben muss. Die Übung trainiert das Wort- und das visuelle Gedächtnis (Fresh Minder 2).
- **Melodiespiel:** Hier muss sich der Trainierende immer längere Tonfolgen (die visuell und auditiv dargeboten werden) merken und diese per Mausklick nachspielen. Die Aufgabe trainiert das visuelle, das räumliche und das auditive Gedächtnis (Fresh Minder 2).
- **Wortanfang suchen:** Bei dieser Übung wird der Wortspeicher trainiert. Der Trainierende muss das korrekte Wort finden, das als Anfang vor die vorgegebenen Wörter passt (Fresh Minder 2).
- **Würfel zählen:** Der Trainierende muss bei dieser Übung die Würfel zählen, aus denen eine dargebotene Figur besteht. Die Aufgabe trainiert das visuell-räumliche Arbeitsgedächtnis (Fresh Minder 2).
- **Bilderreihe:** Es werden verschiedene Bilder präsentiert, deren Reihenfolge sich der Trainierende merken soll. Die Aufgabe gilt als klassische Gedächtnisübung (Fresh Minder 3).
- **Diktat:** Dem Trainierenden werden Wörter mit Hilfe des Buchstabieralphabets diktiert (z. B. A wird mit Hilfe des Wortes Anton diktiert). Die Aufgabe trainiert das Gedächtnis und speziell das Arbeitsgedächtnis (Fresh Minder 3).
- **Kassensturz:** Der Trainierende muss den Preis eines Einkaufs grob abschätzen, um zu prüfen, ob sein Geld ausreicht. Die Aufgabe trainiert das Arbeitsgedächtnis.

- **RehaCom®**
- **WOME-Arbeitsgedächtnis:** Der Trainierende soll sich eine zunehmende Anzahl von Spielkarten merken und manipulieren. Die zu merkenden Inhalte können visuell und akustisch dargeboten werden. Der Merkprozess kann durch zusätzliche Aufgaben beeinflusst werden.
- **BILD – figurales Gedächtnis:** Hier soll sich der Trainierende Bilder von konkreten Objekten einprägen. Die Lernphase ist dann beendet, wenn der Trainierende sich bereit fühlt. Im Anschluss werden verschiedene Begriffe eingeblendet. Wenn der Begriff einem Objekt aus der Lernphase entspricht, soll der Trainierende „OK" drücken.

- **GESI – Gesichtsgedächtnis:** Die Wiedererkennung von Gesichtern und die Zuordnung dieser zu Namen und Berufen werden trainiert. Der Trainierende entscheidet, ob und in welchem Zusammenhang er das Bild wiedererkennt.
- **MEMO – topologisches Gedächtnis:** Ähnlich wie beim Memory-Spiel, muss der Trainierende sich hier die Position von Karten mit Bildern oder geometrischen Figuren merken.
- **VERB – verbales Gedächtnis:** Inhalt dieser Übung ist das kurzfristige Behalten verbaler Informationen. Von Kurzgeschichten, die auf dem Bildschirm präsentiert werden, soll der Trainierende sich Details merken. Diese werden im Anschluss abgefragt.
- **VIDE – multimodales Beobachten:** Das Programm trainiert komplexe Aufmerksamkeitsfunktionen. Kurze Filmsequenzen werden präsentiert. Relevante visuelle und verbale Informationen sollen in Sinnzusammenhang gebracht und in der Reproduktionsphase wiedergegeben werden.
- **WORT – Wortgedächtnis:** Mit diesem Programm wird die Wiedererkennungsleistung für einzelne Wörter trainiert. In der Lernphase werden dem Trainierenden 1–10 Wörter präsentiert, welche er im Anschluss aus einer größeren Anzahl von Wörtern wiedererkennen muss.
- **LEST – Lern- und Gedächtnistraining:** Die als Bilder oder Wörter präsentierten Gegenstände sollen gelernt und nach einer einfachen Distraktoraufgabe wiedererkannt werden.

- **CogniPlus®**
- **CODING-Arbeitsgedächtnis – räumliches Kodieren:** Dem Trainierenden werden Fahrzeuge präsentiert, die auf eine Brücke auffahren. Diese muss er bei der Abfahrt von der Brücke auf ihre räumliche Anordnung überprüfen. Die Aufgabe trainiert das visuell-räumliche Arbeitsgedächtnis.
- **DATEUP-Arbeitsgedächtnis – räumliches Updating:** Dem Trainierenden werden Schmetterlinge in der Natur präsentiert, deren Formation sich immer wieder ändert. In unregelmäßigen Abständen wird der Trainierende abgefragt, z. B. nach dem vorletzten Schmetterling etc. Die Aufgabe trainiert das räumliche Arbeitsgedächtnis.
- **NBACK-Arbeitsgedächtnis – visuelles Updating:** Dem Trainierenden werden der Reihe nach Fotos mit unterschiedlichen Motiven präsentiert. Er muss bei jedem Bild entscheiden, ob es mit dem vorherigen oder mit dem Bild 2 oder 3 vorher (je nach Schwierigkeitslevel) übereinstimmt. Die Aufgabe trainiert die Arbeitsgedächtnisfunktion Monitoring.
- **VISP – Arbeitsgedächtnis – visuell-räumliches Rehearsal:** Der Trainierende betrachtet Schiffe aus der Vogelperspektive, die auf bestimmte Weise markiert werden (z. B. werden sie beleuchtet oder sie tauchen ab). Der Trainierende hat die Aufgabe, die Reihenfolge der Markierungen zu reproduzieren. Die Aufgabe trainiert die Arbeitsgedächtnisfunktion des aktiven Rehearsals.
- **NAMES – Langzeitgedächtnis – Gesichter-Namen-Lernen:** Der Trainierende soll sich die Namen zu Gesichtern merken und diese später wiedergeben. Während der Lernphase werden dem Trainierenden Tipps fürs Lernen und den Informationsabruf gegeben. Die Aufgabe trainiert das Langzeitgedächtnis.

11.1.2 Gedächtnistrainings auf Papier- und Bleistiftbasis

■ Therapiemanuale für die neuropsychologische Rehabilitation

Finauer und Keller (2007) stellen im Kapitel „Gedächtnistherapie" unterschiedliche, thematisch geordnete Mnemotechniken vor. Grundprinzip der Techniken ist die Verbesserung der Verarbeitungstiefe (z. B. durch die Herstellung semantischer Verknüpfungen, die Strukturierung von Informationen oder die emotionale Färbung) und die Anreicherung von Informationen um andere Sinneskanäle (z. B. durch den Transfer verbaler Informationen in bildhafte Vorstellungen). Allgemein steht der Erwerb von Strategien im Vordergrund des Trainings, es handelt sich nicht um reine Merkübungen. Das Gedächtnistraining umfasst die folgenden alltagsnahen Themenblöcke, die modulweise erarbeitet werden:

- Psychoedukation zur Funktionsweise des Gedächtnisses,
- Gebrauch externer Gedächtnishilfen (z. B. Kalender, Checklisten, Notizbuch),
- Techniken zum Namenmerken,
- Methoden der Informationsstrukturierung,
- Methoden zum Behalten auditiver und audiovisueller Informationen,
- PQRST-Methode zum Behalten von Texten,
- Methoden des bildhaften Vorstellens und Verknüpfens,
- Geschichtentechnik zur Verknüpfung von Einzelinformationen zu einprägsamen Geschichten,
- Techniken zum Zahlenmerken.

Im Folgenden werden einzelne Strategien erläutert (Finauer und Keller 2007).

■■ Die PQRST-Technik

Die PQRST-Technik (nach Thomas und Robinson 1982) wurde zur tieferen Verarbeitung von Texten entwickelt. Der Leser soll während der Erarbeitung eines Textes fünf Teilschritte durchlaufen und sich dadurch stärker mit einem Text auseinandersetzen, als er dies normalerweise tun würde.

Die einzelnen Schritte umfassen:

1. **Aktivierung von Vorwissen (Preview):** Der Leser soll sich – ausgehend von den Überschriften des Textes – überlegen, was er bereits über das Thema weiß, um die neuen Informationen später leichter integrieren zu können.
2. **Fragen stellen (Questions):** Der Leser soll konkrete Fragen formulieren, was er gerne an neuen Informationen erfahren würde.
3. **Aktives Lesen (Read):** Der Text soll abschnittsweise gelesen werden, wobei möglichst die relevanten Schlüsselwörter hervorgehoben werden sollen.
4. **Text wiedergeben (State):** Der Text soll in eigenen Worten zusammengefasst werden. Dabei können die markierten Schlüsselbegriffe als Stütze dienen.
5. **Überprüfen der Fragen (Test):** Der Leser soll überprüfen, inwieweit seine in Punkt 2) gestellten Fragen im Text beantwortet wurden.

■■ Bildhaftes Vorstellen und Verknüpfen

Die Mnemotechnik basiert auf zwei basalen Erkenntnissen. Einerseits kann bildhaft dargebotenes Material besser, d. h. leichter und dauerhafter gespeichert werden als verbales Lernmaterial. Andererseits können miteinander verbundene Informationen leichter in Erinnerung gerufen werden als Einzelinformationen. Die Technik der visuellen Verknüpfung kombiniert diese beiden Vorteile. Der Person werden dabei verschiedene Richtlinien an die Hand gegeben, wie bildliche Verknüpfungen besonders gut funktionieren (z. B. sollten Bilder möglichst außergewöhnlich, übertrieben, detailreich oder emotional geladen sein; es sollten spontane Eingebungen verwendet und möglichst alle Sinneskanäle einbezogen werden etc.). Die Person soll die Technik der bildlichen Verknüpfung schrittweise einüben, indem erst Wortpaare und später ganze Wortlisten gelernt werden. Die Schwierigkeitsstufe kann außerdem durch die Verwendung abstrakter anstelle konkreter Begriffe gesteigert werden.

▪▪ Strukturieren von Informationen

Diese Mnemotechnik basiert auf der Erkenntnis, dass Informationen im Gedächtnis in semantischen Feldern abgespeichert werden. Das Erinnern strukturierter Informationen fällt insgesamt leichter. Die Person soll entsprechend lernen, Informationen sinnvollen Kategorien zuzuordnen. Dies lässt sich besonders gut an alltagsnahen Beispielen demonstrieren, wie bei der Erstellung einer Einkaufliste etc.

▪▪ Namen merken

Das Merken von Namen ist von besonders hoher Alltagsrelevanz. Verschiedene Mnemotechniken können helfen, die Verarbeitungstiefe zu verbessern, damit Namen besser im Gedächtnis behalten werden. Die Strategien regen dazu an, sich länger und intensiver mit dem zu lernenden Namen auseinanderzusetzen. Es können die folgenden Techniken an die Hand gegeben werden.

- **Merkmal-Name-Assoziationen:** Der Name soll mit äußeren Merkmalen der Person verknüpft werden.
- **Anknüpfen an Bekanntes:** Der Name soll mit etwas Bekanntem verknüpft werden.
- **Reime bilden:** Der Name soll in einen Reim eingebaut werden.
- **Herkunft des Namens:** Der Name soll auf seine mögliche Abstammung hin analysiert werden.
- **Bildhaftes Vorstellen:** Der Name soll mit Bildern angereichert werden.

11.2 Training von Aufmerksamkeit und Konzentration

Aufmerksamkeitstrainings basieren auf der Durchführung wiederherstellungsorientierter Maßnahmen durch wiederholtes Üben („drill and practice"). Dies sollte, wenn möglich, nach dem Prinzip der Spezifität erfolgen, d. h. dem Training derjenigen Funktionen, die den zuvor diagnostizierten Kernpunkt der Störung bilden. Es können die Domänen Alertness (Wachsamkeit), selektive bzw. geteilte Aufmerksamkeit und Vigilanz trainiert werden. Alternativ können zunächst basale Funktionen wie Alertness trainiert und später zu komplexeren Funktionen übergegangen werden (z. B. selektive Aufmerksamkeit). In der Praxis werden die einzelnen Funktionen jedoch häufig simultan trainiert (Kulke 2007).

11.2.1 Training von Aufmerksamkeit und Konzentration am PC

- **CogPack®**
- **Akkord:** Diese Aufgabe beinhaltet eine Fließbandsimulation, bei welcher fehlerhafte Stücke (ähnlich Puzzleteilen) aussortiert werden müssen. Die Geschwindigkeit ist leistungsadaptiv. Die Aufgabe trainiert die Daueraufmerksamkeit.
- **Auskunft:** Die Aufgabe simuliert eine Telefonauskunftsstelle mit elektronischem Register. Der Trainierende muss schnell und gezielt relevante Informationen suchen und erfragte Vorwahlnummern abschicken. Die Aufgabe trainiert die selektive Aufmerksamkeit.
- **Folge:** Auf dem Bildschirm werden Buchstaben, Zahlen oder Wortfolgen präsentiert. Es soll entschieden werden, ob der präsentierte Stimulus auf den vorangegangenen Stimulus folgt, z. B. um 1 größer ist als die vorherige Zahl. Die Aufgabe trainiert die Konzentration, enthält aus Sicht der Autoren aber auch eine Arbeitsgedächtniskomponente.
- **Matrix:** Aus einer Matrix an Zeichen muss der Trainierende alle Vertreter einer angegebenen Zeichengruppe markieren. Die Aufgabe trainiert die selektive Aufmerksamkeit.
- **Suchen:** Die Aufgabe besteht aus verschiedenen Aufgabentypen:
  - **ZahlinAspik:** Der Trainierende muss aus einem Bildschirm voller Buchstaben die einzige Zahl finden.
  - **DieNeunte:** Es werden 8 Ziffern von 1–9 präsentiert, wobei der Trainierende die fehlende neunte Ziffer finden muss.
  - **Doppelt:** Es werden zehn Zeichen präsentiert und der Trainierende muss das doppelte Zeichen identifizieren.
  - **1×Doppelt 1×Dreifach:** Es werden 12 Zeichen präsentiert und der Trainierende muss das doppelt und das dreifach vorhandene Zeichen finden. Die Aufgabe trainiert die selektive Aufmerksamkeit.
- **Vergleiche:** Es wird eine Serie an Bildpaaren präsentiert (Worte, Zahlen, Zeichen), die jeweils auf Gleichheit zu prüfen sind. Die Aufgabe trainiert die Aufmerksamkeitsaktivierung und die selektive Aufmerksamkeit.
- **Lesen:** Informationen aus beliebigen Texten aus den Bereichen Ernährung, Kochen und Fachausdrücke müssen gelesen und memoriert werden. Im Anschluss werden Fragen zu dem gelesenen Text gestellt. Die Aufgabe erfordert eine hohe Konzentration und Genauigkeit beim Lesen.
- **Punkt um Punkt:** Es sollen nummerierte Punkte nach angegebenen Reihenfolgeregeln per Mausklick verbunden werden. Die Aufgabe erfordert Schnelligkeit und eine stetige Konzentration.
- **Schilderwald:** Dem Trainierenden werden aus der Perspektive eines Autofahrers Verkehrsschilder und Gegenverkehr präsentiert. Die Szene bricht unvorhersehbar ab, es erfolgt eine Abfrage zur aktuellen Gebotssituation per Multiple Choice. Die Aufgabe trainiert neben dem Kurzzeitgedächtnis auch Vigilanz.

Die folgenden Aufgaben sind in CogPack® nicht explizit unter der Kategorie „Konzentration" aufgeführt, können aber aus Sicht der Autoren auch als Aufmerksamkeitstraining verwendet werden.

- **Reaktion:** Die Aufgabe stellt eine Abwandlung klassischer Reaktionstests dar. Der Trainierende soll auf ein bestimmtes Zeichen in einer Folge zufällig wechselnder Zeichen per Tastendruck reagieren. Andere Aufgabenalternativen verwenden Zeichenketten. Die Aufgabe stammt aus der Kategorie „Reaktion" und trainiert neben der Reaktionsgeschwindigkeit die selektive Aufmerksamkeit.
- **Sterntaler:** Der Trainierende soll fallende Sterntaler fangen, wobei möglichst schnell die Stellen zu finden sind, an denen besonders viele Taler fallen. Die Aufgabe stammt aus der Kategorie „Reaktion" und trainiert Alertness.
- **Stoppen_a/_d:** In dieser Aufgabe soll eine Analog- bzw. Digitaluhr bei einer vorgegebenen Zufallszeit gestoppt werden. Die Aufgabe stammt aus der Kategorie „Reaktion" und trainiert Alertness.
- **Tasten:** Auf Vorgabe eines Tastenzeichens soll der Trainierende eine bestimmte Taste drücken. Die Aufgabe stammt aus der Kategorie „Reaktion" und trainiert Alertness.
- **UFOS:** Der Trainierende soll UFOs abfangen, die aus zufälligen Richtungen einfliegen. Die Aufgabe stammt aus der Kategorie „Reaktion" und trainiert Alertness und selektive Aufmerksamkeit.

- **Fresh Minder®**
- **Ballonjagd:** Der Trainierende muss Luftballons platzen lassen. In bestimmtem Abstand ändert sich die Farbe derjenigen Ballons, die verschont werden muss. Die Geschwindigkeit der aufsteigenden Ballons ändert sich je nach Leistung des Trainierenden. Die Aufgabe trainiert die Aufmerksamkeitsaktivierung und fördert die geteilte Aufmerksamkeit (Fresh Minder 2).
- **Ballonlandung:** Der Trainierende muss einen Heißluftballon auf einer Zielplattform landen. Der Schwierigkeitsgrad kann je nach Leistung des Trainierenden variieren, indem z. B. die Windstärke steigt etc. Die Aufgabe trainiert die Aufmerksamkeitsaktivierung und fördert die geteilte Aufmerksamkeit (Fresh Minder 2).
- **Buchstabenpaare suchen:** Der Trainierende soll möglichst schnell aus einem Raster diejenigen Felder heraussuchen, die zwei identische Buchstabenreihen enthalten. Die Aufgabe trainiert die selektive Aufmerksamkeit und die Konzentrationsfähigkeit (Fresh Minder 2).
- **Der schnelle Klick:** Hier müssen Zahlen von 1–40 so schnell wie möglich in der richtigen Reihenfolge mit der Maus angeklickt werden. Die Aufgabe trainiert verschiedene Bereiche der Aufmerksamkeit (geteilte, Dauer- und selektive Aufmerksamkeit) (Fresh Minder 2).
- **Zitate:** Hier muss der Proband Sätze, die entweder rückwärts oder zusammenhängend (ohne Leerzeichen) angezeigt werden, laut vorlesen. Die Aufgabe trainiert die Daueraufmerksamkeit (Fresh Minder 2).
- **Einkaufsliste:** Dem Trainierenden wird eine Einkaufsliste gezeigt, die er sich merken und danach frei wiedergeben muss. Die Liste verlängert sich leistungsabhängig. Die Aufgabe trainiert die Aufmerksamkeitsaktivierung und fördert die Daueraufmerksamkeit (Fresh Minder 2).
- **Gesichter merken:** Hier werden dem Trainierenden Abbildungen mehrerer Personen präsentiert, die im Anschluss aus einer größeren Anzahl von Bildern wiedererkannt werden sollen. Die Aufgabe trainiert die Aufmerksamkeitsaktivierung und fördert die Konzentrationsfähigkeit (Fresh Minder 2).

- **Zahlenkette:** Dem Trainierenden werden bis zu 8 Ziffern vorgelesen, die im Anschluss wiedergegeben werden sollen. Die Aufgabe fördert die Aufmerksamkeitsaktivierung und Konzentrationsfähigkeit (Fresh Minder 2).
- **Melodiespiel:** Hier muss sich der Trainierende immer längere visuell und auditiv dargebotene Tonfolgen merken und diese per Mausklick nachspielen. Die Aufgabe trainiert die Aufmerksamkeitsaktivierung und die Daueraufmerksamkeit (Fresh Minder 2).
- **Symbole suchen:** Der Trainierende muss in einer Matrix diejenigen Symbole markieren, die identisch zu einem Referenzsymbol sind. Die Aufgabe trainiert die Informationsverarbeitung und fördert die Aufmerksamkeitsaktivierung (Fresh Minder 2).
- **Aufgabenwechsel:** Dem Trainierenden werden Gesichter gezeigt, die abwechselnd nach Frage A (Erwachsener vs. Kind) oder Frage B (weiblich vs. männlich) beurteilt werden sollen. Die Aufgabe trainiert die Dauer- und die selektive Aufmerksamkeit (Fresh Minder 3).
- **Doppelspiel:** Der Trainierende muss 3 Aufgaben gleichzeitig bearbeiten (z. B. alle Zahlen über 20 anklicken etc.). Die Aufgabe trainiert besonders die geteilte Aufmerksamkeit, aber auch den Aufmerksamkeitswechsel, die Dauer- und die selektive Aufmerksamkeit (Fresh Minder 3).
- **Steinhagel:** In einem Spielfeld fallen mehrfarbige Steine. Der Trainierende soll versuchen, gleichfarbige 3er-Reihen zu bilden (vertikal, horizontal oder diagonal). Die Aufgabe trainiert vor allem die Daueraufmerksamkeit (Fresh Minder 3).

- **RehaCom®**
- **ALTA – Alertness:** Nach Erscheinen des Auslösereizes vor dem Hintergrund einer Szene soll der Trainierende so schnell wie möglich die Antworttaste drücken.
- **AKRE – Akustische Reaktionsfähigkeit:** Der Trainierende lernt, Geräusche mit bestimmten Tasten zu verbinden. Die entsprechenden Tasten sollen so schnell wie möglich gedrückt werden, wenn das jeweilige Geräusch ertönt. Die Aufgabe trainiert die Reaktionsgeschwindigkeit und -genauigkeit auf akustische Signale. Die Aufgabe ist Teil der Untergruppe Alertness.
- **REVE – Reaktionsverhalten:** Der Trainierende soll so schnell wie möglich auf eine Reaktionstaste drücken, sobald ein bestimmtes Verkehrszeichen präsentiert wird. Die Aufgabe trainiert das Reaktionsverhalten auf Einfach- und Mehrfachwahlreaktionen. Die Aufgabe fällt unter die Untergruppe Alertness.
- **REA1 – Reaktionsfähigkeit:** Der Trainierende lernt bestimmte visuelle und akustische Reize einer jeweiligen Taste zuzuordnen, die bei Präsentation des Stimulus gedrückt werden muss. Die Anzahl der präsentierten Reize kann variieren. Die Aufgabe trainiert die Reaktionsgeschwindigkeit und -genauigkeit. Die Aufgabe ist Teil der Untergruppe Alertness.
- **VIG2 – Vigilanz:** Dem Trainierenden werden Gegenstände auf einem Fließband präsentiert, die auf Übereinstimmung mit einem bestimmten Musterobjekt überprüft und gegebenenfalls aussortiert werden müssen. Die Aufgabe trainiert die Fähigkeit, die Aufmerksamkeit über längere Zeit hinweg aufrechtzuerhalten (Daueraufmerksamkeit).

- **SUSA – Daueraufmerksamkeit:** Der Trainierende soll in der Rolle als Qualitätsüberwacher eines Fertigungsbandes Produkte auf dem Band mit dem Original abgleichen und fehlerhafte Produkte aussortieren.
- **SPOT – Raumoperationen 2:** Dem Trainierenden werden zwei Felder präsentiert. In verschiedenen Aufgaben muss er die Position, den Winkel, die Relation oder die Größe zweier Objekte miteinander vergleichen. Die Aufgabe trainiert die visuell-räumliche Aufmerksamkeit und die Fähigkeit zum räumlichen Vorstellungsvermögen; sie fällt in die Untergruppe visuell-räumliche Aufmerksamkeit.
- **VR01 – Flächenoperationen:** Es werden verschiedene Objekte in einer Matrix präsentiert. Der Trainierende muss die Objekte mit einem Referenzobjekt vergleichen und das identische Objekt identifizieren. Die Objekte in der Matrix sind gegenüber dem Referenzobjekt gedreht. Die Aufgabe trainiert die Wahrnehmung von Lagebeziehungen und gehört zur Untergruppe visuell-räumliche Aufmerksamkeit.
- **RO3D – Raumoperationen 3D:** Es werden 3–6 Objekte gezeigt, die der Trainierende mit einem Referenzobjekt vergleichen und das identische Objekt identifizieren muss. Alle Objekte können dreidimensional betrachtet und auf dem Bildschirm gedreht werden. Die Aufgabe trainiert das räumliche Vorstellungsvermögen. Die Aufgabe gehört zur Untergruppe visuell-räumliche Aufmerksamkeit.
- **KONS – visuokonstruktive Fähigkeiten:** Zu Beginn wird dem Trainierenden ein Bild gezeigt, dass danach in Einzelteile zerlegt wird. Diese soll der Trainierende anschließend rekonstruieren. Die Aufgabe trainiert die visuelle Rekonstruktion von Bildern und gehört zur Untergruppe visuell-räumliche Aufmerksamkeit.
- **RIGS – visuelle Aufmerksamkeit:** Der Trainierende hat die Auswahl aus drei Modulen. Bei dem Modul „Bilder lesen" wird ein Wort gesucht, wobei einzelne Buchstaben durch Bilder ersetzt werden. Bei dem Modul „Geheimschrift" wird jedem Buchstaben des Alphabets ein Bild zugeordnet. Im Anschluss wird ein Wort mit Hilfe dieser Bilder präsentiert. Beim Modul „Spaghetti lesen" werden Buchstaben wild präsentiert. Pfeile mit Nummern kennzeichnen die Reihenfolge, wie die Buchstaben zu lesen sind, sodass sich ein Wort ergibt. Die Module trainieren die Wahrnehmungsgenauigkeit, serielle Leseprozesse, Konzentration und die Steuerung der Blickbewegung.
- **AUFM – Aufmerksamkeit und Konzentration:** Das Training basiert auf dem Prinzip des Mustervergleichs. Der Trainierende soll in einer Matrix von Bildern jenes herausfinden, das exakt dem „Vergleichsbild" entspricht. Die Aufgabe trainiert die selektive Aufmerksamkeit.
- **GEAU – Geteilte Aufmerksamkeit:** Bei diesem Aufmerksamkeitstraining sind – wie im Alltag häufig gefordert – mehrere Sachverhalte simultan zu beachten. Wie ein Lokführer soll der Trainierende den Führerstand einer Lokomotive überwachen, die Geschwindigkeit regulieren und während der Fahrt auf unterschiedliche Signale reagieren.
- **GEA2 – Geteilte Aufmerksamkeit 2:** Der Trainierende hat beim Autofahren mehrere Aufgaben gleichzeitig zu erfüllen: die vor ihm vorbeiziehende Landschaft und das Armaturenbrett des Autos aufmerksam zu beobachten sowie auf akustische Informationen differenziert zu reagieren.

- **CogniPlus®**
  - **ALERT – Alertness:** Der Trainierende hat die Aufgabe, mit einem Motorrad durch eine kurvenreiche Straße zu fahren und rechtzeitig auf Hindernisse zu reagieren. Die Aufgabe trainiert die Fähigkeit, die Aufmerksamkeitsintensität kurzfristig zu erhöhen und aufrechtzuerhalten. Die Aufgabe gehört zur Untergruppe Aufmerksamkeitsintensität.
  - **VIG – Vigilanz:** Der Trainierende fährt mit einem Fahrzeug über eine gerade Landstraße. Er muss rechtzeitig reagieren, wenn ihn ein Auto überholt und abbremst. Die Aufgabe trainiert die Fähigkeit, die Aufmerksamkeit unter monotonen Reizbedingungen über längere Zeit aufrechtzuerhalten. Die Aufgabe gehört zur Untergruppe Aufmerksamkeitsintensität.
  - **DIVID – geteilte Aufmerksamkeit:** Der Trainierende soll gleichzeitig verschiedene Kontrollmonitoren an einem Flughafen beobachten und rechtzeitig auf Schäden oder Lautsprecheransagen reagieren. Die Aufgabe trainiert die Fähigkeit, verschiedene Aufgaben simultan zu erledigen. Die Aufgabe gehört zur Untergruppe Aufmerksamkeitsselektivität.
  - **FOCUS – fokussierte Aufmerksamkeit:** Der Trainierende fährt mit einem Boot durch eine afrikanische Landschaft. Die Aufgabe besteht darin, auf relevante Reize rechtzeitig zu reagieren, ohne sich von anderen Reizen ablenken zu lassen. Die Aufgabe trainiert die Fähigkeit, bei einer hohen Dichte an Stimuli lediglich auf relevante Stimuli zu reagieren. Die Aufgabe gehört zur Untergruppe Aufmerksamkeitsselektivität.
  - **SELECT – selektive Aufmerksamkeit:** Der Trainierende fährt mit einem Wagen durch einen Tunnel und muss auf relevante visuelle und akustische Reize reagieren. Die Aufgabe trainiert die Fähigkeit, auf relevante Reize zu reagieren und falsche Reaktionen zu unterdrücken. Die Aufgabe gehört zur Untergruppe Aufmerksamkeitsselektivität.

11.2.2 Training von Aufmerksamkeit und Konzentration auf Papier- und Bleistiftbasis

- **Therapiemanuale für die neuropsychologische Rehabilitation**

Kulke (2007) stellt im Kapitel „Therapie der Aufmerksamkeit" eine Reihe von Übungsvorlagen auf Papier- und Bleistiftbasis vor. Diese haben im Vergleich zu computerbasierten Trainings den Vorteil, dass die Aufgaben in einem eigenen Bearbeitungstempo und ortsungebunden durchgeführt werden können. Es existieren Übungen zu den verschiedenen Subdomänen Alertness (Wachsamkeit), selektive und geteilte Aufmerksamkeit sowie Vigilanz.

Im Folgenden werden einige Übungsvorlagen exemplarisch vorgestellt.

- **Zahlenmuster suchen:** Der Patient soll Zahlenblöcke nach dem Auftreten eines bestimmten Zahlenmusters durchsuchen.
- **Durchstreichaufgabe:** Der Patient soll in einer Zahlenmatrix die Ziffern 8, 3, 5 durchstreichen und zeilenweise die Anzahl der durchgestrichenen Ziffern notieren.
- **Symbole zuordnen:** Dem Patienten wird eine Matrix an Symbolen präsentiert. Jedem Symbol ist ein bestimmter Buchstabe zugeordnet. Der Patient soll die Wörter identifizieren, die sich in der Symbolmatrix befinden.

- **Falsch zusammengesetzt:** Es werden Wörter präsentiert, deren Vokale vertauscht wurden. Die Aufgabe ist, die korrekten Wörter zu notieren.
- **Doppelt:** Es werden 13 Kreise mit Buchstaben oder Zahlen präsentiert. Der Patient muss innerhalb der Kreise diejenigen Buchstaben oder Zahlen identifizieren, die doppelt vorhanden sind.
- **Buchstaben:** Der Patient soll aus einem Wirrwarr an Buchstaben unterschiedlicher Größe und Schriftart die Buchstaben A, E, G, I und K identifizieren.
- **Bilderschrift:** Es wird das Alphabet einer Bilderschrift präsentiert, auf dessen Basis ein Brief entschlüsselt werden soll.
- **Aufeinanderfolgende Zahlen:** Es sollen Zahlengruppen aus drei aufeinanderfolgenden Zahlen gefunden werden, die gemeinsam die Summe 17 ergeben.
- **Zahlenmatrix:** In einer Zahlenmatrix sollen diejenigen Zahlen markiert werden, die entweder um 5 kleiner oder um 4 größer sind als die vorangegangene Zahl.

11.3 Training der exekutiven Funktionen

Defizite in den exekutiven Funktionen schränken häufig das Ausführen von alltagsrelevanten Dingen ein, z. B. bei planerischen Handlungen wie dem Einkauf. Welche komplexen kognitiven Leistungen selbst bei einfachen Alltagsaufgaben erforderlich sind, ist den Betroffenen in der Regel nicht bewusst – dazu gehört die Antizipation von Handlungen, das Planen, das zielgerichtete Durchführen von Handlungen und deren Überwachung (Müller et al. 2008).

Ziel des Trainings der exekutiven Funktionen ist es, die grundlegenden kognitiven Prozesse zu fördern und die Funktionsfähigkeit im Alltag zu verbessern. Die Trainingsprogramme umfassen in der Regel verschiedene Problembereiche wie divergentes Denken, Handlungsplanung, induktives und deduktives Denken, Anpassung an soziale Regeln und Funktionen des Arbeitsgedächtnisses. Es können entweder gezielte Übungen zu einzelnen Teilfunktionen trainiert oder allgemeine Strategien vermittelt werden (Genal 2007).

11.3.1 Training der exekutiven Funktionen am PC

- **CogPack®**

Das Trainingsprogramm CogPack® führt keine explizite Kategorie zum Training von Exekutivfunktionen, jedoch sind die folgenden Aufgaben aus Sicht der Autoren dafür geeignet.
- **Logik_a/_b:** Die Aufgabe besteht aus verschiedenen Bereichen. Der Trainierende soll u. a. abstrakte Mengen vergleichen, regelhaft angeordnete Zeichen vervollständigen oder Logikaufgaben nach dem Prinzip „und/oder" lösen. Die Aufgabe stammt aus der Kategorie „Zahlen/Rechnen/Logik" und trainiert schlussfolgerndes Denken und das Erkennen von Regeln.
- **Waage:** Eine Waage ist durch Anhängen möglichst weniger Gewichte ins Gleichgewicht zu bringen. Die Aufgabe stammt aus der Kategorie „Zahlen/Rechnen/Logik" und trainiert die Planungsfähigkeit.

- **Punkt um Punkt:** Es sollen nummerierte Punkte nach angegebenen Regeln per Mausklick verbunden werden. Die Unteraufgaben e), f), g) und h) trainieren die Flexibilität bei der Anwendung von Regeln. Die Aufgabe stammt aus der Kategorie „Konzentration".
- **Geld:** Es werden realitätsnahe Geldaufgaben geübt (z. B. bezahlen, herausgeben oder Rückgeld prüfen). Die Aufgabe stammt aus der Kategorie „Zahlen/Rechnen/Logik" und trainiert schlussfolgerndes Denken.
- **Reihe:** Der Trainierende soll eine Reihe regelhaft angeordneter Zeichen nach erkennender Regel fortsetzen. Die Aufgabe stammt aus der Kategorie „Zahlen/Rechnen/Logik" und trainiert schlussfolgerndes Denken.
- **Teile Linien:** Es sollen Linien in variabler Lage und Länge in eine vorgegebene Anzahl an Teilen unterteilt werden. Die Aufgabe stammt aus der Kategorie „Zahlen/Rechnen/Logik" und trainiert die Planungsfähigkeit.
- **Teile Torte:** Der Trainierende soll eine Torte in eine vorgegebene Anzahl an gleichgroßen Stücken teilen. Die Aufgabe stammt aus der Kategorie „Zahlen/Rechnen/Logik" und trainiert die Planungsfähigkeit.
- **Labyrinthe:** Der Trainierende soll ein Zufallslabyrinth mit nur einem Lösungsweg und einem Ausgang durchlaufen. Die Aufgabe stammt aus der Kategorie „Auffassung" und trainiert die Fähigkeit zum Planen und Problemlösen.
- **Prozent:** Es soll eingeschätzt werden, wie viel Prozent eines Rechtecks mit bestimmten Farben oder Mustern gefüllt sind. Die Aufgabe stammt aus der Kategorie „Zahlen/Rechnen/Logik" und trainiert die Planungsfähigkeit.
- **Begriffe:** Aus mehreren Begriffen soll das zusammenhängende Begriffsfeld erkannt werden. Die Aufgabe stammt aus der Kategorie „Wort und Sprache" und trainiert schlussfolgerndes Denken.
- **Bezirke:** Es handelt sich um eine Planungsaufgabe zur Optimierung von Bezirksgrenzen. Die Aufgabe stammt aus der Kategorie „Zahlen/Rechnen/Logik" und trainiert die Fähigkeit zum Planen und Problemlösen.
- **Wirrwarr:** Die Aufgabe stammt aus der Kategorie „Zahlen/Rechnen/Logik" und trainiert die Fähigkeit, Regeln und Konzepte zu finden. Sie besteht aus drei Aufgabenarten:
  - Der Teilnehmende soll eine Figur mit Tasten reproduzieren, wobei er die Tastenfunktionen selbst finden muss.
  - Es sollen Worte eines Kurztextes geordnet werden. Die Funktionen und Regeln der Tasten sollen per Versuch herausgefunden werden.
  - In einem Puzzle sollen die rechteckigen Ausschnitte solange getauscht werden, bis das Bild stimmt.

- **Fresh Minder®**
- **Würfel zählen:** Die Anzahl der Würfel, aus denen komplexe Anordnungen bestehen, soll bestimmt werden. Die Aufgabe fordert räumlich-konstruktive Leistungen, visuell-räumliches Arbeitsgedächtnis und Raumwahrnehmung (Fresh Minder 2).
- **Ballonlandung:** Ein Heißluftballon soll möglichst präzise auf eine Zielplattform gesteuert werden. Windstärke und Landegeschwindigkeit variieren leistungsabhängig. Planung und Flexibilität sind angesagt (Fresh Minder 2).

- **Mosaik:** Ein durcheinander gewürfeltes Mosaik soll geordnet werden. Die mehrfarbigen Mosaiksteine sollen immer so gedreht werden, dass die Felder der gleichen Farbe aufeinanderstoßen. Die Aufgabe trainiert vor allem logisches Denken und visuokonstruktive Fähigkeiten (Fresh Minder 3).
- **Navigation:** Der Patient soll einen Käfer über ein Spielfeld steuern, wobei er die Perspektive des Käfers auf seine Steuerkommandos übertragen soll. Die Aufgabe trainiert die Fähigkeit zum Perspektivenwechsel und zu visuellen Raumoperationen (Fresh Minder 3).
- **Schrittfolge:** Bei dieser Aufgabe müssen die einzelnen Teilschritte einer Tätigkeit in eine sinnvolle Reihenfolge gebracht werden. Die Aufgabe trainiert logisches Denken (Fresh Minder 3).

- **RehaCom®**
- **AKTI – Geistige Aktivierung:** In zufälliger Reihenfolge werden Aufgaben aus verschiedenen Wissensgebieten gestellt. Zur Lösung der Aufgabe ist oft ein Prozess des Nachdenkens, der Betrachtung von allen Seiten, der Hinterfragung von Wissen und oft auch das Gespräch mit dem Therapeuten oder einem Trainingspartner notwendig. Um das Training abwechslungsreich zu gestalten, werden Fragen aus verschiedenen Gebieten gestellt: Alltag, deutsche Sprache, Rätsel, Sprichwörter, Geografie, Biologie, Überordnung, Unterordnung usw. Die Aufgabe trainiert verschiedene Komponenten der kognitiven Leistungsfähigkeit.
- **PLAN – Plan a holiday:** Die Aufgabe besteht darin, einen Plan von Erledigungen in optimaler Reihenfolge umzusetzen. Dazu erscheint ein Wegplan mit Gebäuden, welche nacheinander aufgesucht und in einen Terminkalender eingetragen werden sollen. Der Patient muss dabei Prioritäten einzelner Aufgaben, Wegzeiten und Maximierung der Auftragserledigungen einbeziehen. Die Aufgabe verbessert die Fähigkeit zur Umsetzung alltagsnaher Tagespläne und trainiert basale bis komplexe kognitive Fähigkeiten.
- **EINK – Einkauf:** Auf einem Zettel sind Artikel aufgelistet, die in einem Supermarkt eingekauft werden sollen. Ab einem bestimmten Schwierigkeitsniveau werden zusätzliche Anforderungen an das rechnerische Denken gestellt. Es wird für den Einkauf ein gewisser Geldbetrag vorgegeben und die Artikel sind mit Preisen versehen. Der Patient muss entscheiden, ob genug Geld für den Einkauf vorhanden ist oder nicht. Ziel des Trainings ist die Verbesserung eines planmäßigen Vorgehens und einfacher Formen der Konzeptbildung in konkreten Situationen.
- **LODE – Logisches Denken:** Aus einer Matrix an Symbolen muss der Patient das Symbol heraussuchen, das eine vorgegebene Reihe logisch fortsetzt. Die Aufgabe trainiert die Fähigkeit des schlussfolgernden Denkens.
- **CALC – Rechentraining:** Das Rechentraining verfügt über eine Vielzahl arithmetischer Aufgaben in mehreren Schwierigkeitsgraden, wie sie dem Patienten auch im Alltag häufig begegnen (z. B. der Umgang mit Geld). Je nach Art der Störung können einfachere Mengen- oder Größenvergleiche bis hin zu komplexeren Divisionsaufgaben trainiert werden. Die Aufgabe verbessert die rechnerischen Fähigkeiten.
- S. auch Aufgabe **WOME** aus dem Bereich Arbeitsgedächtnis (► Abschn. 11.1.1, RehaCom®)

- **CogniPlus®**
  - **HIBIT – Response Inhibition:** Der Trainierende muss Briefe/Pakete möglichst schnell und genau abfertigen, wobei er auf verschiedene Hinweisreize (z. B. das Vorhandensein einer Briefmarke) achten muss. Die Aufgabe trainiert die Fähigkeit, ungewollte Reaktionen zu unterdrücken.
  - **PLAND – Planungs- und Handlungskompetenz:** Der Trainierende soll einen Tagesplan in möglichst optimaler Reihenfolge umsetzen, wobei ihm eine Liste mit Aufgaben sowie ein Stadtplan vorgegeben wird. Der Trainierende soll eine Strategie entwickeln, um die Termine möglichst effizient zu erledigen. Die Aufgabe trainiert die Planungsfähigkeit in möglichst realitätsnahen Szenarien.
  - Siehe auch Aufgaben **CODING, DATEUP, NBACK, VISP** aus dem Bereich Arbeitsgedächtnis (▶ Abschn. 11.1.1, CogniPlus®).

11.3.2 Training der exekutiven Funktionen auf Papier- und Bleistiftbasis

- **Therapiemanual für die neuropsychologische Rehabilitation**

Die „Therapie exekutiver Funktionen" nach Genal (2007) unterteilt das Trainingsprogramm in drei Komponenten, um die Breite exekutiver Dysfunktionen abzudecken:
- divergentes Denken,
- Handlungsplanung, induktives und deduktives Denken sowie Anpassung an soziale Regeln und
- Funktionen des Arbeitsgedächtnisses.

Das Trainingsprogramm umfasst insgesamt 15 Module (Therapietage). In jedem Modul werden Übungen einer jeden Komponente durchgeführt, wobei die Bearbeitungszeit zeitlich definiert ist. Jedes Modul enthält eine ca. 10-minütige Übung aus dem Bereich deduktives Denken, eine ca. 35-minütige Aufgabe zu einem der Themen der zweiten Komponente (Handlungsplanung, induktives Denken, deduktives Denken oder soziale Regeln) sowie eine ca. 5-minütige Übung zum Arbeitsgedächtnis.

Im Folgenden sollen einige Übungen aus jeder Komponente exemplarisch dargestellt werden.

- **1. Komponente: Divergentes Denken**
  - Es soll ein Bild aus 16 Streichhölzern in vier gleich große Quadrate zerlegt werden, indem jedoch nur vier Streichhölzer verändert werden dürfen.
  - Es sollen alternative Verwendungszwecke für Alltagsgegenstände gefunden werden, ohne den Gegenstand dabei zu beschädigen.

- **2. Komponente: Handlungsplanung, deduktives Denken, induktives Denken, soziale Regeln**
  - Es soll ein Zeitplan für eine Liste zu erledigender Dinge erstellt werden (Themenblock: Handlungsplanung).
  - Es sollen Aufgaben nach dem Schema „A ist größer als B und C, die beide größer sind als X. Wer ist am größten?" gelöst werden (Themenblock: deduktives Denken).

- Es soll jeweils ein passender Oberbegriff zu drei vorgegebenen Begriffen gefunden werden (Themenblock: induktives Denken).
- Es sollen Fragen nach dem Schema „Wann wäre es sozial angemessen, wann unangemessen, … zu tun?" diskutiert werden (Themenblock: soziale Regeln).

■ ■ 3. Komponente: Arbeitsgedächtnis

- Es sollen Begriffe nach einem vorgegebenen Kriterium (z. B. alphabetisch, nach Gewicht, nach Größe etc.) sortiert werden. Im Anschluss soll anhand von Fragen ein Ort, eine Persönlichkeit, ein Gegenstand etc. erraten werden.

■ „Dann mache ich mir einen Plan!"

Der Trainingsleitfaden „Dann mache ich mir einen Plan!" von Müller et al. (2008) beschränkt sich auf das Training des planerischen Denkens als zentrale Komponente der Exekutivfunktionen. Planerisches Denken ist von hoher Relevanz für verschiedene Aufgaben im Alltag und begegnet einem in unterschiedlichen Komplexitätsgraden.

Ziel des Trainings ist die Vermittlung hilfreicher Strategien und die Bereitstellung von Übungsaufgaben in unterschiedlichen Schwierigkeitsstufen. Insgesamt umfasst das Training 6 Level mit jeweils 10 Aufgaben. In allen Schwierigkeitsstufen erhält die Person eine Instruktion und soll Fragen zu einer Textaufgabe beantworten. Je nach Level variieren die Anforderungen, die nötig sind, um die Fragen zu beantworten. Die Übungen sind alltagsnah gestaltet und erfordern meist die Übernahme organisatorischer Aufgaben für fiktive Personen.

Beispiel

Zum Beispiel werden eine Beschreibung einer Person (Herr Knuth, Angestellter), seiner Aufgaben (bis spätestens 12 Uhr Ausarbeiten eines Vertrages, Tabellenkalkulation vor Kundenbesuch, Besuch der Druckerei nach der Lohnabrechnung etc.) sowie deren zeitliche Dauer (30 min) angegeben.

- Wie sieht die optimale Planung des Vormittags von Herr Knuth aus? Bitte erstellen Sie einen tabellarischen Zeitplan.

■ „Handeln lernen" – neuropsychologische Therapie bei dysexekutivem Syndrom

Das Manual „Handeln lernen" von Pechtold und Jankowski (2000) hat die Förderung der Planungs- und Handlungsfähigkeit zum Ziel. Die einzelnen Aufgaben haben jeweils unterschiedliche Schwerpunkte aus 8 Bereichen:

- Aufbau von Ideen und Förderung von Einfallsreichtum,
- Problemanalyse,
- Erarbeitung von Handlungsschritten und deren zeitliche Sequenzierung,
- Verminderung von Ablenkbarkeit und Perseverationsneigung,
- Erkennen von Wesentlichem,
- Erkennen und Einhalten von sozialen Regeln,
- Förderung von Kritik- und Umstellfähigkeit,
- komplexe Planung.

Vor dem Training sollte abgeklärt werden, welche Bereiche und in welcher Reihenfolge diese trainiert werden sollen.

Im Folgenden werden die einzelnen Aufgabentypen kurz erläutert.

▪▪ Aufgabentyp 1: Aufbau von Ideen und Förderung von Einfallsreichtum

Dieser Bereich fördert die Fähigkeit zum divergenten Denken. Die Aufgaben sind so aufgebaut, dass sich die Person möglichst viele Lösungsmöglichkeiten überlegen soll, ohne dabei die Instruktion aus den Augen zu verlieren. Viele Patienten haben Schwierigkeiten, von einmal eingeschlagenen Lösungsmustern abzuweichen.

Beispiel: Was befindet sich alles in einer Reiseapotheke? (Bild wird gezeigt)

▪▪ Aufgabentyp 2: Problemanalyse

In diesem Bereich sollen Personen lernen, Probleme zu lösen, indem sie gezielt Informationen dazu sammeln. Unter anderem wird trainiert, wie Fragen möglichst präzise und effizient gestellt werden können oder welche Gemeinsamkeiten Wortpaare wie beispielsweise Linzertorte-Sacher haben.

▪▪ Aufgabentyp 3: Erarbeitung von Handlungsschritten und deren zeitliche Sequenzierung

Dieser Bereich fördert die Fähigkeit, Handlungsschritte zu planen und in die richtige Reihenfolge zu bringen, um einen Ist-Zustand in einen Soll-Zustand zu überführen. Die Aufgaben variieren in dem Ausmaß, in dem die einzelnen Handlungsschritte vorgegeben werden. Personen lernen, auch kleine Zwischenschritte in der Handlungsplanung einzubeziehen, um dennoch möglichst effizient zum Ziel zu kommen.

Beispiel: Nummerieren Sie alle Abläufe, die dazugehören, die Wäsche zu versorgen, in der richtigen Reihenfolge.

▪▪ Aufgabentyp 4: Verminderung von Ablenkbarkeit und Perseverationsneigung

In diesem Bereich müssen Aufgaben bearbeitet werden, bei denen jeweils mehrere Handlungsstränge zu beachten sind, um eine vorangegangene Handlung nicht über der Erledigung einer neuen Handlung zu vergessen.

Beispiel: Suchen von Buchstaben von A–Z nach alphabetischer Reihenfolge.

▪▪ Aufgabentyp 5: Erkennen von Wesentlichem

Die Aufgaben sollen dabei helfen, gedankliche Assoziationen zu kontrollieren und das Wesentliche einer Aufgabe zu erkennen.

Beispiel: Liste von Objekten auswählen, die für einen Besuch im Freibad notwendig sind

▪▪ Aufgabentyp 6: Erkennen und Einhalten von sozialen Regeln

Dieser Bereich soll dabei helfen, spontane Reaktionen zu kontrollieren und an die gegebenen Situationen anzupassen.

Beispiel: Stellen Sie sich vor, eine Freundin zeigt Ihnen ihr gerade geborenes Baby. Wie reagieren Sie? Was antworten Sie der betreffenden Person?

▪▪ Aufgabentyp 7: Förderung von Kritikfähigkeit und Umstellfähigkeit

In diesem Bereich sollen Personen lernen, ihre Handlungsergebnisse nochmal zu überprüfen und gegebenenfalls zu korrigieren. Es soll Kritikfähigkeit und Arbeitsgenauigkeit gefördert werden.

Bespiel: Sinn einer Frage soll trotz Umstellung erhalten bleiben.

▪▪ Aufgabentyp 8: Komplexe Planung

Dieser Bereich fordert Personen auf, bisher gelernte Strategien selbständig anzuwenden.

▪ Kognitive Therapie bei Störungen der Exekutivfunktionen

Mithilfe des Manuals von Müller et al. (2004) und den darin enthaltenen Aufgaben sollen drei Subkomponenten der Exekutivfunktionen verbessert werden: Arbeitsgedächtnis, kognitive Flexibilität und Planungsfähigkeit. Im Folgenden werden die jeweiligen Aufgaben kurz vorgestellt.

▪▪ Subkomponente Arbeitsgedächtnis

Während bei den einfacheren Aufgaben lediglich Zahlenreihen mit zwei Ziffern berechnet werden müssen, setzen sich die komplexeren Aufgaben aus Zahlenreihen mit drei Ziffern zusammen.

Zunächst wird mit einfachen Additions- und Substraktionsaufgaben begonnen. Erst nach erfolgreicher Lösung dieser wird eine Kombination aus Additions-, Substraktions- und Multiplikationsaufgaben vorgelegt. Dabei werden zuerst Aufgaben ohne Regelwechsel mit zwei Ziffern gegeben und anschließend mit drei. Wenn der Aufgabenkomplex ohne Regelwechsel erfolgreich abgeschlossen wurde, bietet sich die Durchführung des Aufgabenkomplexes mit Regelwelchsel an.

▪▪ Subkomponente kognitive Flexibilität

Bei den drei Aufgaben zur verbalen Flüssigkeit sollen innerhalb einer bestimmten Zeit zur jeweiligen Vorgabe möglichst viele Worte gefunden werden. Alternativ kann die Anzahl an zu produzierenden Mustern oder Wörtern vorgegeben werden. In der Aufgabe „Buchstabenpuzzle" sollen aus den Buchstaben eines Wortes möglichst viele neue Wörter generiert werden. Dabei ist die Möglichkeit zur Bildung neuer Wörter durch die Vorgabe bestimmter Buchstaben beschränkt. In der einfacheren Variante dürfen die Buchstaben beliebig häufig genutzt werden, in der schwereren dürfen die Buchstaben des Ausgangswortes jeweils nur einmal verwendet werden. Abgerundet wird dieser Aufgabenkomplex durch Aufgaben zur figuralen Flüssigkeit, im Rahmen derer innerhalb einer bestimmten Zeit möglichst viele Muster generiert werden.

▪▪ Subkomponente Planungsfähigkeit

Die Patienten sollen in der Rolle einer fiktiven Person oder Organisation eine optimale Tagesplanung gestalten, indem verschiedene Termine in eine sinnvolle zeitliche und lückenlose Reihenfolge gebracht werden. Dabei wird zwischen festen und variablen Terminen unterschieden. Bei den schwierigen Aufgaben müssen zudem Wegzeiten berücksichtigt werden. Insgesamt gibt es sechs unterschiedliche Schwierigkeitsstufen, die sich jeweils aus zwei Beispielen zusammensetzen.

11.4 Training der Informationsverarbeitungsgeschwindigkeit

Eine Verlangsamung der Informationsverarbeitungsgeschwindigkeit ist mit dem zunehmenden Alter assoziiert (Lemke und Zimprich 2005). Einige psychiatrische Patienten, die an einer Psychose oder einer affektiven Störung leiden, zeigen ebenfalls eine Verlangsamung der Informationsverarbeitungsgeschwindigkeit. Psychotrope Medikation kann diese zusätzlich negativ beeinflussen. Aus diesen Gründen ist das Training der Informationsverarbeitungsgeschwindigkeit in der Psychiatrie relevant. In der Regel werden die Übungen für das Training der Informationsverarbeitungsgeschwindigkeit computerisiert durchgeführt. Diese beinhalten das Erkennen von Stimuli sowie deren Diskrimination und Lokalisation (Ball et al. 1988, 2002; Sekuler und Ball 1986). Das Hauptziel ist die Verbesserung der kognitiven Verarbeitungsgeschwindigkeit (und nicht primär der psychomotorischen Reaktion), sodass der Trainierende zunehmend mehr und komplexere Information innerhalb einer kürzeren Zeit verarbeiten kann. In der Praxis hat sich gezeigt, dass es nur wenige bis gar keine Aufgaben gibt, die ausschließlich die Verarbeitungsgeschwindigkeit trainieren (Ball et al. 2007).

11.4.1 Training der Informationsverarbeitungsgeschwindigkeit am PC

- **CogPack®**
  - **Reaktion:** Die Aufgabe stellt eine Abwandlung klassischer Reaktionstests dar. Der Trainierende soll auf ein bestimmtes Wort, Bild oder Zeichen in einer Folge zufällig wechselnder Stimuli per Tastendruck möglichst schnell reagieren.
  - **Tasten:** Auf Vorgabe eines bestimmten Zeichens soll der Trainierende eine bestimmte Taste oder Tastenkombination möglichst schnell drücken.
  - **Stoppen_a/_d:** In dieser Aufgabe soll eine Analog- bzw. Digitaluhr bei einer vorgegebenen Zufallszeit gestoppt werden.
  - **UFOS:** Der Trainierende soll UFOs abfangen, die aus zufälligen Richtungen einfliegen.
  - **SPRINGBALL:** Bälle, die aus verschiedenen Richtungen einfliegen, sollen mit einem brettartigen Schläger abgefangen werden.
  - **Sterntaler:** Der Trainierende soll fallende Sterntaler fangen, wobei möglichst schnell die Stellen zu finden sind, an denen besonders viele Taler fallen.

Die folgenden Aufgaben sind in CogPack® nicht explizit unter der Kategorie „Reaktion" aufgeführt, können aber aus Sicht der Autoren auch als Training der Informationsverarbeitungsfähigkeit verwendet werden.

- **Vergleiche:** Es wird eine Serie an Bildpaaren präsentiert (Worte, Zahlen, Zeichen), die jeweils möglichst rasch auf Gleichheit zu prüfen sind. Die Aufgabe stammt aus der Kategorie „Konzentration".
- **Punkt um Punkt:** Es sollen nummerierte Punkte nach angegebenen Regeln per Mausklick verbunden werden. Die Unteraufgaben a, b, c und d erfordern die Anwendung einfacher Regeln und trainieren die Informationsverarbeitungsgeschwindigkeit. Die Aufgabe stammt aus der Kategorie „Konzentration".

- **Fresh Minder®**
- **Soundmix:** Der Trainierende muss möglichst schnell entscheiden, ob das gezeigte Bild zu dem eingespielten Geräusch passt. Die Aufgabe trainiert die Verarbeitungsgeschwindigkeit sowie die akustische Wahrnehmung (Fresh Minder 3).
- **Wahlweise:** Der Trainierende sieht Bilder und muss Fragen zu deren Inhalt beantworten nach dem Schema: „Zeigt das Bild X oder Y?". Ertönt ein akustisches Signal, so muss der Trainierende das Bild ignorieren und seine Antwort unterdrücken. Die Aufgabe trainiert die Verarbeitungsgeschwindigkeit und fördert die Fähigkeit zur Impulskontrolle (Fresh Minder 3).
- **Würfel-Mix:** Der Trainierende soll die Augen aller Würfel nach bestimmten Zählregeln zusammenzählen. Die Aufgabe trainiert einen breiten Bereich kognitiver Fähigkeiten, unter anderem die Verarbeitungsgeschwindigkeit (Fresh Minder 3).
- Siehe auch Aufgaben **Kopfrechnen** aus dem Bereich Gedächtnis (▶ Abschn. 11.1.1, Fresh Minder®), **Buchstabenpaare suchen, Symbole suchen, Aufgabenwechsel, Doppelspiel, Steinhagel** aus dem Bereich Aufmerksamkeit und Konzentration (▶ Abschn. 11.2.1, Fresh Minder®) und **Navigation** aus dem Bereich exekutive Funktionen (▶ Abschn. 11.3.1, Fresh Minder®).

- **RehaCom®**

Die folgenden Aufgaben sind jene, die primär verschiedene Aufmerksamkeitskomponenten trainieren sollen. Nach Auffassung der Herausgeberinnen eignen sich die einfacheren Aufgaben mit weniger komplexeren Anforderungen durchaus für ein Training der Verarbeitungsgeschwindigkeit. Mit zunehmender Schwierigkeit rückt jedoch die reine Verarbeitungsgeschwindigkeit in den Hintergrund, sodass es vordergründig um die Verbesserung der Aufmerksamkeitsprozesse geht. Dies bitten wir zu berücksichtigen.

- **ALTA – Alertness:** So schnell wie möglich die Antworttaste drücken (= bremsen), sobald ein Auslösereiz (Fahrzeuge, Tiere, Personen) erscheint.
- **REVE – Reaktionsverhalten:** So schnell wie möglich die jeweils zugeordnete Taste innerhalb eines Zeitintervalls drücken, sobald das Objekt (Verkehrsschild) erscheint – hier sollten lediglich die Aufgaben zur Einfachwahlreaktionen auf optische Reize trainiert werden.
- **VIG2 – Vigilanz 2:** Am Fließband falsche Objekte (unterscheiden sich in einem oder mehreren Details vom Musterobjekt) entfernen.
- **SUSA – Daueraufmerksamkeit:** Fertigungsband in einer Fabrik; Aussortieren von nicht übereinstimmenden Objekten.
- **AUFM – Aufmerksamkeit und Konzentration:** Auf dem Bildschirm dargebotenes Bild mit Objekt in einer Matrix vergleichen und das exakt übereinstimmende identifizieren – hier sind die Aufgaben mit 3er-Matrizen (maximal 6er-Matrizen) und klarer Differenzierung der Objektdetails zu verwenden.
- **GEAU – Geteilte Aufmerksamkeit:** Gleichzeitige Berücksichtigung vom Monitor des Lokführerstands (Informationen im Führerstand) und der Fahrstrecke (Signale und Objekte auf und an der Strecke).
- **GEA2 – Geteilte Aufmerksamkeit 2:** Als PKW-Fahrer auf 3 visuelle (Armaturenbrett, Landschaft/Verkehrsumgebung und Rückspiegel) und 2 akustische (Navi, Radio) reagieren, dabei zwischen relevanten und irrelevanten Reizen unterscheiden.

- **AKRE – Akustische Reaktionsfähigkeit:** Nach der Vorbereitungsphase (Zuordnung von Geräuschen zu bestimmten Tasten) soll der Trainierende so schnell wie möglich auf das Geräusch per Tastendruck reagieren.
- **REA1 – Reaktionsfähigkeit:** Schnellstmöglicher Tastendruck auf visuelle bzw. visuelle und akustische Reize.

Aus dem Modul **Berufliche Integration** sind jene Aufgaben zur Verbesserung der Aufmerksamkeit zu wählen, die gleichzeitig die Arbeitsgeschwindigkeit trainieren.

- CogniPlus®
- **SPEED – Informationsgeschwindigkeit:** Der Trainierende hat drei Szenarien zur Auswahl und kann selbst zwischen den Szenarien wählen. Im ersten Szenario klickt der Trainierende Schiffe bzw. Schmetterlinge in aufsteigender Reihenfolge an. Im zweiten Szenario gilt es für den Trainierenden, bestimmte Waren bzw. Lebensmittel aus Regalen zu sortieren. Im dritten Szenario weicht der Trainierende mit einem Auto bzw. Boot Hindernissen aus.

Literatur

Ball, K., Beard, B. L., Roenker, D. L., Miller, R. L., & Griggs, D. S. (1988). Age and visual search: Expanding the useful field of view. *Journal of the Optical Society of America, 5*(12), 2210–2219.

Ball, K., Berch, D. B., Helmers, K. F., Jobe, J. B., Leveck, M. D., Marsiske, M., et al. (2002). Effects of cognitive training interventions with older adults: A randomized controlled trial. *The Journal of the American Medical Association, 288*(18), 2271–2281, doi: joc21020 [pii].

Ball, K., Edwards, J. D., & Ross, L. A. (2007). The impact of speed of processing training on cognitive and everyday functions. *Journals of Gerontology: SERIES B, 62B*(Special Issue I), 19–31.

Finauer, G., & Keller, I. (2007). Gedächtnistherapie. In G. Finauer (Hrsg.), *Therapiemanuale für die neuropsychologische Rehabilitation* (S. 41–100). Heidelberg: Springer.

Genal, B. (2007). Therapie exekutiver Funktionen. In G. Finauer (Hrsg.), *Therapiemanuale für die neuropsychologische Rehabilitation* (S. 101–214). Heidelberg: Springer.

Kulke, H. (2007). Therapie der Aufmerksamkeit. In G. Finauer (Hrsg.), *Therapiemanuale für die neuropsychologische Rehabilitation* (S. 7–40). Heidelberg: Springer.

Lemke, U., & Zimprich, D. (2005). Longitudinal changes in memory performance and processing speed in old age. *Aging, Neuropsychology, and Cognition, 12,* 57–77.

Müller, S. V., Hildebrandt, H., & Münte, T. F. (2004). *Kognitive Therapie bei Störungen der Exekutivfunktionen. Ein Therapiemanual.* Göttingen: Hogrefe.

Müller, S. V., Harth, S., & Klaue, U. (2008). *„Dann mache ich mir einen Plan!": Arbeitsmaterialien zum planerischen Denken.* Dortmund: Modernes Lernen.

Pechtold, K., & Jankowski, P. (2000). *Handeln lernen – neuropsychologische Therapie bei dysexekutivem Syndrom.* München: Fischer.

Sekuler, R., & Ball, K. (1986). Visual localization: Age and practice. *Journal of the Optical Society of America, 3*(6), 864–867.

Thomas, E. L., & Robinson, H. A. (1982). Improving reading in every class: A source book for teachers. *Reading Psychology, 3,* 285.

Transfer in den Alltag

Marina Bartolovic, Daniela Roesch-Ely und Johanna Kienzle

© Springer-Verlag GmbH Deutschland, ein Teil von Springer Nature 2019
D. Roesch-Ely, K. Baum (Hrsg.), *Kognitives Training bei psychiatrischen Erkrankungen*,
Psychotherapie: Manuale, https://doi.org/10.1007/978-3-662-58182-7_12

12.1 Grundlegendes

In den vergangenen Jahren wird zunehmend die Relevanz eines Transfers der Trainingserfolge in den Alltag der Patienten diskutiert (McGurk et al. 2007; Pfueller et al. 2010). Mit dem Begriff Transfer ist in diesem Fall gemeint, dass die Trainingserfolge nicht auf die (teilweise recht spezifischen) Trainingsaufgaben oder Testaufgaben beschränkt bleiben, sondern dass sich auch im Alltag und im subjektiven Empfinden eine Verbesserung der Funktionsfähigkeit infolge des kognitiven Trainings zeigen sollte. Es zeigt sich verstärkt, dass der Einbezug einer direkten Förderung des Transfers in kognitive Trainingsprogramme für deren Wirksamkeit im Sinne einer Verbesserung der kognitiven Leistungsfähigkeit im Alltag unverzichtbar ist (Wykes et al. 2011). Systematische empirische Untersuchungen zur Frage der optimalen Gestaltung einer solchen Transfersitzung existieren bislang nicht, sodass wir hieraus keine Empfehlungen ableiten können. Da der Transfer der Trainingserfolge in den Alltag der Betroffenen essenziell ist, möchten wir dennoch – in Anlehnung an das Handbuch von Twamley (2011) und auf der Grundlage unserer eigenen Erfahrungen – im Folgenden einige Ideen für die Gestaltung von sogenannten Transfersitzungen im Rahmen eines kognitiven Trainings geben, welche den Transfer in den Alltag aktiv fördern sollen.

12.2 Empfehlungen für die Gestaltung einer Transfergruppe

- **Setting**

Eine Transfersitzung sollte zusätzlich zu den eigentlichen Trainingseinheiten **regelmäßig** und optimalerweise in der **Gruppe** stattfinden. Auf diesem Weg können die Patienten Erfahrungen austauschen und voneinander lernen. Jedoch ist eine Transfersitzung auch im Einzelsetting möglich und sollte in jedem Fall in die Durchführung eines kognitiven Trainings einbezogen werden. Entweder findet wöchentlich eine längere Sitzung zu einem gesonderten Termin – zusätzlich zu den Trainingseinheiten – statt (ca. 50 min) oder direkt im Anschluss an jede Trainingseinheit eine kürzere Sitzung (ca. 30 min).

- **Arbeitsmaterial und Hilfsmittel**

Wir empfehlen außerdem dringend den Einbezug von begleitendem **Arbeitsmaterial**, das der Patient mit nach Hause nehmen und dort weiterbearbeiten und für sich nutzen kann. Es ist eine wertvolle Möglichkeit, den Transfer zu vertiefen, und zwar genau da, wo er wirken soll – eben bei den Patienten zuhause. Es sollte mindestens ein sogenanntes „kognitives Tagebuch" (s. unten) während der gesamten Zeitspanne des Trainings (und bei Bedarf in modifizierter Form auch noch darüber hinaus), in unserem Fall über 5 Wochen hinweg, geführt werden. Wir haben zusätzlich dazu für jede von uns trainierte Domäne (Aufmerksamkeit, Gedächtnis, Planungsfähigkeit, Inhibition) sowohl ein Informationsblatt als auch ein jeweils zweiseitig bedrucktes Übungsblatt erstellt, welche einerseits psychoedukative Elemente und andererseits domänenspezifische Empfehlungen für Trainings- und Kompensationsstrategien im Alltag enthalten. Dadurch wurde es uns möglich, die Psychoedukation und das Strategietraining in den Transfersitzungen zeitlich zu begrenzen und mehr Raum zu haben für die persönlichen

Erfahrungen und individuellen Fragen/Probleme der Teilnehmer sowie Diskussionen der Teilnehmer untereinander.

Das „**kognitive Tagebuch**" ist dafür gedacht, dass der Patient sich immer wieder im Alltag mit seinen kognitiven Einschränkungen, aber auch seinen Stärken und Ressourcen beschäftigt. Es soll insbesondere dazu anregen, Parallelen zwischen Anforderungen in den Trainingsaufgaben und im Alltag zunächst überhaupt bewusst wahrzunehmen und im nächsten Schritt, soweit möglich, aktiv im Training Gelerntes in diesen Bereichen anzuwenden, um die Generalisierung der Lernerfolge und damit den Transfer zu fördern. Das ist vor allem bei sonst mehr implizit angewandten, aber auch bei im Training erlernten (Kompensations-)Strategien von großer Bedeutung. Es wird damit zum einen die Achtsamkeit und Bewusstheit im Zusammenhang mit den eigenen kognitiven Leistungen und Verarbeitungsstilen gefördert. Zum anderen erhöht sich dadurch im Optimalfall aber auch die Selbstwirksamkeit und Trainingsmotivation, sobald sich erste Trainingserfolge einstellen und dann auch in den Alltag übertragen werden können. Ohne solch ein begleitendes Tagebuch kann es auch bei Einbezug von Transfersitzungen – insbesondere bei nur kurzen Einheiten – schnell passieren, dass die Lernerfolge oder Reflexionen kognitiver Strategien auf diese Sitzungen beschränkt bleiben und sich darüber hinaus im Alltag der Betroffenen nicht viel ändert, weil keine oder zu wenig gedankliche Brücken dorthin geschlagen werden.

Es gibt viele Möglichkeiten, ein solches kognitives Tagebuch zu gestalten. Von einer durch den Patienten – nach einleitender Instruktion – gänzlich freien Führung bis hin zu einer durch den Trainierenden vorgegebenen Strukturierung des Tagebuchs ist alles denkbar. Unsere Arbeitsgruppe hat sich für eine semi-strukturierte Variante entschieden, die sich bei der Gestaltung an unseren Trainingsinhalten und am Trainingsverlauf orientiert, aber auch Raum für frei formulierte Beobachtungen und Gedanken des Patienten lässt. Es besteht aus wenigen gefalteten, zusammengehefteten, bedruckten Din-A4-Blättern und wird jede Woche neu ausgegeben. Die Patienten werden dazu angehalten, ihre Tagebücher wöchentlich mitzubringen und für sich zu sammeln, um ggf. auch noch später auf die Inhalte zurückgreifen zu können. Nach Absprache können die Tagebücher aber auch wöchentlich abgegeben werden, damit sich der Trainer einen Überblick verschaffen und individualisiert Rückmeldung zu den Inhalten oder der Führung des Tagebuchs geben kann. Nach Abschluss des Trainings oder direkt nach der Rückmeldung sollte der Trainer das Tagebuch aber wieder zurückgeben.

Unser Tagebuch enthält zur Orientierung für den Trainierenden auf der ersten Seite einen Kurzüberblick über die trainierten kognitiven Domänen und konkrete Beispiele für Alltagsaktivitäten, wo diese gebraucht werden. Auf den folgenden, nach Wochentagen gegliederten Tagebuchseiten werden die Patienten dazu angeregt, ihre im Alltag angewandten Übungen/Strategien niederzuschreiben und zu beurteilen, wie hilfreich die Anwendung in der jeweiligen Situation war. Auch alle sonstigen mit der Kognition in Zusammenhang stehenden Beobachtungen oder Reflexionen im Alltag können dort notiert werden. Außerdem ist ein Stimmungsbarometer in das Tagebuch integriert, mit dem täglich die Stimmung protokolliert werden kann. Zweck ist eine Sensibilisierung für den Zusammenhang zwischen Stimmung und Leistungsfähigkeit. Darüber hinaus sollten die Erfahrungen mit den wöchentlich gegebenen Hausaufgaben aus den Transfersitzungen im Tagebuch niedergeschrieben werden.

Zusätzlich hat sich der Einbezug und die strategische Nutzung eines **Kalenders** (digital im Handy oder in Taschenkalenderform) bewährt. Dies ist vor allem bei solchen Patienten sinnvoll, die sonst in ihrem Alltag (zu) wenig darauf zurückgreifen. Dabei wird besonders die Planungsfähigkeit gesteigert, und der Kalender kann als kompensatorische Strategie bei Gedächtnisproblemen eingesetzt werden. Zudem hat der Kalender eine hohe Alltagsrelevanz und kann leicht nach dem Ende des Trainings weitergeführt werden.

Sowohl beim kognitiven Tagebuch als auch beim Kalender sollte zu Beginn des Trainings Zeit darauf verwendet werden, die effektive Nutzung zu besprechen.

- **Sitzungsaufbau**

Für den Aufbau der einzelnen Sitzungen ist folgendes Vorgehen sinnvoll: In der ersten Sitzung sollte eine kurze allgemeine Einführung zu Neurokognition, den verschiedenen kognitiven Domänen und der Bedeutung von Alltagstransfer (und damit auch Sinn und Zweck des Transfers) gegeben werden. Bei halb offenen Gruppen kann man das auch an einen derjenigen Teilnehmer delegieren, der schon länger dabei ist, und nur bei Bedarf Informationen ergänzen. Auch eine Instruktion in Hinblick auf die Führung des Tagebuchs ist wichtig. In der Gruppe können sich neue Teilnehmer den anderen vorstellen und auf Wunsch ihre Motivation, ihre Ziele und Wünsche für das Training sowie eigene Schwierigkeiten in diesem Zusammenhang beschreiben.

In den Sitzungen wird dann in der Regel mit der Besprechung der Hausaufgaben und Übungen aus der vergangenen Woche sowie dem Austausch über angewandte Strategien begonnen. Anschließend folgt ein kurzer theoretischer Input zur jeweiligen Domäne. Wir haben uns entschieden, jede Woche bzw. jede Transfersitzung schwerpunktmäßig einer anderen wichtigen kognitiven Domäne zu widmen: der Aufmerksamkeit, dem Gedächtnis sowie den exekutiven Funktionen Planungsfähigkeit und Inhibition (s. oben). Nur die Besprechung der Aufmerksamkeit wird aufgrund ihrer zentralen Bedeutung und Komplexität bei uns auf zwei Transfereinheiten aufgeteilt, mit Schwerpunkt auf jeweils unterschiedlichen Aufmerksamkeitsdimensionen (Daueraufmerksamkeit und Alertness/Verarbeitungsgeschwindigkeit einerseits, fokussierte/selektive Aufmerksamkeit und geteilte Aufmerksamkeit andererseits). Die Domänen bauen nicht direkt inhaltlich aufeinander auf, sodass ein Einstieg für neue Teilnehmer prinzipiell (im Rahmen eines Gruppensettings) jederzeit möglich ist.

- **Sitzungsinhalte**

Beim theoretischen Input zur jeweiligen Domäne ist auch auf das Zusammenspiel zwischen Psychopathologie und Kognition einzugehen. Hierbei können in allgemein verständlicher Form einige der bekannten empirischen und klinischen Befunde vermittelt oder auf Nachfrage vertieft werden (Sektion I dieses Buches). Der theoretische Input lässt sich auch unter dem Begriff der „neuropsychologischen Psychoedukation" zusammenfassen und sollte immer ein Bestandteil von Transfereinheiten sein, um das Wissen und die Bewusstheit über die eigenen kognitiven Stärken und Schwächen sowie mögliche Zusammenhänge mit eigenen psychopathologischen Symptomen zu fördern. Die Vermittlung der einzelnen kognitiven Domänen ist in den Sitzungen immer gleich aufgebaut:

1. Erklärung des jeweiligen Konzepts, um das Verstehen aufseiten der Trainierenden zu fördern;
2. Zielsetzung des entsprechenden Trainings;
3. was muss beachtet werden und wie kann die Umsetzung in den individuellen Alltag gefördert werden.

Dennoch sollte dieser rein informationsvermittelnde Anteil in der Sitzung selbst relativ kurz und möglichst leicht verständlich gehalten werden. Das Wissen kann dann anhand von zusätzlichem Informationsmaterial (wie den genannten Infoblättern) oder auf Wunsch auch anhand von Literaturtipps durch die Teilnehmer selbst vertieft werden. Das setzt natürlich auch eine gewisse Motivation und Fähigkeit zur selbstständigen Arbeit bei den Teilnehmern voraus, was vielleicht nicht zu jedem Zeitpunkt und bei jedem Trainierenden gegeben ist.

Die Aufteilung der Transfereinheiten nach verschiedenen kognitiven Domänen ist zwar aus didaktischen und konzeptuellen Gründen sinnvoll, jedoch umfassen die komplexen Leistungsanforderungen im Alltag immer alle Domänen in variierenden Anteilen, sodass am jeweiligen Thema bzw. an der jeweiligen besprochenen Domäne nicht zu dogmatisch festgehalten werden sollte. Erfahrungsgemäß ist das auch gar nicht immer möglich. Dafür ist es erforderlich, als Trainer eine gewisse Flexibilität zeigen zu können. Es sollten eine – relativ betrachtet – möglichst hohe Aktivität und Beteiligung der Teilnehmer in der Transfersitzung angestrebt und diese auch schon bei der Theorievermittlung durch Fragen z. B. nach individuellen Beispielen angeregt werden. Der Schwerpunkt sollte in der Sitzung ohnehin eher darauf liegen, mit den Patienten persönliche Erfahrungen aus deren Alltag zusammenzutragen, deren Schwierigkeiten, aber auch Erfolge sowie deren Vorgehen zuhause gemeinsam zu besprechen, ggf. Verbesserungsvorschläge zu machen und sich dabei an deren Bedürfnissen zu orientieren.

Zudem stellt der Trainer in jeder Sitzung neue Übungen und Strategien zur jeweiligen Domäne vor. Diese werden bei uns auch auf den domänenspezifischen Übungsblättern im Detail beschrieben und an die Teilnehmer verteilt. Eigene Ideen und Beiträge der Teilnehmer selbst sind auch hierbei immer willkommen und sollten gefördert werden. Am Schluss jeder Transfersitzung werden die Hausaufgaben für die folgende Woche festgelegt. In der Regel bestehen diese darin, die im Zusammenhang mit der besprochenen Domäne vorgestellten Strategien und Übungen zuhause auszuprobieren, sie zu reflektieren und sich allgemein im Alltag weiter mit der eigenen Kognition zu beschäftigen. Hierfür sollen die Infoblätter und das Tagebuch genutzt werden. Auch damit zusammenhängende Fragen oder Probleme können im Tagebuch notiert und in der folgenden Woche besprochen werden.

Unser Arbeitsmaterial (das kognitive Tagebuch sowie die domänenspezifischen Info- und Übungsblätter) stellen wir Ihnen als Anregung für die Erstellung eigenen Arbeitsmaterials oder zur direkten Nutzung gerne zur Verfügung (Abb. A.2 bis A.10 im Anhang).

Literatur

McGurk, S. R., Twamley, E. W., Sitzer, D. I., McHugo, G. J., & Mueser, K. T. (2007). A meta-analysis of cognitive remediation in schizophrenia. *The American Journal of Psychiatry, 164*(12), 1791–1802.

Pfueller, U., Roesch-Ely, D., Mundt, C., & Weisbrod, M. (2010). Behandlung kognitiver Defizite bei Schizophrenie: Teil I: Diagnostik und psychologische Verfahren. *Der Nervenarzt, 81*(5), 556–563. https://doi.org/10.1007/s00115-009-2923-x.

Twamley, E. W. (2011). *Compensatory cognitive training*. CogSMART. www.cogsmart.com.

Wykes, T., Huddy, V., Cellard, C., McGurk, S. R., & Czobor, P. (2011). A meta-analysis of cognitive remediation for schizophrenia: Methodology and effect sizes. *The American Journal of Psychiatry, 168*(5), 472–485. https://doi.org/10.1176/appi.ajp.2010.10060855.

12

Psychometrische Verfahren

Katlehn Baum, Johanna Kienzle und Ute Pfüller

© Springer-Verlag GmbH Deutschland, ein Teil von Springer Nature 2019
D. Roesch-Ely, K. Baum (Hrsg.), *Kognitives Training bei psychiatrischen Erkrankungen*,
Psychotherapie: Manuale, https://doi.org/10.1007/978-3-662-58182-7_13

Der Schweregrad psychiatrischer Symptome kann kognitive Prozesse negativ beeinflussen. Um diesen Konfundierungsfaktor bei der Interpretation der neuropsychologischen Testung und des Trainingserfolgs zu kontrollieren, ist es sinnvoll, etablierte Messverfahren zur Erfassung der Psychopathologie anzuwenden. Daneben kann es sinnvoll sein, die kognitiven Defizite in Verbindung zu einer standardisierten Alltagsfunktionalitäts-Skala zu setzen.

Im Folgenden werden zentrale psychometrische Verfahren zur Erfassung der Symptomatik kurz dargestellt.

13.1 Beck-Depressions-Inventar

Das Beck-Depressions-Inventar (BDI II; Hautzinger et al. 2006) ist ein Selbstbeurteilungsinstrument zur Messung der Depressivität bei Jugendlichen und Erwachsenen. Der Fragebogen besteht aus 21 Aussagen, die typisch depressive Symptome beschreiben wie z. B. Traurigkeit, Pessimismus oder Wertlosigkeit. Für jede Aussage existieren aufsteigend nach Schweregrad vier Antwortalternativen: 0 = nicht vorhanden, ..., 3 = starke Ausprägung. Die Einschätzung erfolgt in Bezug auf die letzte Woche vor Ausfüllen des Fragebogens.

Für die Bearbeitung des Fragebogens werden etwa 5–10 min benötigt, wobei depressive Patienten in der Regel etwas länger brauchen.

Für die Auswertung wird der Summenwert gebildet, indem die einzelnen angekreuzten Antworten einfach aufaddiert werden. Der Summenwert wiederum gibt Auskunft über den Schweregrad der gegenwärtigen depressiven Symptomatik. Die Cut-off-Werte sind: keine Depression (0–8), minimale Depression (9–13), leichte Depression (14–19), mittelschwere Depression (20–28) und schwere Depression ($\geq$29) (Hautzinger et al. 2006).

Bislang durchgeführte Studien bescheinigen gute Reliabilitäts- und Validitätskennwerte. So berichten verschiedene Arbeitsgruppen über eine interne Konsistenz von Cronbachs α = 0,89–0,94 (z. B. Arnau et al. 2001; Krefetz et al. 2003) in psychiatrischen Stichproben sowie eine Retest-Reliabilität von r = 0,93 (Beck et al. 1996). Auch hinsichtlich der Validität ergaben sich gute Kennwerte (Beck et al. 1996).

13.2 Hamilton-Depressionsskala

Die Hamilton-Depressionsskala (HAMD; Hamilton 1960) ist ein standardisiertes Fremdbeurteilungsinstrument zur Einschätzung des Schweregrads einer Depression im Alter von 16–75 Jahren.

In Abhängigkeit von der jeweiligen Form enthält die Skala zwischen 7 (Kurzform) und 24 Items, die depressionsrelevante Symptomebereiche abbilden. Dazu gehören beispielsweise depressive Stimmung, Schuldgefühle, Suizidalität, verschiedene Schlafstörungen u. v. m.

Die Beurteilung der Items erfolgt durch den Rater auf Grundlage eines 30-minütigen Interviews. Dabei wird jedes Item auf einer 3- (0–2) oder 5-stufigen (0–4) Skala eingeschätzt. Neben den verbalen Äußerungen des Patienten ist zudem sinnvoll, Beobachtungen oder Schilderungen von Angehörigen oder der Pflege miteinzubeziehen.

Der zeitliche Bezugsrahmen der explorierten Symptome gilt für die letzten Tage vor dem Interview.

Für die Auswertung sind Summenwerte zu bilden. Je höher der Wert, umso schwerwiegender ist die Depression. In Abhängigkeit von der jeweiligen Version gibt es verschiedene erwartete Wertebereiche: in der 17-Item-Version beispielsweise liegt der erwartete Bereich für depressive Patienten zwischen 19 und 26, bei nichtdepressiven Patienten zwischen 0 und 10. Normierte Cut-off-Werte gibt es keine, vielmehr orientiert sich die Einteilung der 17-Items-Version an den S3-Leitlinien für unipolare Depression (Schneider et al. 2017): keine Depression (0–8 Punkte), leichte Depression (9–16 Punkte), mittelschwere Depression (17–24 Punkte) und schwere Depression (>25 Punkte).

Hinsichtlich der Gütekriterien ergaben sich gute Reliabilitäts- und Validitätskennwerte. Bezüglich der Interrater-Reliabilität zeigten sich Werte zwischen r=0,52 und r = 0,98, in Bezug auf Cronbachs α Werte zwischen α = 0,73 und α = 0,88 für die 17-Items-Version und zwischen α = 0,52 und α = 0,95 für die 21-Items-Version.

Normen liegen derzeit nicht vor. Zur Beurteilung werden oben genannte Cut-off-Werte herangezogen.

13.3 Positive and Negative Syndrome Scale (PANSS)

Die Positive and Negative Syndrome Scale (PANSS; Kay et al. 1987) besteht aus einem 30- bis 40-minütigen, halbstrukturierten klinischen Interview zur Dokumentation der schizophrenen Psychopathologie, in dem 30 Symptome anhand einer siebenstufigen Skala von 1 (nicht vorhanden) bis 7 (extrem ausgeprägt) bewertet werden. Dabei sind die Symptome drei Skalen zugeordnet: der Positivskala (z. B. Wahn, formale Denkstörung), der Negativskala (z. B. Affektverarmung, emotionale Isolation, mangelnde Beziehungsfähigkeit), sowie der psychopathologischen Globalskala (z. B. Angst, Schuldgefühle). Die PANSS-Beurteilung bezieht sich auf die letzten sieben Tage. Neben der Selbstauskunft durch die Patienten ist es sinnvoll, Beobachtungen durch andere (z. B. Angehörige oder Pflege) in die Beurteilung miteinzubeziehen.

Die PANSS gehört seit ihrer Entwicklung weltweit zu den maßgebenden Skalen zur Erfassung von Psychopathologie in der Schizophrenieforschung. Keine andere Methode wurde einer so ausführlichen Standardisierung unterzogen (Kay et al. 1987). Das Manual bietet ausführliche Definitionen für Symptome und genaue Kriterien für deren Bewertung. Es wurden gute Reliabilitäts- und Validitätskennwerte gezeigt; die PANSS besitzt eine hohe Interrater-Reliabilität (r = 0,83–0,87) und eine hohe Retest-Reliabilität (r = 0,81–0,89) (Kay et al. 1987). Mit möglichen Subskalen-Testwerten zwischen 7 und 49 (Positiv- und Negativskala) bzw. 16 und 112 (Globalskala) liegt der mögliche Bereich des Gesamtscores zwischen 30 und 210.

13.4 Homburger ADHS-Skalen für Erwachsene

Zur Objektivierung ADHS-spezifischer Besonderheiten haben sich die Homburger ADHS-Skalen für Erwachsene (HASE) bewährt (Rösler 2008). Sie dienen zum Screening oder zur Schweregradbeurteilung bzw. Diagnostik von Subtypen nach DSM-5 und umfassen Instrumente sowohl zur Fremdbeurteilung (ADHS-Diagnose-Checkliste [ADHS-DC], Wender-Reimherr-Interview [WRI]) als auch zur Selbstbeurteilung (ADHS-Selbstbeurteilung [ADHS-SB] und Wender Utah Rating Scale [WURS-k]).

In der Diagnostik der ADHS im Erwachsenenalter werden bevorzugt Symptomchecklisten zur Fremdbeurteilung und Selbstbeurteilungsfragebögen angewandt. Im Folgenden werden exemplarisch zwei Selbstbeurteilungsinstrumente aus den Homburger ADHS-Skalen für Erwachsene vorgestellt, die im klinischen Alltag regelmäßig Anwendung finden, um die aktuelle Symptomatik (ADHS-SB) bzw. Symptome während der Kindheit (WURS-k) zu beurteilen. Jedoch liefern die Selbstbeurteilungen lediglich erste Hinweise auf das Vorliegen eines ADHS und müssen deshalb zwingend durch Fremdbeurteilungen, wie beispielsweise Interviews, Schulzeugnisse und Elternfragebögen, ergänzt werden.

Die deutsche Version der **Wender Utah Rating Scale** (WURS-k; Retz-Junginger et al. 2002) ist eine von Wender (1985) abgeleitete Kurzform zur retrospektiven Selbstbeurteilung und umfasst 25 Aussagen über Verhaltensweisen, Eigenschaften und Schwierigkeiten im Alter von 8–10 Jahren (z. B. „Als Kind im Alter von 8–10 Jahren hatte ich Konzentrationsprobleme bzw. war leicht ablenkbar"). Der jeweilige Ausprägungsgrad wird mittels einer 5-stufigen Skala (0 = trifft nicht zu bis 4 = stark ausgeprägt) beurteilt.

Für die Auswertung werden die verschiedenen Ausprägungsgrade unter Ausschluss der vier Kontrollfragen aufsummiert. Wenn der Cut-off-Wert von 30 überschritten wird, gibt es Hinweise auf das Vorliegen einer ADHS. Darüber hinaus ist der Summenwert der vier Kontrollfragen zu bilden. Übersteigt dieser einen Wert von 10, sind die Ergebnisse des Fragebogens nur bedingt interpretierbar.

Hinsichtlich der Gütekriterien zeigten sich gute Validitäts- und Reliabilitätswerte. So berichten die Autoren über eine interne Konsistenz von Cronbachs α = 0,91 sowie eine Retest-Reliabilität von r = 0,90 (Retz-Junginger et al. 2002, 2003). Normen sind aktuell jedoch nicht verfügbar.

Die **ADHS-Selbstbeurteilung** (ADHS-SB; Rösler et al. 2004) umfasst 18 Fragen zu Konzentrationsvermögen, Bewegungsdrang und Nervosität, welche sich an den aktuellen Klassifikationssystemen (DSM-5 und ICD-10) orientieren. Der Fragebogen dient sowohl der diagnostischen Abklärung als auch einer Therapieevaluation und bezieht sich auf die parallel entwickelte Diagnose-Checkliste (ADHS-DC). Somit ergänzt dieser die klinische Einschätzung der ADHS-Symptomatik.

Die Fragen (z. B. „ich lasse mich bei Tätigkeiten leicht ablenken" oder „ich bin unaufmerksam gegenüber Details oder mache Sorgfaltsfehler bei der Arbeit") sind auf einer 4-stufigen Skala (0 = trifft nicht zu bis 3 = schwer ausgeprägt) zu beantworten.

Somit lassen sich einerseits für die drei Symptombereiche Aufmerksamkeitsdefizite, Hyperaktivität und Impulsivität Syndromwerte bilden, andererseits ein Summenwert für die Gesamtskala.

Hinsichtlich der Gütekriterien zeigten sich ebenfalls gute Validitäts- und Reliabilitätswerte. Bezüglich der internen Konsistenz berichten die Autoren von einem Cronbachs α = 0,72–0,90 sowie einer Retest-Reliabilität von r = 0,78–0,89 (Rösler et al. 2004). Normen sind auch in diesem Fall nicht verfügbar.

13.5 Brown Attention-Deficit Disorder Scales

Die Brown Attention-Deficit Disorder Scales (Brown ADD-Skala; Brown 1996) ist ebenfalls ein Selbstbeurteilungsinstrument zur Erfassung aktueller Symptome im Erwachsenenalter. Der Fragebogen umfasst 40 Aussagen, die den folgenden 5 Bereichen zugeordnet sind:

- Arbeitsorganisation und Aktivierung,
- Aufrechthalten von Aufmerksamkeit und Konzentration,
- Durchhaltevermögen,
- Umgang mit Affekten sowie
- Erinnerungsvermögen und Gebrauch des Arbeitsgedächtnisses.

Die Aussagen (z. B. „ist schnell frustriert und übermäßig ungeduldig" oder „verliert beim Lesen den Faden des bereits Gelesenen") beziehen sich auf die zurückliegenden 6 Monate und sind auf einer 4-stufigen Skala (0 = nie, ..., 3 = fast täglich) zu beantworten. Anhand der errechneten T-Werte lassen sich dann verschiedene Bereiche definieren: 45–54 durchschnittlich, 55–59 etwas auffallend, 60–69 recht auffallend und >70 stark auffallend.

Brown (1996) selbst gibt in seinem Manual zufriedenstellende Reliabilitäts- und Validitätskennwerte an. Er berichtet über eine interne Konsistenz von Cronbachs $\alpha = 0{,}95$ sowie eine Retest-Reliabilität von $r = 0{,}87$. Auch hinsichtlich der Validität ergaben sich gute Kennwerte. Deutsche Normen liegen derzeit nicht vor.

13.6 Globale Erfassung des Funktionsniveaus

Die GAF-Skala (Global Assessment of Functioning; deutsch: Globale Erfassung des Funktionsniveaus) ist als revidierte Fassung der Global Assessment Scale (GAS) mit Erscheinen des DSM-III-R (Wittchen 1989) eingeführt worden. Sie ist ein weit verbreitetes eindimensionales Fremdbeurteilungsinstrument des Funktionsniveaus, welches sowohl in der klinischen Praxis als auch in der Forschung eingesetzt wird. Sie dient der Diagnostik, Therapieplanung, Prognosestellung, Objektivierung der Wirksamkeit psychiatrischer und psychotherapeutischer Interventionen sowie der Validierung neuer Messinstrumente.

Die Ratingskala zum psychosozialen Funktionsniveau besteht aus 10er-Punkteschritten mit 10 klar definierten Ankerpunkten (0–100), die eine detaillierte Beschreibung von Symptomen, Leistungsfähigkeit, sozialen Beziehungen und Psychopathologie umfassen (Geue et al. 2016).

Auf Grundlage eines ausführlichen psychodiagnostischen Gesprächs beträgt die reine Bearbeitungszeit für geschulte Rater etwa 1 min (Geue et al. 2016). Die jeweilige Bewertung bezieht sich auf die psychische, berufliche und soziale Leistungsfähigkeit zum aktuellen Zeitpunkt. Den Instruktionen zufolge dürfen körperliche oder umweltbedingte Einschränkungen in der Beurteilung nicht berücksichtigt werden (Geue et al. 2016). In der Literatur werden verschiedene Cut-off-Werte diskutiert: So wird ein Wert von 50 als Grenzwert angesehen, der auf eine Notwendigkeit weiterer professioneller

Unterstützung (ggf. auch stationärer Art) hindeutet (Geue et al. 2016). Normen im eigentlichen Sinne stehen derzeit nicht zur Verfügung.

Hinsichtlich der Gütekriterien ergaben sich Reliabilitätswerte zwischen r = 0,54 und r = 0,90, was auf den unterschiedlichen Trainingsstand der Rater und die Art der Datenerhebung zurückzuführen ist (Geue et al. 2016). Bezüglich der Kriteriumsvalidität gibt es kontroverse Befunde: Die Untersuchung von Wetterling und Kollegen (Wetterling et al. 1998) ergab keinen Zusammenhang zwischen der GAF und der Symptom-Checkliste 90 (SCL-90-R; Derogatis 1994), wohingegen die Gruppe um Perry eine signifikante Korrelation von r = 0,44 zwischen der GAF, der SCL 90 und dem Global Severity Index zeigte (Perry et al. 1998). Die Objektivität ist aufgrund der eindeutig formulierten Instruktionen der 10 Ankerpunkte per se gegeben. Insgesamt ist kritisch anzumerken, dass es trotz der breiten Anwendung bisher kaum Studien zur teststatistischen Güte sowohl im internationalen als auch im deutschsprachigen Raum gibt (Geue et al. 2016). Die Werte zu Reliabilität und Validität sind von der GAS, der Vorgängerskala der GAF, ungeprüft auf die GAF übertragen worden und deshalb kritisch zu hinterfragen.

Literatur

Arnau, R. C., Meagher, M. W., Norris, M. P., & Bramson, R. (2001). Psychometric evaluation of the Beck Depression Inventory-II with primary care medical patients. *Health Psychology, 20*(2), 112–119.

Beck, A. T., Steer, R. A., & Brown, G. K. (1996). *Beck Depression Inventory-II (BDI-II)*. San Antonio: Harcourt Assessment Inc.

Brown, T. E. (1996). *Brown attention-deficit disorder scales manual*. San Antonio: The Psychological Corporation.

Derogatis, L. R. (1994). *Symptom Checklist-90-Revised*. San Antonio: Pearson.

Geue, K., Strauß, B., & Brähler, E. (Hrsg.). (2016). *Diagnostische Verfahren in der Psychotherapie* (3. Aufl.). Reihe: Diagnostik für Klinik und Praxis, Bd. 1. Göttingen: Hogrefe.

Hamilton, M. (1960). A rating scale for depression. *Journal of Neurology, Neurosurgery & Psychiatry, 23*, 56–61. https://doi.org/10.1136/jnnp.23.1.56.

Hautzinger, M., Keller, F., & Kühner, C. (2006). *Das Beck Depressionsinventar II. Deutsche Bearbeitung und Handbuch zum BDI II*. Frankfurt a. M.: Harcourt Test Services.

Kay, S. R., Fiszbein, A., & Opfer, L. A. (1987). The positive and negative syndrome scale (PANSS) for schizophrenia. *Schizophrenia Bulletin, 13*(2), 261–276.

Krefetz, D. G., Steer, R. A., & Kumar, G. (2003). Lack of age differences in the Beck Depression Inventory-II scores of clinically depressed adolescent outpatients. *Psychological Reports, 92*(2), 489–497. https://doi.org/10.2466/pr0.2003.92.2.489.

Perry, J. C., Hoglend, P., Shear, K., Vaillant, G. E., Horowitz, M., Kardos, M. E., et al. (1998). Field trial of a diagnostic axis for defense mechanisms for DSM-IV. *Journal of Personality Disorders, 12*(1), 56–68.

Retz-Junginger, P., Retz, W., Blocher, D., Weijers, H. G., Trott, G. E., Wender, P. H., et al. (2002). Wender Utah Rating Scale (WURS-k) Die deutsche Kurzform zur retrospektiven Erfassung des hyperkinetischen Syndroms bei Erwachsenen. *Der Nervenarzt, 73*(9), 830–838. https://doi.org/10.1007/s00115-001-1215-x.

Retz-Junginger, P., Retz, W., Blocher, D., Stieglitz, R. D., Georg, T., Supprian, T., et al. (2003). Reliabilität und Validität der Wender-Utah-Rating-Scale-Kurzform. *Der Nervenarzt, 74*(11), 987–993. https://doi.org/10.1007/s00115-002-1447-4.

Rösler, M. (Hrsg.). (2008). *Homburger ADHS-Skalen für Erwachsene: HASE; Untersuchungsverfahren zur syndromalen und kategorialen Diagnostik der Aufmerksamkeitsdefizit-/Hyperaktivitätsstörung (ADHS) im Erwachsenenalter; Manual*. Göttingen: Hogrefe.

Rösler, M., Retz, W., Retz-Junginger, P., Thome, J., Supprian, T., Nissen, T., et al. (2004). Instrumente zur Diagnostik der Aufmerksamkeitsdefizit-/Hyperaktivitätsstörung (ADHS) im Erwachsenenalter:

Selbstbeurteilungsskala (ADHS-SB) und Diagnosecheckliste (ADHS-DC). Tools for the diagnosis of attention-deficit/hyperactivity disorder in adults. *Der Nervenarzt, 75*, 888–895.

Schneider, F., Härter, M., & Schorr, S. (2017). *S3-Leitlinie/Nationale VersorgungsLeitlinie Unipolare Depression. Interdisziplinäre S3-Praxisleitlinien* (2. Aufl.). Berlin/Heidelberg: Springer.

Wender, P. H. (1985). Wender Adult Questionnaire-Childhood Characteristics Scale (AQCC). *Psychopharmacology Bulletin, 21*, 927–928.

Wetterling, T., Junghans, K., & Dilling, H. (1998). Qualitätssicherung in der psychiatrischen Klinik. Wie können Therapieergebnisse möglichst einfach erfasst werden? *Psychiatrische Praxis, 25*(6), 291–295.

Wittchen, H.-U. (Hrsg.). (1989). *Diagnostisches und statistisches Manual psychischer Störungen: DSM-III-R.* Weinheim/Basel: Beltz.

Ergänzende Verfahren zur Reduktion von Anspannung

Katlehn Baum, Anna Jähn, Johanna Kienzle und Ute Pfüller

© Springer-Verlag GmbH Deutschland, ein Teil von Springer Nature 2019
D. Roesch-Ely, K. Baum (Hrsg.), *Kognitives Training bei psychiatrischen Erkrankungen*,
Psychotherapie: Manuale, https://doi.org/10.1007/978-3-662-58182-7_14

Da eine neuropsychologische Testung und das anschließende Training mit hoher emotionaler Anspannung verbunden sein können (z. B. bei der Frage nach beruflicher Orientierung oder Beibehaltung des Berufs bei psychiatrischen Erkrankungen), stellen Entspannungsverfahren einen sinnvollen Baustein dar, der begleitend gut eingesetzt werden kann. Entspannungsverfahren gehören zu den etablierten Standardverfahren der Psychotherapie. Aufgrund ihrer nachgewiesenen Wirksamkeit sind sie Bestandteil vieler multimodaler Behandlungskonzepte und haben in den vergangenen Jahren zunehmend an Popularität gewonnen (Vaitl und Petermann 2004). Die unterschiedlichen Entspannungsverfahren werden unterteilt in meditative Verfahren (z. B. Meditation, Yoga und Hypnose), imaginative Verfahren (z. B. Phantasiereise, Visualisierung) sowie körperorientierte Verfahren (z. B. Tai Chi, progressive Muskelrelaxation). Im klinischen Alltag finden vor allem das autogene Training (AT), die progressive Muskelentspannung (PMR) sowie meditative oder imaginative Verfahren als auch das Biofeedback Anwendung (Vaitl und Petermann 2004).

Entspannungsverfahren finden sowohl bei psychischen Störungen (z. B. Angststörungen) als auch bei körperlichen Erkrankungen (z. B. Bluthochdruck) Anwendung. Allen Verfahren gemeinsam ist der Erwerb von Eigenkompetenz und Selbstkontrolle, Schulung der Konzentration und Steigerung des Wohlbefindens. Eine Entspannungsreaktion ist durch unterschiedliche Veränderungen gekennzeichnet: neuromuskulär (z. B. Abnahme des Tonus der Skelettmuskulatur), kardiovaskulär (z. B. Senkung des arteriellen Blutdrucks), respiratorisch (z. B. Abnahme der Atemfrequenz), elektrodermal (z. B. Abnahme der Hautleitfähigkeit) und zentralnervös.

Untersuchungen zur Wirksamkeit verschiedener Entspannungsmethoden, dabei aber vor allem AT und PMR, differenzieren zwischen Personenmerkmalen (Vorerfahrung, Motivation) sowie der Beschwerde- und Symptombelastung (Krampen 2004). In Abhängigkeit von der jeweiligen Ausprägung sind individuell angepasst bestimmte Entspannungsmethoden zu bevorzugen. Um eine positive Wirkung der jeweiligen Verfahren zu erreichen, ist ein kontinuierliches und regelmäßiges Üben und Anwenden – mindestens einmal wöchentlich – notwendig.

Im Folgenden werden exemplarisch einige Methoden zur Anspannungsreduktion vorgestellt, welche zum Teil auch auf der Internetseite der Techniker Krankenkasse kostenfrei zum Download zur Verfügung stehen (▶ www.tk.de).

14.1 Autogenes Training nach J. Schultz

Das Ziel von autogenem Training ist der Abbau von Überspannung mittels Autosuggestion. Die Körperwahrnehmung richtet sich hierbei auf Veränderung von geistigen, körperlichen und emotionalen Faktoren. Diese Methode soll es ermöglichen, Entspannung selbstgesteuert zu erzeugen und dies in allgemein belastenden Situationen einzusetzen. Autogenes Training kann z. B. dazu beitragen, die Konzentration zu fördern, indem innerer Unruhe und Verspannungen, die oft mit Schlafstörungen, Konzentrationsmangel, Unsicherheit und einer Leistungsminderung einhergehen, entgegengewirkt wird. Schultz (1973) unterscheidet zwischen psychophysiologischen Standardübungen (Unterstufe), meditativen Übungen (Oberstufe) und speziellen Übungen.

Autogenes Training ist vor allem dann indiziert, wenn die Konzentrationsfähigkeit gefördert werden soll, wenn körperliche Schonung vonnöten ist und wenn der Wunsch nach Selbsterfahrung und/oder Meditation im Raum steht (Krampen 2004). Absolute Kontraindikationen ergeben sich für dissoziative Störungen und Depersonalisationsstörungen (Krampen 2004). Relative Kontraindikationen in Abhängigkeit vom Zeitpunkt der Durchführung eines autogenen Trainings zeigen sich für Zwangsstörungen, für die hypochondrische Störung, für Ess-Störungen (Krampen 2004) und für schwere psychotische Störungen (Vaitl und Petermann 2004). Neben dem Schweregrad der Symptome sind auch individuelle Faktoren wie beispielsweise aktuelle Konzentrationsfähigkeit und Motivation des Patienten hinsichtlich einer Indikation zu prüfen (Vaitl und Petermann 2004). Insgesamt liegt die Zahl der Indikationen deutlich über der der absoluten Kontraindikationen (Krampen 1997), da die Zahl der Gegenanzeigen vergleichsweise geringer ausfällt. Dennoch ist im Einzelfall die Indikation kritisch zu prüfen (z. B. bei Patienten mit psychotischen Symptomen oder einer schweren PTBS), um eine Symptomverschlechterung zu verhindern. Auch ist es ratsam, sich mit dem behandelnden Arzt über die Indikation auszutauschen.

14.2 Progressive Muskelrelaxation nach E. Jacobson

Die progressive Muskelrelaxation (PMR) basiert auf der Annahme einer Wechselwirkung zwischen zentralnervösen, mentalen Prozessen und muskulären Veränderungen. Jacobson (1990) postuliert, dass durch mentale Prozesse die Muskulatur und das vegetative Nervensystem beeinflusst werden können. Zudem können Veränderungen der Muskelspannung mentale Prozesse beeinflussen. Das Verfahren besteht aus der willkürlichen Aktivierung und Lösung von Muskelgruppen, sodass sukzessiv eine Entspannung des gesamten Körpers herbeigeführt wird (Vaitl und Petermann 2004).

Auf diese Weise sollen Personen lernen, ein genaueres Gefühl für körperliche An- und Entspannung zu entwickeln. Nach der Kontraktion von Muskelgruppen kommt es im Anschluss zu einem Entspannungsgefühl, welches durch Schwere-, Wärme-, Prickel-, oder Trägheitsgefühl wahrgenommen wird. Diese Empfindungen spiegeln eine kreislaufbezogene Entspannung wider. Die Methode wird progressiv genannt, weil nach einiger Zeit eine zunehmend tiefere Entspannung erreicht wird, die sich auf das vegetative Nervensystem und das Herz-Kreislauf-System überträgt. PMR ist leicht erlernbar und benötigt keine weiteren Hilfsmittel, sodass die Methode jederzeit durchgeführt werden kann.

Die Durchführung einer PMR ist vor allem dann sinnvoll, wenn körperliche Aktivierung beabsichtigt wird, wenn muskulär bedingte Beschwerden vorliegen und wenn der Wunsch nach Schulung des Muskelsinns besteht (Krampen 2004).

Trotz der hohen Wirksamkeit der PMR gibt es psychische Erkrankungen, im Rahmen derer die Durchführung der PMR kritisch zu sehen ist: akute psychotische Zustände, schwere Zwangsstörungen sowie schwere Depression.

14.3 Achtsamkeitsbasierte Methoden

Mindfulness-based Stress Reduction (MBRS) ist eine Form der Therapie, welche sich auf die Stressreduktion im Alltag konzentriert. Besonders wichtig ist dabei das Verständnis und die Anwendung von Mindfulness, zu deutsch **Achtsamkeit**. Achtsam zu sein bedeutet, seinen Autopiloten auszuschalten und sich auf den Moment zu konzentrieren, im jeweiligen Moment zu sein und das Jetzt zu akzeptieren. Mit Hilfe von Übungen und Meditation wird Achtsamkeit trainiert. Es soll ein Bewusstsein für den eigenen Körper, die eigenen Gefühle (emotional und physisch) und die eigenen Gedanken geschaffen werden, um eine gesunde Balance durch Akzeptanz zu kreieren. Zentral in der Achtsamkeitspraxis sind das **Nicht-Urteilen**, die **Geduld**, die **Unvoreingenommenheit**, das **Vertrauen**, das **Nicht-Erzwingen**, die **Akzeptanz** und das **Loslassen** (Kabat-Zinn 2013).

MBSR-Übungen sind in formelle und informelle Übungen bzw. Meditationen unterteilt, welche auf buddhistischen Traditionen beruhen (Kabat-Zinn 1990). Formelle Übungen sind strukturierter und nehmen oftmals mehr Zeit in Anspruch (z. B. der Body-Scan, die Sitzmeditation und Achtsamkeits-Yoga). Informelle Übungen dagegen sind kürzer und alltagsorientiert (z. B. die Konzentration auf den Atem), sodass deren Praktizieren einfacher in die tägliche Routine einzugliedern ist. Audio-Tracks leiten durch die Übungen und Meditationen, bis Sicherheit für das Praktizieren gewonnen ist.

Im Folgenden werden einige Übungen exemplarisch beschrieben. Ausführlichere Information sind auf der Website des MBSR-MBCT Verbands e.V. unter ▶ www.mbsr-verband.de zu finden.

▪▪ Der Atem

Der Atem ist ein „Grundrhythmus", welcher dem Körper neue Energie zukommen lässt (Kabat-Zinn 2013, S. 84–85). In der MBSR wird der Atem als Anker genutzt, denn durch seinen Rhythmus hilft er, die Konzentration auf den eigenen Körper zu lenken und diesen zu fühlen. Der Atem fließt nicht nur in die Lunge, sondern geht durch den ganzen Körper. Auf diese Weise können verschiedene Empfindungen wahrgenommen werden.

▪▪ Die Sitzmeditation

Eine entspannte, jedoch aufrechte Sitzposition sorgt dafür, dass der Atem fließen kann. Die aufrechte Haltung erzeugt ein Gefühl der Würde und Geduld. Im Sitzen beobachtet man den Fluss des Atems, nimmt ihn wahr und spürt die durch ihn verursachten körperlichen Empfindungen.

▪▪ Die Body-Scan-Meditation

Wie der Name schon verrät, geht es in dieser Übung darum, sich auf seinen Körper zu konzentrieren und zu beobachten, wie sich der Körper anfühlt. Es geht um das sensorische Wahrnehmen des Körpers.

▪▪ Yoga als Meditation

Das zentralste Element im Yoga für die Meditation ist die Einstellung, dass keine Bewegung und kein Empfinden erzwungen wird. Ähnlich wie bei der Sitzmeditation und dem Body Scan wird der eigene Körper wahrgenommen und gedanklich erkundet, doch ohne die urteilende Komponente, die uns nur allzu oft im Alltag begleitet. Das Atmen spielt eine bedeutsame Rolle im Yoga und der Fokus wird auf sanfte Übungen gelegt, die auf die Ausgewogenheit und die Mobilität des Körpers anspielen.

▪▪ Die Gehmeditation

Hier wird die Konzentration auf die Bewegungen und Empfindungen in den Füßen und Beinen gelenkt sowie auf die sensorisch körperliche Wahrnehmung im ganzen Körper, die durch das Gehen ausgelöst wird. Oft findet das Gehen im Kreis laufend oder in einem Raum statt, um dem Gehen die Eile und Zielstrebigkeit des Alltags zu nehmen und um sich ganz auf die Übung einlassen zu können.

Im Folgenden sind ergänzend beispielhaft einige Übungen aus der achtsamkeitsbasierten Therapie bei Depression nach Segal et al. (2013) genannt.

▪▪ Die Rosinenübung

Diese Übung soll ein erstes Gefühl für Achtsamkeit vermitteln. Die Sinne für taktile (Gefühl), visuelle, olfaktorische (Geruch) und gustatorische Wahrnehmung stehen im Mittelpunkt.

▪▪ Die tägliche Achtsamkeitsübung

Diese Übung dient dazu, Achtsamkeit in den Alltag zu integrieren und zu trainieren. Sinn dieser Übung ist, die schon existierende alltägliche Routine zu nutzen, ohne sich Raum schaffen zu müssen, um diese Übung regelmäßig praktizieren zu können. Diese Achtsamkeitsübung nutzt die etablierte Routine. Es geht darum, den Moment wahrzunehmen, ohne die Routine zu unterbrechen. Beispiele für diese Übung können Händewaschen, Geschirr spülen, kochen, essen oder Zähneputzen sein, während die Konzentration auf dieser Tätigkeit liegt.

▪▪ Die achtsame Bewegung

Im Liegen wird in dieser Übung der Körper sozusagen einmal durchbewegt. Strecken und Dehnen lenken die Aufmerksamkeit auf das körperliche Empfinden. Weitere Bewegungsabläufe, wie zum Beispiel das Beckenkippen, helfen, das sich verändernde Körpergefühl wahr- und anzunehmen.

14.4 Atementspannung

Die Atementspannung ist eine vergleichsweise einfach zu erlernende Entspannungsmethode, da diese den Menschen vom Ursprung her begleitet, im Laufe des Lebens jedoch oft verlernt wird (Höfler 2012). Die Atementspannung als die natürlichste Form der Entspannung trägt zur Beruhigung und Lockerung körperlicher Verspannungen sowie dem Lösen mentaler Blockaden bei (Höfler 2012). Darüber hinaus wirkt sich eine gesunde Atmung auf die Konzentrationsfähigkeit, die Stimmung und den Schlaf aus.

Wenn wir ruhig und entspannt sind, setzt sich unser Atem aus drei Phasen zusammen: Einatmen, Ausatmen und Pause. Unter Anspannung und Stress hingegen wird der Rhythmus zweiteilig: Ein- und Ausatmen, die Pause geht gänzlich verloren. Deshalb liegt der Fokus beim Üben auf der Phase des Ausatmens und der darauffolgenden Ruhepause. Mit zunehmend tieferer und ruhigerer Atmung sinkt die Herzfrequenz ab, die physiologisch an den Atem gekoppelt ist.

Mithilfe von verschiedenen Basisübungen, welche im Liegen oder im Sitzen durchgeführt werden, soll der Atem in allen Atemräumen wieder erspürt werden. Gerade zu Beginn empfiehlt sich eine häufige Anwendung, um wieder ein Gefühl für die verschiedenen Atemregionen (Bauch, Flanke, Brust, Rücken oder Vollatmung) zu entwickeln.

Indiziert ist die reine Atementspannung für Menschen in Belastungs- und Stresssituationen. Bei Menschen mit schweren psychischen Störungen ist die Methode eher in Kombination mit anderen Verfahren (z. B. PMR) anzuwenden (Gierra und Klinkenberg 2005).

14.5 Imaginative Verfahren

Zu den imaginativen Verfahren zählen Phantasie- und Körperreisen sowie verschiedene Visualisierungsübungen (z. B. Ruhebild). Die genannten Methoden arbeiten dabei mit positiven Vorstellungs- und Visualisierungsprozessen und dienen einer tiefergehenden Entspannung sowie Fokussierung. Daher bietet es sich an, die Verfahren anfänglich mit anderen Entspannungsverfahren, wie beispielsweise der PMR, zu verknüpfen (Gierra und Klinkenberg 2005).

Phantasiereisen als eine weitere Möglichkeit der Entspannung sind Erlebnisse, bei denen der Hörer die Hauptfigur in einer kurzen Geschichte ist. Der Zuhörende erlebt einen Entspannungszustand, indem er einer Stimme lauscht, die ihn durch eine Handlung führt und somit Vorstellungsbilder aktiviert. Teils werden dem Zuhörenden während einer solchen Phantasiereise positive Suggestionen vermittelt, die sich im Bewusstsein verankern und nach dem Ende der Reise nachwirken. Ziel von Phantasiereisen ist die innere Wahrnehmung, das innere Bild und somit die Aktivierung der Selbstheilung. Nach einer Einleitungsphase, während derer die Teilnehmenden ihre Wahrnehmung bewusst nach innen richten, beginnt die eigentliche Reise. Auch in der Psychotherapie finden Phantasiereisen zunehmend Anwendung und werden zur Mitbehandlung verschiedener Symptome und Beschwerden eingesetzt. Entsprechende Anleitungen sind beispielsweise im Internet unter ▶ www.phantasiereisen.de verfügbar.

Imaginative Methoden werden zur Behandlung von psychosomatischen Beschwerden, Ängsten, Phobien und Zwängen, Schmerzen sowie bei Schlafstörungen eingesetzt. Kontraindiziert sind imaginative Verfahren in der Regel bei Störungen mit Realitätsverlust (z. B. akute Psychosen), dissoziativen Störungen, PTBS sowie schweren affektiven Störungen (Dinger-Broda 2013; Kirn et al. 2015).

Literatur

Dinger-Broda, A. (2013). Fantasiereisen – Eine hilfreiche Technik bei zahlreichen Störungsbildern. *PiD – Psychotherapie im Dialog, 14*, 10–11.
Gierra, K., & Klinkenberg, N. (2005). Entspannungsverfahren. In V. Köllner & M. Broda (Hrsg.), *Praktische Verhaltensmedizin* (S. 55–62). Stuttgart: Thieme.

Höfler, H. (2012). *Atem-Entspannung: Soforthilfe bei inneren und äußeren Spannungen; Über 70 einfache Übungen zum Lockerwerden.* Stuttgart: Trias.

Jacobson, E. (1990). *Entspannung als Therapie: progressive Relaxation in Theorie und Praxis* (Leben lernen, Bd. 69). München: Pfeiffer.

Kabat-Zinn, J. (1990). Einführung: Der Umgang mit Stress, Schmerz und Krankheit. In *Gesund durch Meditation* (S. 19–39). München: Barth.

Kabat-Zinn, J. (2013). *Gesund durch Meditation* (2. Aufl.). München: Barth.

Kirn, T., Echelmeyer, L., & Engberding, M. (2015). *Imagination in der Verhaltenstherapie* (2., vollst. überarb. Aufl., SpringerLink: Bücher). Berlin/Heidelberg: Springer.

Krampen, G. (1997). Autogenes Training bei depressiven Störungsbildern: Kontraindiziert oder als Vor- und Begleitbehandlung indiziert? *Autogenes Training und Progressive Relaxation, 14*, 6–10.

Krampen, G. (2004). Differentielle Indikation von Autogenem Training und Progressiver Relaxation. *Entspannungsverfahren, 21*, 6–27.

Schultz, T. H. (1973). *Das Autogene Training. Konzentrative Selbstentspannung.* Stuttgart: Thieme.

Segal, Z. V., Williams, J. M. G., & Teasdale, J. D. (2013). *Mindfulness-based cognitive therapy for depression.* New York: Guilford Press.

Techniker Krankenkasse. (Hrsg.). *Anleitungen zur Entspannung zum Download.* www.tk.de/techniker/gesund-leben/life-balance/aktiv-entspannen/download-anleitung-entspannung-2006922. Zugegriffen am 10.11.2018.

Vaitl, D., & Petermann, F. (2004). *Entspannungsverfahren. Ein Praxishandlbuch* (3. Aufl.). Weinheim: Beltz.

Fallbeispiele

Inhaltsverzeichnis

Einleitende Bemerkungen

Daniela Roesch-Ely

© Springer-Verlag GmbH Deutschland, ein Teil von Springer Nature 2019
D. Roesch-Ely, K. Baum (Hrsg.), *Kognitives Training bei psychiatrischen Erkrankungen*,
Psychotherapie: Manuale, https://doi.org/10.1007/978-3-662-58182-7_15

■ Abkürzungsverzeichnis

CORSI - Corsi Block-Tapping Test

CVLT - California Verbal Learning Test

D2 - d2-Aufmerksamkeits-Belastungs-Test

FGT - Figuraler Gedächtnistest

INHIB - Inhibitionstest

MWT-B - Mehrfachwahl-Wortschatz-Intelligenztest

NBV - N-Back Verbal

RWT - Regensburger Wortflüssigkeitstest

SMT - Sprichwort-Methaphern-Test

TAP - Testbatterie zur Aufmerksamkeitsprüfung

TMT-A - Trail Making Test Version A

TMT-B - Trail Making Test Version B

ToL - Tower of London

ToM - Theory of Mind Test

VLMT - Verbal Learning Memory Test

WAFA - Wahrnehmungs- und Aufmerksamkeitsfunktionen: Alertness

WAFG - Wahrnehmungs- und Aufmerksamkeitsfunktionen: Geteilte Aufmerksamkeit

WAFS - Wahrnehmungs- und Aufmerksamkeitsfunktionen: Selektive Aufmerksamkeit

WAFV - Wahrnehmungs- und Aufmerksamkeitsfunktionen: Vigilanz

WCST - Wisconsin Card Sorting Test

WIE - Wechsler-Intelligenztest für Erwachsene

WMS - Wechsler Memory Scale

WTS - Wiener Testsystem

ZST - Zahlensymboltest

Um einen Eindruck über unsere praktische Arbeit zu vermitteln, stellen wir in Sektion III insgesamt fünf Fälle aus unserer PAKT-Ambulanz vor. Dabei orientieren sich die Fallbeispiele an den in der Theorie vorgestellten Krankheitsbildern (▶ Kap. 2, 3, 4, 5 und 6).

Für die Planung und Implementierung des kognitiven Trainings ist jedoch die klinische Diagnose weniger bedeutsam. Im Vordergrund stehen hierbei die individuellen Ziele des jeweiligen Patienten sowie die in der neuropsychologischen Untersuchung objektivierten Stärken und Schwächen des Patienten.

Das Setting für das kognitive Training ist frei wählbar. Dabei ist zwischen einem individuellen und einem Gruppentraining zu unterscheiden. Ergänzend können dem Patienten auch Aufgaben mitgegeben werden, die dann in Eigenverantwortung trainiert werden. Die Patienten können sowohl im Rahmen des stationären Aufenthalts teilnehmen als auch im ambulanten Setting. Die Intensität des Trainings ist ebenso variabel, das Training kann zwischen 1- und 5-mal pro Woche stattfinden. Eine weitere Differenzierung betrifft den Inhalt: Wird ein globales Training angeboten oder wird das Training spezifisch auf das neuropsychologische Profil der Untersuchung zugeschnitten? Je nach kognitiver Domäne und Zielvorstellung des Patienten sind restitutive (z. B. massiertes Üben am PC) und/oder kompensatorische (z. B. Führen eines Kalenders) Strategien zu ergänzen. Sinnvoll ist außerdem eine aktive Förderung des Transfers in den

Alltag, wie z. B. in ▶ Kap. 12 beschrieben. Auch haben sich ergänzend vereinzelte Methoden aus der Verhaltenstherapie (z. B. Salamitechnik zur Unterteilung einer Aufgabe in kleinere Teilaufgaben) sowie Entspannungstechniken zur Regulation von Anspannung bewährt. Dies ist jedoch einzelfallabhängig.

Während des Trainings ist unbedingt auch der Krankheitsverlauf zu beobachten und zu berücksichtigen. Sollte es beispielsweise zu einer symptomatischen Veränderung oder Verschlechterung kommen, ist ein Training ggf. anzupassen oder gar zu beenden.

Nach Abschluss eines kognitiven Trainings ist eine neuropsychologische Wiederholungsuntersuchung zur Objektivierung von Veränderungen wünschenswert. Gleichwohl ist dies jedoch aus organisatorischen Gründen teils nicht realisierbar, auch lehnen einige Patienten eine solche Untersuchung nach Ende des Trainings ab.

Nachfolgend eine Liste der in den folgenden Kapiteln verwendeten Abkürzungen für die Tests, die für die Erstellung des neuropsychologischen Profils der Personen verwendet werden.

Paranoide Schizophrenie (ICD-10 F20.0)

Daniela Roesch-Ely

Literatur – 134

© Springer-Verlag GmbH Deutschland, ein Teil von Springer Nature 2019
D. Roesch-Ely, K. Baum (Hrsg.), *Kognitives Training bei psychiatrischen Erkrankungen*,
Psychotherapie: Manuale, https://doi.org/10.1007/978-3-662-58182-7_16

Demographische und Krankheitsmerkmale
Patient: Herr P., 35 Jahre, aktuell 2. stationärer Aufenthalt
Diagnose: paranoide Schizophrenie
Medikation: 3 mg/d Risperidon
Psychopathologie: teilremittiert; PANSS (Positive and Negative Syndrome Scale) = 39
Bildung: Abitur, keine abgeschlossene Ausbildung/kein abgeschlossenes Studium, verschiedene Gelegenheitsjobs

- **Wichtige Fragen aus ärztlicher Sicht: Gibt es eine organische Erklärung für die kognitiven Defizite?**

Nein.
- MRT (Schädel): altersentsprechend.
- EEG: unauffällig. Damit Ausschluss Epilepsie/Enzephalopathie.
- Schilddrüsenfunktion intakt, keine Anämie, kein Vitamin-B_{12}-Mangel oder Folsäuremangel.
- Keine Hinweise auf chronische Erkrankungen, die das ZNS betreffen können wie Entzündungen, z. B. Lupus, keine Hinweise auf Diabetes oder arterielle Hypertonie.

- **Wichtige Fragen aus ärztlicher Sicht: Aktuelle Medikation**
- Sind die Antipsychotika überdosiert? Nein.
- Werden Sedativa oder Anticholinergika eingenommen? Nein.

- **Wichtige Fragen aus ärztlicher Sicht: Suchtanamnese**

Keine Hinweise auf aktuellen Konsum.

- **Neuropsychologischer Befund**

Der Patient berichtete über Planungsprobleme und Gedächtnisschwierigkeiten (Probleme, sich an Termine zu erinnern, diese einzuhalten und zu priorisieren). Die Stimmung sei gut und ausgeglichen. Eine aktuelle produktive psychotische Symptomatik liege nicht vor. Der Antrieb sei jedoch manchmal gemindert.

Im Kontakt zeigte er sich freundlich und offen, teils etwas läppisch. Während der Untersuchung war das Instruktionsverständnis stets prompt gegeben und die Testung konnte ohne zusätzliche Pausen durchgeführt werden. Am Ende der Testung berichtete Herr P., dass ihn die Aufgaben etwas angestrengt hätten. Besonders schwer seien ihm die Gedächtnisaufgaben gefallen. Hinsichtlich seiner Leistung vermutete Herr P. ein durchschnittliches Ergebnis.

Die neuropsychologische Testung bei Herrn P. ergab in den untersuchten Domänen heterogene Ergebnisse, die vom weit unter- bis zum weit überdurchschnittlichen Bereich reichten. Stärken zeigte der Patient in der Informationsgeschwindigkeit, in der geteilten Aufmerksamkeit (WTS, WAFG) und in den exekutiven Funktionen. Schwächen hingegen waren sowohl im verbalen (CVLT) als auch im figuralen (WTS, FGT) Lernen und Gedächtnis zu beobachten (◘ Abb. 16.1).

Die Ergebnisse waren vor dem Hintergrund des erreichten Bildungsniveaus des Patienten (Abitur, keine abgeschlossene Ausbildung) und eines prämorbiden sprachgebundenen Intelligenzniveaus (MWT-B) im hoch durchschnittlichen Bereich als teilweise eingeschränkte kognitive Leistungsfähigkeit zu beurteilen. Auffällig waren die Leistungen in der Domäne Lernen und Gedächtnis, die auch subjektiv als eingeschränkt empfunden wurden.

- **Planung des kognitiven Trainings: Ist ein Training für diesen Patienten sinnvoll?**

Ja. Der Patient, der an einer paranoiden Schizophrenie litt, zeigte großes Interesse an der Teilnahme am kognitiven Training (hohe Motivation), er hatte subjektiv kognitive Defizite (hoher Leidensdruck), die sich teilweise neuropsychologisch objektivieren ließen (◘ Abb. 16.1). Eine organische/medikamentöse Erklärung für die Defizite war auszuschließen und musste nicht vorher behandelt bzw. angepasst werden.

- **Planung des kognitiven Trainings: Wie schwer sind die Beeinträchtigungen (Orientierung an einem Prozentrang <16)?**

Vor allem die Domäne Lernen/Gedächtnis war betroffen, die auch subjektiv als beeinträchtigt empfunden wurde.

- **Planung des kognitiven Trainings: Lassen sich aus den gefundenen Defiziten sinnvolle Teilbereiche herausarbeiten, die trainiert werden können, oder ist ein globales Training sinnvoll?**

In diesem Fall wurde der Schwerpunkt des Trainings auf Lernen/Gedächtnis (restitutiv und kompensatorisch) gelegt, da Defizite in dieser Domäne sowohl in der neuropsychologischen Testung objektiviert werden konnten als auch subjektiv vom Patienten empfunden wurden. Des Weiteren beschrieb der Patient subjektive Defizite in der Domäne Problemlösen/Planen. Auf Grund des Leidensdrucks des Patienten wurde auch diese Domäne trainiert, obwohl in unserer Testbatterie keine diesbezüglichen Beeinträchtigungen objektivierbar waren. Wir gingen davon aus, dass die subjektiven Planungsdefizite auf die Defizite im Gedächtnis zurückzuführen waren.

- **Vorgespräch mit dem Patienten und Zielklärung**
- **Rückmeldung der testpsychologischen Befunde:**
  Defizite in Lernen/Gedächtnis.
- **Decken sich diese Befunde mit der Selbstwahrnehmung der Person?**
  Ja. Der Patient berichtete Schwierigkeiten im Bereich Lernen/Gedächtnis. Zusätzlich beschrieb er Defizite im Planen von alltäglichen Aufgaben. (Hinweis: Hier könnte der FLEI-Fragebogen zur differenzierten standardisierten Erfassung der subjektiven Defizite verwendet werden.)
- **Welche Probleme sind im Alltag besonders belastend für die Person?**
  Vergesslichkeit, Reizbarkeit, Termine nicht einhalten können.
- **Welche Ressourcen bringt die Person mit?**
  Motivation, Problembewusstsein, soziale Fähigkeiten.
- **Ziele des Trainings festlegen (SMART-Modell beachten):**
  - Merkfähigkeit verbessern: 7 Wörter einer Einkaufsliste merken können.
  - Planen: Jeden Abend wichtige Termine in einen Terminkalender übertragen.
- **Woran würde er im Alltag merken, dass ein Training erfolgreich war (Transfer)?**
  - Merkfähigkeit: Namen, Bestellungen etc. besser merken können.
  - Planen: Termine einhalten, routinierter Gebrauch des Terminkalenders.

Tests	Bewertung in Prozentrangnormen (Rohwert)						
	(0–2) weit unter-Ø	(3–10) unter-Ø	(11–21) niedriger Ø	(22–78) Ø	(79–89) hoher Ø	(90–97) über-Ø	(98–100) weit über-Ø
Informationsverarbeitungsgeschwindigkeit							
WTS, TMT-A [s]				51 (17,4)			
Aufmerksamkeitsbelastungstest D2 [Gesamtzahl]			12 (393)				
WTS, geteilte Aufmerksamkeit (WAFG), Reaktionszeit crossmodal [ms]				47 (538)			
WTS, Alertness (WAFA), Reaktionszeit [ms]				65 (213)			
WTS, NBV, Reaktionszeit [ms]				55 (722)			
Aufmerksamkeit/Konzentration							
WTS, geteilte Aufmerksamkeit (WAFG) [Anzahl Auslasser]						91 (0)	
WTS, geteilte Aufmerksamkeit (WAFG) [Anzahl Fehler]				77 (0)			
Aufmerksamkeitsbelastungstest D2, Konzentrationsleistung [Fehlerkorrigierte Gesamtanzahl]			21 (152)				
Aufmerksamkeitsbelastungstest D2, Fehleranteil [%]				50–75 (3,05)			
Lernen/Gedächtnis							
WTS, FGT, Durchgang 1 [Anzahl]				46 (4)			
WTS, FGT, Durchgang 5 [Anzahl]				27 (6)			
WTS, FGT, Σ Durchgang 1 bis Durchgang 5 [Anzahl]			16 (20)				
WTS, FGT, kurzfristiger Abruf [Anzahl]			17 (5)				
WTS, FGT, verzögerter Abruf [Anzahl]		10 (4)					
WTS, FGT, Wiedererkennen [Anzahl]	1 (5)						
CVLT, Durchgang 1 [Anzahl]		10 (7)					
CVLT, Durchgang 5 [Anzahl]		6 (12)					

16

◻ Abb. 16.1 Neuropsychologisches Profil des Patienten Herrn P. vor dem kognitiven Training. Diagnose: F20.0. Die graue Unterlegung kennzeichnet Werte, die auffällig sind (PR <16). (*CVLT* California Verbal Learning Test, *FGT* Figuraler Gedächtnistest, *INHIB* Inhibitionstest, *MWT-B* Mehrfachwahl-Wortschatz-Intelligenztest Version B, *NBV* N-Back Verbal, *TMT-A* Trail Making Test Version A, *TMT-B* Trail Making Test Version B, *ToL* Tower of London, *WAFA* Wahrnehmungs- und Aufmerksamkeitsfunktionen: Alertness, *WAFG* Wahrnehmungs- und Aufmerksamkeitsfunktionen: Geteilte Aufmerksamkeit, *WCST* Wisconsin Card Sorting Test, *WTS* Wiener Testsystem)

Tests	Bewertung in Prozentrangnormen (Rohwert)						
	(0–2) weit unter-Ø	(3–10) unter-Ø	(11–21) niedriger Ø	(22–78) Ø	(79–89) hoher Ø	(90–97) über-Ø	(98–100) weit über-Ø
CVLT, Σ Durchgang 1 bis Durchgang 5 [Anzahl]				29 (56)			
CVLT, Interferenzliste [Anzahl]			14 (5)				
CVLT, Durchgang 6, kurzfristiger Abruf [Anzahl]		9 (10)					
CVLT, Durchgang 6, kurzfristiger Abruf mit Abrufhilfe [Anzahl]		7 (11)					
CVLT, Durchgang 7, verzögerter Abruf [Anzahl]		3 (9)					
CVLT, Durchgang 7, verzögerter Abruf mit Abrufhilfe [Anzahl]		7 (11)					
CVLT, Ja-/Nein-Wiedererkennung [Anzahl]	2 (11)						
Exekutivfunktionen							
Arbeitsgedächtnis							
WTS, NBV [Anzahl Auslasser]							100 (0)
WTS, NBV [Anzahl Fehler]						93 (0)	
Planen und Problemlösen							
WTS, ToL – Freiburger Version, Planungsfähigkeit [Index]						90 (19)	
Strategie/Flexibilität							
WCST, vervollständigte Kategorien [Anzahl]				>16 (6)			
WCST, Perseverationsfehler [%]				45–55 (5,49)			
Inhibition							
WTS, INHIB [Anzahl Fehler]					88 (1)		
WTS, INHIB [Anzahl Auslasser]				70 (0)			
WTS, INHIB [Sensitivitätsindex]						93 (4,31)	
Konzeptwechsel							
WTS, TMT-B [s]				75 (22,8)			
Prämorbides Intelligenzniveau							
MWT-B [Anzahl richtige Wörter]					89 (32)		

◧ Abb. 16.1   (Fortsetzung)

▪ Sitzung 1

Zu Beginn seiner ersten Trainingseinheit führte ich mit Herrn P. ein kurzes einleitendes Gespräch über kognitives Training und erklärte im Sinne einer „neuropsychologischen Psychoedukation", was unter Gedächtnis und Planung verstanden wird. Im Anschluss besprachen wir die Übungen und Hausaufgaben sowie die Nutzung des Kalenders. Die erste Übung begann mit einer leichten „Aufwärmaufgabe", was für den Patienten motivierend wirkte.

Sitzung 1
Patient: Herr P.
Einheit: 1
Dauer: 60 min
Übungsleiter: XX
Setting: individualisiert
Durchgeführte Übungen:
- 14:00–14:05 Einführung in kognitives Training; Wiederholung der SMART-Ziele
- 14:05–14:15 Besprechen von Strategien zur Handlungsplanung
- 14:15–14:25 Fresh Minder®: Einkaufsliste
- 14:25–14:45 CogniPlus®: PlanD
- 14:45–14:55 Nachbesprechung der Übungen
- 14:55–15:00 Besprechen der Hausaufgaben (Terminkalender kaufen)

▪▪ Kurzbericht Einheit 1

Nach der Aufklärung über die Ziele und die Erklärung der Begriffe Gedächtnis und Planung wurde besprochen, dass die Trainingseinheit aus der Erarbeitung von Strategien und deren Anwendung sowie Übungen und Hausaufgaben besteht (Tagebuch führen). Der Patient wiederholte die von ihm aufgestellten bzw. gemeinsam erarbeiteten SMART-Ziele. In Hinblick auf das Ziel, einen Terminkalender zu führen, wurden Strategien diskutiert, die hier hilfreich seien könnten (z. B. zu einem festgelegten Zeitpunkt immer die Termine für den Folgetag eintragen).

Kommentar: In diesem Fall wurden Thema und Ziele der aktuellen Stunde erarbeitet. An dieser Stelle wäre auch inhaltliche Arbeit am Thema möglich, z. B. wo konkret Probleme im Alltag liegen.

16

Zum „Aufwärmen" bearbeitete Herr P. die Aufgabe „Einkaufsliste" aus Fresh Minder®, in der sich der Patient eine Einkaufsliste merken soll. Zunächst zeigte der Patient wenig Motivation und Zuversicht. Dennoch machte er im Verlauf der Übung schnelle Fortschritte und gab sich Mühe.

Kommentar: Die Aufwärmübung dient dazu, den Arbeitsvorgang zu beobachten: Welche Strategien werden ausprobiert? Welche davon sind erfolgreich, welche dysfunktional? Empfehlenswert ist es, mit einer nicht sehr schwierigen Aufgabe anzufangen (Prinzip des fehlerfreien Lernens).

Weiter wurde das Planen von Terminen mit der Übung „PlanD" von CogniPlus® geübt. Hierbei traten erste Schwierigkeiten auf. Der Patient scheiterte wiederholt daran, Wegzeiten einzuplanen und fügte Termine hinzu, die nicht in der Aufgabenstellung vorgegeben waren. Mit zunehmender Ungeduld machte der Patient vermehrt Flüchtigkeitsfehler.

Kommentar: Hier geht es um massiertes Üben und Strategieübungen, also Reduktion der Schwierigkeiten durch Unterteilung der Aufgabe in kleine Abschnitte und Hilfsangebote (Scaffolding Method). Der Therapeut sollte Rückmeldung geben und die Reaktion und Motivation des Patienten prüfen.

Zum Schluss besprach ich mit dem Patienten die Hausaufgaben bis zur nächsten Stunde. Er sollte sich einen Terminkalender kaufen und abends alle Termine in diesen übertragen.

Kommentar: Hausaufgabe und Übung zum Transfer (im Alltag) besprechen, Tagebuch „Kognitives Training" führen.

▪ Abschlussbericht kognitives Training

Der Patient nahm über einen Zeitraum von 6 Wochen am kognitiven Training in der Psychiatrischen Ambulanz für kognitives Training teil. Es wurden insgesamt 10 Sitzungen durchgeführt. Bei heterogener kognitiver Leistung in der ersten neuropsychologischen Testung beschrieb Herr P. vor allem subjektive Gedächtnisdefizite und Probleme mit dem Planen von Terminen.

Zunächst wurden dem Patienten die Grundlagen des kognitiven Trainings erläutert. Das Training sollte vor allem die Bereiche Lernen/Gedächtnis und Planen verbessern, da diese zu Beeinträchtigungen im Alltag des Patienten zu führen schienen. Das Training bestand einerseits aus der Erarbeitung von Strategien zum Lernen/Gedächtnis und Planen. Dies wurden in verschiedenen Übungen trainiert und vertieft. Lernen/Gedächtnis wurde u. a. mit Übungen aus „Therapiemanual für die neuropsychologische Rehabilitation" (Finauer 2007), CogPack® und Fresh Minder® trainiert. Planen/Problemlösen wurde durch Übungen aus „Therapiemanual für die neuropsychologische Rehabilitation" (Finauer 2007), „Dann mache ich mir einen Plan" (Müller et al. 2008), und „Handeln lernen" (Pechtold und Jankowski 2000), Plan-a-Day (CogniPlus®) sowie anhand individueller Alltagssituationen im Leben des Patienten trainiert.

Der Patient war motiviert, äußerte allerdings gelegentlich Zweifel am Nutzen verschiedener Strategien. Dennoch zeigte sich Herr P. durchgehend bereit, neue Strategien an einer Übung auszuprobieren. Die Abschlusstestung (❏ Abb. 16.2) zeigte eine Verbesserung der Domäne Lernen/Gedächtnis sowohl im verbalen (CVLT) als auch im nonverbalen (WTS, FGT) Bereich. Der Patient konnte hier seine zuvor unterdurchschnittlichen Leistungen so verbessern, dass die Leistungen nach dem Training (fast) alle im Normbereich lagen. Die Leistungen in der Subdomäne Planen/Problemlösen lagen bereits vor dem Training im überdurchschnittlichen Bereich und hatten sich nach dem Training sogar noch leicht verbessert. Es gab keine Verschlechterung (auf Kosten) anderer kognitiver Domänen. Der Patient berichtete, dass er beide SMART-Ziele erreicht habe. Er könne sich mittlerweile 7 Wörter einer Einkaufsliste merken. Ebenso habe er sich angewöhnt, seinen Kalender immer bei sich zu tragen. Er nehme sich jeden Abend Zeit, die Termine des folgenden Tages zu überprüfen.

Tests	Bewertung in Prozentrangnormen (Rohwert)							vorherige Testuntersuchung
	(0–2) weit unter-Ø	(3–10) unter-Ø	(11–21) niedriger Ø	(22–78) Ø	(79–89) hoher Ø	(90–97) über-Ø	(98–100) weit über-Ø	
Informationsverarbeitungsgeschwindigkeit								
WTS, TMT-A [s]				• 67 (15,9)				51 (17,4)
Aufmerksamkeitsbelastungstest D2 [Gesamtzahl]			• 13 (400)					12 (393)
WTS, geteilte Aufmerksamkeit (WAFG), Reaktionszeit crossmodal [ms]				•	82 (412)			47 (538)
WTS, Alertness (WAFA), Reaktionszeit [ms]				•		96 (179)		65 (213)
WTS, NBV, Reaktionszeit [ms]				• 76 (551)				55 (722)
Aufmerksamkeit/Konzentration								
WTS, geteilte Aufmerksamkeit (WAFG) [Anzahl Auslasser]				76 (1)			•	91 (0)
WTS, geteilte Aufmerksamkeit (WAFG) [Anzahl Fehler]				• 77 (0)				77 (0)
Aufmerksamkeitsbelastungstest D2, Konzentrationsleistung [Fehlerkorrigierte Gesamtanzahl]			• 16 (146)					21 (152)
Aufmerksamkeitsbelastungstest D2, Fehleranteil [%]				25–50 (5)				50–75 (3,05 %)
Lernen/Gedächtnis								
WTS, FGT, Durchgang 1 [Anzahl]				46 (4)				46 (4)
WTS, FGT, Durchgang 5 [Anzahl]				•	85 (9)			27 (6)
WTS, FGT, Σ Durchgang 1 bis Durchgang 5 [Anzahl]			•	66 (35)				16 (20)
WTS, FGT, kurzfristiger Abruf [Anzahl]			•		83 (9)			17 (5)
WTS, FGT, verzögerter Abruf [Anzahl]		•			85 (9)			10 (4)
WTS, FGT, Wiedererkennen [Anzahl]	•			72 (9)				1 (5)
CVLT, Durchgang 1 [Anzahl]		•		34 (7)				10 (7)
CVLT, Durchgang 5 [Anzahl]		•	14 (13)					6 (12)
CVLT, Σ Durchgang 1 bis Durchgang 5 [Anzahl]			13 (52)	•				29 (56)

16

☐ **Abb. 16.2**   Neuropsychologisches Profil des Patienten Herrn P. (Diagnose: F20.0) nach dem kognitiven Training. Zur Vergleichbarkeit sind in der letzten Spalte (dunkelgrau unterlegt) die Prozentränge und Rohwerte der Testung vor dem Training angegeben und in der Tabelle mit einem schwarzen Punkt markiert. Die hellgraue Unterlegung kennzeichnet Werte, die auffällig sind (PR <16). (*CVLT* California Verbal Learning Test, *FGT* Figuraler Gedächtnistest, *INHIB* Inhibitionstest, *NBV* N-Back Verbal, *TMT-A* Trail Making Test Version A, *TMT-B* Trail Making Test Version B, *ToL* Tower of London, *WAFA* Wahrnehmungs- und Aufmerksamkeitsfunktionen: Alertness, *WAFG* Wahrnehmungs- und Aufmerksamkeitsfunktionen: Geteilte Aufmerksamkeit, *WCST* Wisconsin Card Sorting Test, *WTS* Wiener Testsystem)

Tests	Bewertung in Prozentrangnormen (Rohwert)							vorherige Testuntersuchung
	(0–2) weit unter-Ø	(3–10) unter-Ø	(11–21) niedriger Ø	(22–78) Ø	(79–89) hoher Ø	(90–97) über-Ø	(98–100) weit über-Ø	
CVLT, Durchgang 6, kurzfristiger Abruf [Anzahl]			• 14 (5)					14 (5)
CVLT, Durchgang 6, verzögerter Abruf mit Abrufhilfe [Anzahl]		•		36 (13)				9 (10)
CVLT, Durchgang 7, verzögerter Abruf [Anzahl]		•		28 (13)				7 (11)
CVLT, Durchgang 7, verzögerter Abruf mit Abrufhilfe [Anzahl]		•		34 (13)				3 (9)
CVLT, Ja-/Nein-Wiedererkennung [Anzahl]		•		27 (13)				7 (11)
Exekutivfunktionen								
Arbeitsgedächtnis								
WTS, NBV [Anzahl Auslasser]					84 (0)		•	100 (0)
WTS, NBV [Anzahl Fehler]					87 (0)	•		93 (0)
Planen und Problemlösen								
WTS, ToL – Freiburger Version, Planungsfähigkeit [Index]						•	98 (21)	90 (19)
Strategie/Flexibilität								
WCST, vervollständigte Kategorien [Anzahl]					•			>16 (6)
WCST, Perseverationsfehler [%]				•				45–55 (5,49 %)
Inhibition								
WTS, INHIB [Anzahl Fehler]					•	96 (0)		88 (1)
WTS, INHIB [Anzahl Auslasser]				• 70 (0)				70 (0)
WTS, INHIB [Sensitivitätsindex]							• 97 (5,16)	93 (4,31)
Konzeptwechsel								
WTS, TMT-B [s]				• 75 (23)				75 (22,8)

◘ Abb. 16.2 (Fortsetzung)

Da im Verlauf der Verdacht auf eine komorbide ADHS-Symptomatik bestand, wurde eine psychometrische Diagnostik durchgeführt. Eine ADHS-Diagnose wurde mittels des Wender-Reimherr-Interviews und der WURS-K jedoch ausgeschlossen.

Kommentar: Kognitive Einbußen sind bei Erkrankungen aus dem schizophrenen Formenkreises zum einen häufig und zum anderen mit teils massiven Einschränkungen in der Alltagsfunktionalität assoziiert. Herr P. äußerte im Verlauf des Trainings Zweifel darüber, ob ein Training sinnvoll sei und zu einer Verbesserung seiner Defizite im Bereich Lernen/Gedächtnis und Planen beitragen. Auch war er sich unsicher, inwieweit die kompensatorischen Strategien (z. B. Führen und regelmäßiges Nutzen eines Terminkalenders) hilfreich seien.

Aufgrund der Beobachtungen im Laufe des Trainings wurde eine komorbide AHDS-Erkrankung in Erwägung gezogen. Ergänzende Untersuchungen können sinnvoll sein, um einen konfundierenden Faktor (in diesem Fall eine ADHS-Diagnose) auszuschließen.

Literatur

Finauer, G. (Hrsg.). (2007). *Therapiemanuale für die neuropsychologische Rehabilitation: Kognitive und kompetenzorientierte Therapie für die Gruppen- und Einzelbehandlung.* Berlin/Heidelberg: Springer.
Müller, S. V., Harth, S., & Klaue, U. (2008). *„Dann mache ich mir einen Plan!" Arbeitsmateralien zum planerischen Denken.* Dortmund: Modernes Lernen.
Pechtold, K., & Jankowski, P. (2000). *Handeln lernen – neuropsychologische Therapie bei dysexekutivem Syndrom.* München: Urban & Fischer.

Depressive Episode, rezidivierend (ICD-10 F33.1)

Johanna Kienzle

© Springer-Verlag GmbH Deutschland, ein Teil von Springer Nature 2019
D. Roesch-Ely, K. Baum (Hrsg.), *Kognitives Training bei psychiatrischen Erkrankungen*,
Psychotherapie: Manuale, https://doi.org/10.1007/978-3-662-58182-7_17

> **Demographische und Krankheitsmerkmale**
> **Patientin:** Frau M., 36 Jahre, aktuell in ambulanter psychotherapeutischer Behandlung
> **Diagnose:** rezidivierende depressive Störung, gegenwärtig mittelgradige depressive Episode, Erstdiagnose vor 2 Jahren
> **Medikation:** keine
> **Psychopathologie:** Gegenwärtig mittelgradig, BDI II: 25 Punkte
> **Bildung:** Mittlere Reife, abgeschlossene Ausbildung zur Rechtsanwaltsfachangestellten, aktuell arbeitslos (vor 2 Jahren habe sie wegen der Konzentrationsschwierigkeiten und depressiver Symptomatik gekündigt)

■ **Wichtige Fragen aus ärztlicher Sicht: Gibt es eine organische Erklärung für die kognitiven Defizite?**

Nein.

- MRT (Schädel): altersentsprechend.
- EEG: unauffällig. Damit Ausschluss Epilepsie/Enzephalopathie.
- Schilddrüsenfunktion intakt.
- Keine Anämie, kein Vitamin-B_{12}-Mangel oder Folsäuremangel.
- Keine Hinweise auf chronische Erkrankungen, die das ZNS betreffen können wie Entzündungen, z. B. Lupus, keine Hinweise auf Diabetes oder arterielle Hypertonie.

■ **Wichtige Fragen aus ärztlicher Sicht: Aktuelle Medikation**

Keine.

■ **Wichtige Fragen aus ärztlicher Sicht: Suchtanamnese**

Kein Konsum von Drogen gegenwärtig oder in der Vergangenheit.

■ **Neuropsychologischer Befund**

Frau M. nahm an einer ca. 2,5-stündigen neuropsychologischen Untersuchung teil. Im Kontakt zeigte sie sich freundlich, wirkte gleichzeitig jedoch zurückhaltend und unsicher. Die Stimmung war leicht gedrückt bei erhaltener Schwingungsfähigkeit. Frau M. gab an, ihre Stimmung sei aktuell überwiegend positiv. Sie sei jedoch gelegentlich angespannt (auch während der Untersuchung). Die Patientin berichtete, pro Nacht ca. 8 h zu schlafen, aber unter Durchschlafproblemen zu leiden. Am Morgen der Untersuchung fühlte sie sich jedoch ausgeruht. Sie gehe ihren Interessen und Aktivitäten (Sport, Geocoaching, Puzzeln, Freunde treffen) mangels Konzentration in vermindertem Umfang nach.

Hinsichtlich ihrer subjektiven kognitiven Leistungsfähigkeit gab Frau M. massive Einschränkungen in allen Bereichen an. Erste kognitive Defizite habe sie während ihrer Arbeitstätigkeit als Rechtsanwaltsfachangestellte vor 2 Jahren bemerkt. So sei ihr damals aufgefallen, dass sie für ihre Arbeit mehr Zeit gebraucht habe, sich schlechter konzentrieren konnte und häufiger Aufgaben doppelt bearbeiten musste, weil sie wichtige Zwischenschritte vergessen habe. Ferner berichtete Frau M., dass es ihr aktuell schwerfalle, sich längere Zeit auf etwas zu konzentrieren. So müsse sie beispielsweise einen Text mehrfach lesen, um dessen Inhalt zu verstehen. Auch habe sie beim Fernsehen, Radiohören, Autofahren oder während eines Gesprächs Konzentrationsschwierigkeiten. Im Bereich der Aufmerksamkeit gab die Patientin an, derzeit nicht „multitaskingfähig" zu sein. Sie könne nicht bei laufendem Fernseher lesen, sich dauerhaft in einer größeren Gesprächsrunde auf eine Person konzentrieren oder Autofahren und dabei mit dem Mitfahrer reden. Im Bereich der Gedächtnisleistung berichtete Frau M. über Schwierigkeiten, sich an die Geburtstage nahestehender Personen zu erinnern oder aber auch an Gesprächsinhalte. Darüber hinaus berichtete Frau M., ohne Einkaufszettel nicht einkaufen zu können und ihre Sachen häufig zu verlegen.

Frau M. hatte die Mittlere Reife erworben und anschließend ein einjähriges Berufskolleg besucht. Daraufhin hatte sie eine 3-jährige Ausbildung zur Rechtsanwaltsfachangestellten absolviert und anschließend in der Ausbildungskanzlei gearbeitet. Vor 2 Jahren hatte sie wegen der Konzentrationsschwierigkeiten sowie der depressiven Symptomatik gekündigt. Sie beschrieb ein zunehmendes Arbeitspensum, welchem sie sich nicht mehr gewachsen fühlte. Derzeit sei sie nicht berufstätig.

In der Testsituation war das Instruktionsverständnis stets prompt gegeben, und die Aufgaben wurden relativ zügig bearbeitet. Die Testung konnte ohne zusätzliche Pause durchgeführt werden. Insgesamt zeigte sich Frau M. motiviert, anstrengungsbereit und um eine gute (Sorgfalts-)Leistung bemüht. Die Patientin berichtete im Nachhinein, bei den Aufgaben zur Lern- und Merkfähigkeit (CVLT; NLMT, WTS) Gedächtnisstrategien genutzt zu haben: Verbalisieren der nonverbalen Gedächtnisinhalte und Anwendung der Loci-Methode bei den verbalen Lerninhalten.

Am Ende der Testung berichtete Frau M., nicht angespannt, jedoch angestrengt und „platt" zu sein. Hinsichtlich ihrer Leistung vermutete die Patientin ein ausreichendes bis mangelhaftes Ergebnis (Schulnote 4–5). Auf die Frage, was ihr besonders leichtgefallen sei, gab Frau M. die Aufgabe „Tower of London" (ToL-F, WTS) an. Besonders schwer habe sie sich mit der Aufgabe zur nonverbalen Lern- und Merkfähigkeit (NLMT, WTS) getan.

Die neuropsychologische Testung bei Frau M. ergab heterogene Ergebnisse im weit unter- bis durchschnittlichen Bereich (◻ Abb. 17.1). Stärken waren im Bereich Lernen/Gedächtnis sowie in Subdomänen der Exekutivfunktionen (Planen/Problemlösen und Arbeitsgedächtnis) zu beobachten. Deutliche Schwächen hingegen zeigten sich in den Aufgaben zur Informationsverarbeitungsgeschwindigkeit sowie in der Domäne Aufmerksamkeit/Konzentration. Insgesamt zeigte sich eine verlangsamte Bearbeitungsgeschwindigkeit. Die erhöhte Fehler- und Auslasserzahl (geteilte Aufmerksamkeit, Inhibition) war möglicherweise durch die Verlangsamung konfundiert.

Die Ergebnisse waren vor dem Hintergrund des erreichten Bildungsniveaus der Patientin (Mittlere Reife, 1 Jahr Berufskolleg, 3-jährige Ausbildung zur Rechtsanwaltsfachangestellten) und eines prämorbiden sprachgebundenen Intelligenzniveaus im durchschnittlichen Bereich als eingeschränkte kognitive Leistungsfähigkeit zu beurteilen.

Tests	Bewertung in Prozentrangnormen (Rohwert)						
	(0–2) weit unter-Ø	(3–10) unter-Ø	(11–21) niedriger Ø	(22–78) Ø	(79–89) hoher Ø	(90–97) über-Ø	(98–100) weit über-Ø
Informationsverarbeitungsgeschwindigkeit							
WTS, TMT-A [s]		3 (37,2)					
WTS, geteilte Aufmerksamkeit (WAFG), Reaktionszeit crossmodal [ms]		4 (826)					
WTS, selektive Aufmerksamkeit (WAFG), Reaktionszeit visuell [ms]		3 (588)					
WTS, Alertness (WAFA), Reaktionszeit [ms]	1 (478)						
WTS, NBV, Reaktionszeit [ms]			19 (943)				
Aufmerksamkeit/Konzentration							
WTS, geteilte Aufmerksamkeit (WAFG) [Anzahl Auslasser]				40 (4)			
WTS, geteilte Aufmerksamkeit (WAFG) [Anzahl Fehler]		9 (3)					
WTS, selektive Aufmerksamkeit (WAFS) [Anzahl Auslasser]	2 (4)						
WTS, selektive Aufmerksamkeit (WAFS) [Anzahl Fehler]			14 (4)				
Lernen/Gedächtnis							
CVLT, Durchgang 1 [Anzahl]				64 (8)			
CVLT, Durchgang 5 [Anzahl]				24 (13)			
CVLT, Σ Durchgang 1 bis Durchgang 5 [Anzahl]				32 (53)			
CVLT, Interferenzliste [Anzahl]				47 (6)			
CVLT, Durchgang 6, kurzfristiger Abruf			16 (10)				
CVLT, Durchgang 6, kurzfristiger Abruf mit Abrufhilfe [Anzahl]				31 (12)			
CVLT, Durchgang 7, verzögerter Abruf [Anzahl]				33 (12)			
CVLT, Durchgang 7, verzögerter Abruf mit Abrufhilfe [Anzahl]				29 (12)			
CVLT, Ja-/Nein-Wiedererkennung [Anzahl]				75 (16)			

17

■ **Abb. 17.1** Neuropsychologisches Profil der Patientin Frau M. vor dem kognitiven Training. Diagnose: F33.1. Die graue Unterlegung kennzeichnet Werte, die auffällig sind (PR <16). (*CVLT* California Verbal Learning Test, *INHIB* Inhibitionstest, *MWT-B* Mehrfachwahl-Wortschatz-Intelligenztest Version B, *NBV* N-Back Verbal, *TMT-A* Trail Making Test Version A, *TMT-B* Trail Making Test Version B, *ToL* Tower of London, *WAFA* Wahrnehmungs- und Aufmerksamkeitsfunktionen: Alertness, *WAFG* Wahrnehmungs- und Aufmerksamkeitsfunktionen: Geteilte Aufmerksamkeit, *WAFS* Wahrnehmungs- und Aufmerksamkeitsfunktionen: Selektive Aufmerksamkeit, *WTS* Wiener Testsystem)

Tests	Bewertung in Prozentrangnormen (Rohwert)						
	(0–2) weit unter-Ø	(3–10) unter-Ø	(11–21) niedriger Ø	(22–78) Ø	(79–89) hoher Ø	(90–97) über-Ø	(98–100) weit über-Ø
Exekutivfunktionen							
Arbeitsgedächtnis							
WTS, NBV [Anzahl Auslasser]				38 (3)			
WTS, NBV [Anzahl Fehler]				78 (1)			
Planen und Problemlösen							
WTS, ToL – Freiburger Version, Planungsfähigkeit [Index]				76 (17)			
Inhibition							
WTS, INHIB [Anzahl Fehler]				78 (2)			
WTS, INHIB [Anzahl Auslasser]		8 (4)					
WTS, INHIB [Sensitivitätsindex]				36 (3,14)			
Konzeptwechsel							
WTS, TMT-B [s]			11 (48,5)				
Prämorbides Intelligenzniveau							
MWT-B [Anzahl richtige Wörter]				62 (30)			

◘ **Abb. 17.1**   (Fortsetzung)

- **Planung des kognitiven Trainings: Rahmenbedingungen**

Das kognitive Training fand 3-mal wöchentlich in einer Kleingruppe (1–5 Personen) statt und erstreckte sich über 15 Termine. Es wurde jeweils 60 min am PC mit dem Trainingsprogramm CogniPlus® trainiert. Einmal wöchentlich fand ergänzend für 30 min eine Transfersitzung in der Gruppe statt (▶ Kap. 12).

- **Planung des kognitiven Trainings: Ist ein Training für diese Patientin sinnvoll?**

Ja. Die Patientin, die unter einer rezidivierenden depressiven Störung litt, zeigte großes Interesse an der Teilnahme am kognitiven Training, sie hatte starke subjektive Defizite, deretwegen sie sich keine Berufstätigkeit mehr zutraute (hoher Leidendruck) und die sich teilweise neuropsychologisch objektivieren ließen (◘ Abb. 17.1). Eine organische/medikamentöse Erklärung für die Defizite konnte ausgeschlossen werden. Die ambulante Psychotherapie brachte bis jetzt keine Linderung der kognitiven Symptome.

- **Planung des kognitiven Trainings: Wie schwer sind die Beeinträchtigungen (Orientierung an einem Prozentrang <16)?**

Vor allem waren die Domänen Informationsverarbeitungsgeschwindigkeit sowie Konzentration/Aufmerksamkeit betroffen, welche auch subjektiv als besonders beeinträchtigt beschrieben wurden und deretwegen sie ihre Stelle gekündigt hatte. Frau M. berichtete zusätzlich über Beeinträchtigungen im Bereich Exekutivfunktionen, die sich nur teilweise in den Testergebnissen zeigten. Defizite in einem ehemals sehr leistungsstarken Bereich zeigten sich häufig durch „nur" durchschnittliche Werte. Oftmals sind ja keine Testwerte vom Zustand vor der Erkrankung zum Vergleich vorhanden, in diesem Fall sollte die subjektive Einschätzung der Patienten ernst genommen werden. Ein Training dieser Bereiche kann sinnvoll sein, wenn die Aufgabenschwierigkeit die vorhandene Leistungsfähigkeit abdeckt. Häufig sind die Aufgaben jedoch für eine stärker beeinträchtigte Zielgruppe gedacht, sodass für ein Training bei Domänen mit Leistungen im durchschnittlichen Bereich meistens keine messbare Leistungssteigerung möglich ist.

- **Planung des kognitiven Trainings: Lassen sich aus den gefundenen Defiziten sinnvolle Teilbereiche herausarbeiten, die trainiert werden können, oder ist ein globales Training sinnvoll?**

Für die Patientin wurde ein individualisiertes Training mit dem Fokus auf den Bereichen Informationsverarbeitungsgeschwindigkeit sowie Aufmerksamkeit/Konzentration und Exekutivfunktion empfohlen. Dies begründete sich durch die unterdurchschnittlichen Leistungen in der Testdiagnostik sowie dem subjektiven Empfinden der Patientin, in diesen Bereichen eingeschränkt zu sein.

- **Vorgespräch mit der Patientin und Zielklärung**
- **Rückmeldung der testpsychologischen Befunde:**
  Defizite im Bereich Informationsverarbeitungsgeschwindigkeit und Aufmerksamkeit/Konzentration. Stärken im Gedächtnis sowie in Teilen der Exekutivfunktionen.
- **Decken sich diese Befunde mit der Selbstwahrnehmung der Person?**
  Ja. Die Patientin berichtete über Schwierigkeiten im Bereich Aufmerksamkeit und Konzentration sowie über Probleme, während der Zeit der Berufstätigkeit das Arbeitspensum zu schaffen. Die subjektive Beeinträchtigung des Gedächtnisses konnte nicht objektiviert werden. Es war anzunehmen, dass den beschriebenen Situationen (Sachen verlegen, Buchinhalte vergessen) keine genuinen Gedächtnisprobleme, sondern eine verminderte Aufmerksamkeit in der Phase der Enkodierung (Speicherung) zugrunde lagen.
- **Welche Probleme sind im Alltag besonders belastend für die Person?**
  Konzentrationsprobleme und verringerte geteilte Aufmerksamkeit.
- **Welche Ressourcen bringt die Person mit?**
  Durchschnittliches prämorbides Intelligenzniveau, abgeschlossene Berufsausbildung, später Beginn der Depression, hohe Motivation.
- **Ziele des Trainings festlegen (SMART-Modell beachten):**
  Aufmerksamkeit und Konzentration: Inhalt einer Buchseite eines Romans beim erstmaligen Lesen aufnehmen und später wiedergeben können.
- **Woran würde sie im Alltag merken, dass ein Training erfolgreich war (Transfer)?**
  Aufmerksamkeit und Konzentration: Texte maximal zweimal lesen müssen; Gesprächen besser folgen können.

- **Sitzung 1**

Vor der ersten Trainingseinheit wurde Frau M. über den Ablauf des kognitiven Trainings im Rahmen des Gruppensettings informiert: Es werden immer drei Aufgaben pro

Trainingseinheit für je 20 min trainiert, die Aufgabentypen und die Reihenfolge der Aufgaben variieren von Termin zu Termin, es werden jedoch alle Aufgaben über die 15 Termine annähernd gleich häufig trainiert.

> **Sitzung 1**
> **Patientin:** Frau M.
> **Einheit:** 1
> **Dauer:** 60 min
> **Setting:** in einer Kleingruppe (1–5 Personen), 3-mal/Woche.
> **Durchgeführte Übungen:**
> - 16:00–16:20 CogniPlus® ALERT
> - 16:20–16:40 CogniPlus® DIVID
> - 16:50–17:00 CogniPlus® SELECT

■■ Kurzbericht Einheit 1

Die erste Aufgabe war ALERT von CogniPlus® zur Verbesserung der Reaktionsbereitschaft. Diese Aufgabe ist gut als Einstieg, da die Trainierenden schnell Fortschritte machen.

Kommentar: Empfehlenswert ist es, mit einer nicht sehr schwierigen Aufgabe anzufangen (Prinzip des fehlerfreien Lernens).

Weiter wurde die geteilte Aufmerksamkeit mit der Aufgabe DIVID von CogniPlus® geübt. Diese Übung fiel Frau M. sichtlich schwerer, sie verpasste häufig den richtigen Zeitpunkt und drückte zu hastig oder zu spät. Besonders ein Teilbereich der Aufgabe (automatische Schiebetür beobachten) führte zu Schwierigkeiten. Mit ein wenig Unterstützung (z. B. Therapeut zeigt an der PC-Oberfläche die relevanten Zielobjekte) konnte sie hier ihr Timing verbessern, sodass sie einige Level aufsteigen konnte.

Kommentar: Auch wenn das PC-Training vornehmlich selbstständig durchgeführt wird, hilft es den Teilnehmern sehr, wenn sie merken, dass jemand für Rückfragen da ist. Wenn der Übungsleiter bemerkt, dass ein Teilnehmer zunehmend frustriert ist, sollte er Kontakt aufnehmen und ggf. Hilfestellung (Scaffolding Method) geben.

Zum Schluss trainierte Frau M. noch die Aufgabe SELECT von CogniPlus®. Die Aufgabe bereitete der Patientin Schwierigkeiten, sie äußerte, angestrengt zu sein und dass es ihr schwerfalle, so lange auf den Bildschirm zu schauen. Nach Rücksprache ließ sich Frau M. motivieren, die Aufgabe zu Ende zu bringen.

Nach dem Training gab sie an, erschöpft und angestrengt zu sein, es habe ihr jedoch großen Spaß gemacht.

■ Abschlussbericht kognitives Training

Die Patientin nahm über 6 Wochen an einem kognitiven Training in der Psychiatrischen Ambulanz für kognitives Training teil. Es wurden insgesamt 15 Sitzungen durchgeführt. Bei heterogener kognitiver Leistung in der ersten neuropsychologischen Testung vor dem Training beschrieb Frau M. vor allem subjektive Konzentrationsprobleme sowie Defizite in der geteilten Aufmerksamkeit.

Zunächst wurden der Patientin die Grundlagen des kognitiven Trainings erläutert. Das Training sollte vor allem die Domänen Aufmerksamkeit/Konzentration, Informationsverarbeitungsgeschwindigkeit, aber auch Exekutivfunktion verbessern. Für das massierte Training der eingeschränkten Bereiche wurde das Computerprogramm CogniPlus® verwendet. Darüber hinaus wurde das Training einmal wöchentlich durch einen Transferteil ergänzt, der aus psychoedukativen Anteilen sowie Strategietraining anhand von persönlichen Alltagsbeispielen (z. B. wie kann ich meine Konzentrationsfähigkeit beim Lesen verbessern) bestand.

Die Patientin war durchweg anstrengungsbereit, äußerte allerdings gelegentlich Zweifel am Nutzen verschiedener Strategien und des Trainings.

Die Abschlusstestung (◘ Abb. 17.2) zeigte eine Verbesserung in allen drei trainierten Domänen (Informationsverarbeitungsgeschwindigkeit, Aufmerksamkeit/Konzentration, Exekutivfunktionen). Die Domäne Lernen und Gedächtnis wurde nicht trainiert, zeigte dennoch minimale Verbesserungen, was ein Hinweis auf einen Generalisierungseffekt sein kann. Die einzige Verschlechterung zeigte sich in der Fehleranzahl der Aufgabe zur geteilten Aufmerksamkeit. Die Ursache für diese Verschlechterung ließ sich nur mutmaßen. Eventuell war sie mit dem hohen Anspruch der Patientin zu begründen, besonders schnell zu reagieren, was mit einem erhöhten Fehlerrisiko einhergeht. Ansonsten konnten viele Verbesserungen bis in den (weit über-)durchschnittlichen Bereich verzeichnet werden.

Die Patientin zeigte sich sehr erfreut darüber, ihr SMART-Ziel erreicht zu haben. Sie erklärte, dass sie mittlerweile wieder regelmäßig lesen würde. Im Verlauf des Trainings traten häufiger perfektionistische Persönlichkeitsanteile zutage, die Frau M. unter Druck setzten und zu erhöhter Anspannung führten. Um der Anspannung entgegenzuwirken, wurden verschiedene Entspannungsmethoden besprochen. Frau M. plante dann, eine Entspannungsmethode mithilfe eines Volkshochschulkurses zu erlernen.

Kommentar: Objektivierbare kognitive Defizite, die mit einer unipolaren Depression assoziiert sind, konnten durch ein gezieltes kognitives Training verbessert werden. Gerade bei Patienten mit unipolarer Depression spielt häufig auch ein überhöhter Selbstanspruch eine Rolle, der zusätzlich zu einem negativen Selbstwert auch erhöhte Anspannung fördert und wiederum die Kognition beeinträchtigen kann. Um den „kognitiven Erfolg" durch Stress nicht zu gefährden, ist die Idee, eine Entspannungstechnik (mit) zu erlernen, sehr unterstützenswert. Hier mithilfe von Entspannungsverfahren und Achtsamkeit ein Gegengewicht zu setzen, ist sinnvoll.

17

Tests	Bewertung in Prozentrangnormen (Rohwert)							vorherige Testuntersuchung
	(0–2) weit unter-Ø	(3–10) unter-Ø	(11–21) niedriger Ø	(22–78) Ø	(79–89) hoher Ø	(90–97) über-Ø	(98–100) weit über-Ø	
Informationsverarbeitungsgeschwindigkeit								
WTS, TMT-A [s]		•		67 (16,0)				3 (37,2)
WTS, geteilte Aufmerksamkeit (WAFG), Reaktionszeit crossmodal [ms]		• 9 (735)						4 (826)
WTS, selektive Aufmerksamkeit (WAFG), Reaktionszeit visuell [ms]		•		28 (400)				3 (588)
WTS, Alertness (WAFA), Reaktionszeit [ms]	•	6 (302)						1 (478)
WTS, NBV, Reaktionszeit [ms]			•	51 (730)				19 (943)
Aufmerksamkeit/Konzentration								
WTS, geteilte Aufmerksamkeit (WAFG) [Anzahl Auslasser]				• 61 (2)				40 (4)
WTS, geteilte Aufmerksamkeit (WAFG) [Anzahl Fehler]		• 5 (4)						9 (3)
WTS, selektive Aufmerksamkeit (WAFG) [Anzahl Auslasser]		•					100 (0)	2 (4)
WTS, selektive Aufmerksamkeit (WAFG) [Anzahl Fehler]			•	55 (1)				14 (4)
Lernen/Gedächtnis								
CVLT, Durchgang 1 [Anzahl]				• 64 (8)				64 (8)
CVLT, Durchgang 5 [Anzahl]				• 24 (13)				24 (13)
CVLT, Σ Durchgang 1 bis Durchgang 5 [Anzahl]				• 48 (57)				32 (53)
CVLT, Interferenzliste [Anzahl]				• 47 (6)				47 (6)
CVLT, Durchgang 6, kurzfristiger Abruf [Anzahl]			•	39 (12)				16 (10)
CVLT, Durchgang 6, kurzfristiger Abruf mit Abrufhilfe [Anzahl]				• 55 (14)				31 (12)
CVLT, Durchgang 7, verzögerter Abruf [Anzahl]				• 48 (13)				33 (12)

◨ **Abb. 17.2** Neuropsychologisches Profil der Patientin Frau M. (Diagnose F33.1) nach dem kognitiven Training. Zur Vergleichbarkeit sind in der letzten Spalte (dunkelgrau unterlegt) die Prozentränge und Rohwerte der Testung vor dem Training angegeben und in der Tabelle mit einem schwarzen Punkt markiert. Die hellgraue Unterlegung kennzeichnet Werte, die auffällig sind (PR <16). (*CVLT* California Verbal Learning Test, *INHIB* Inhibitionstest, *NBV* N-Back Verbal, *TMT-A* Trail Making Test Version A, *TMT-B* Trail Making Test Version B, *ToL* Tower of London, *WAFA* Wahrnehmungs- und Aufmerksamkeitsfunktionen: Alertness, *WAFG* Wahrnehmungs- und Aufmerksamkeitsfunktionen: Geteilte Aufmerksamkeit, *WAFS* Wahrnehmungs- und Aufmerksamkeitsfunktionen: Selektive Aufmerksamkeit, *WTS* Wiener Testsystem)

Tests	Bewertung in Prozentrangnormen (Rohwert)							vorherige Testuntersuchung
	(0–2) weit unter-Ø	(3–10) unter-Ø	(11–21) niedriger Ø	(22–78) Ø	(79–89) hoher Ø	(90–97) über-Ø	(98–100) weit über-Ø	
CVLT, Durchgang 7, verzögerter Abruf mit Abrufhilfe [Anzahl]				• 53 (14)				29 (12)
CVLT, Ja-/Nein-Wiedererkennung [Anzahl]				• 34 (15)				75 (16)
Exekutivfunktionen								
Arbeitsgedächtnis								
WTS, NBV [Anzahl Auslasser]				• 67 (1)				38 (3)
WTS, NBV [Anzahl Fehler]						93 (0)		78 (1)
Planen und Problemlösen								
WTS, ToL – Freiburger Version, Planungsfähigkeit [Index]				•			98 (21)	76 (17)
Inhibition								
WTS, INHIB [Anzahl Fehler]				•	88 (1)			78 (2)
WTS, INHIB [Anzahl Auslasser]		•		70 (0)				8 (4)
WTS, INHIB [Sensitivitätsindex]				•		93 (4,31)		36 (3,14)
Konzeptwechsel								
WTS, TMT-B [s]			•	45 (30,7)				11 (48,5)

▢ Abb. 17.2   (Fortsetzung)

17

Bipolare Störung (ICD-10 F31.3)

Daniela Roesch-Ely

© Springer-Verlag GmbH Deutschland, ein Teil von Springer Nature 2019
D. Roesch-Ely, K. Baum (Hrsg.), *Kognitives Training bei psychiatrischen Erkrankungen*,
Psychotherapie: Manuale, https://doi.org/10.1007/978-3-662-58182-7_18

> **Demographische und Krankheitsmerkmale**
> **Patientin:** Frau N., 19 Jahre, aktuell ambulante Behandlung
> **Diagnose:** Bipolare Störung, gegenwertig leichte depressive Episode
> **Medikation:** Aripiprazol (15 mg) und Quetiapin 100 mg zur Nacht
> **Psychopathologie:** teilremittiert; BDI II: 11 Punkte (leichte depressive Symptomatik)
> **Bildung:** Hauptschulabschluss; besucht gegenwärtig Berufsschule für Gesundheit und Pflege, strebt Nachholen der Mittleren Reife und Abschluss einer Ausbildung zur Erzieherin an

■ **Wichtige Fragen aus ärztlicher Sicht: Gibt es eine organische Erklärung für die kognitiven Defizite?**

Nein.

- MRT (Schädel): altersentsprechend.
- EEG: unauffällig. Damit Ausschluss Epilepsie/Enzephalopathie.
- Schilddrüsenfunktion intakt, keine Anämie, kein Vitamin-B_{12}-Mangel oder Folsäuremangel.
- Keine Hinweise auf chronische Erkrankungen, die das ZNS betreffen können wie Entzündungen, z. B. Lupus, keine Hinweise auf Diabetes oder arterielle Hypertonie.

■ **Wichtige Fragen aus ärztlicher Sicht: Aktuelle Medikation**

- Sind die Antipsychotika überdosiert? Nein.
- Werden Sedativa oder Anticholinergika eingenommen? Nein.

■ **Wichtige Fragen aus ärztlicher Sicht: Suchtanamnese**

Leer.

■ **Neuropsychologischer Befund vor dem Training**

Frau N. nahm an einer etwa zwei Stunden dauernden neuropsychologischen Untersuchung teil. Im Kontakt war sie freundlich und kooperativ und äußerte Verständnisprobleme offen. Frau N. war aufgeschlossen, und es gelang gut, mit ihr ins Gespräch zu kommen. Ihr Gedächtnis war nach ihren eigenen Angaben nicht gut: Sie habe große Schwierigkeiten beim Lernen für Klassenarbeiten, da sie Gelerntes vom vorhergehenden Tag recht schnell vergesse, vor allem Dinge, für die sie sich wenig interessiere. Die größten Schwierigkeiten habe sie in Mathe und Geschichte, während ihr Vokabellernen leichtfalle. Im Alltag hingegen lägen keine Gedächtnisprobleme vor und sie könne sich Dinge, die ihr erzählt wurden, gut merken.

Die neuropsychologische Testung (◨ Abb. 18.1) bei Frau N. ergab in den untersuchten Domänen (Intelligenz, Lernen und Gedächtnis, Konzentration, Aufmerksamkeit sowie Exekutivfunktionen) überwiegend Ergebnisse im unter- bis durchschnittlichen Bereich. Das Ergebnis stimmte mit der Selbsteinschätzung der Patientin überein.

In Bezug auf die Informationsverarbeitungsgeschwindigkeit erzielte Frau N. überwiegend durchschnittliche Ergebnisse. In der Domäne Aufmerksamkeit/Konzentration lagen die Werte im niedrig bis hohen Durchschnittsbereich. Besonders auffällig war eine Minderleistung beim verzögerten Abruf von ungebundenen Wortlisten. Ebenso gab es

Tests	(0–2) weit unter-Ø	(3–10) unter-Ø	(11–21) niedriger Ø	(22–78) Ø	(79–89) hoher Ø	(90–97) über-Ø	(98–100) weit über-Ø
Bewertung in Prozentrangnormen (Rohwert)							
Informationsverarbeitungsgeschwindigkeit							
TMT-A [s]					80–90 (18)		
Aufmerksamkeitsbelastungstest D2 [Gesamtzahl]		4 (308)					
TAP, geteilte Aufmerksamkeit, Reaktionszeit auditiv [ms]				46 (531)			
TAP, geteilte Aufmerksamkeit, Reaktionszeit visuell [ms]				58 (740)			
TAP, Arbeitsged ächtnis, Reaktionszeit [ms]			21 (684)				
TAP, Flexibilität, Reaktionszeit [ms]				73–76 (671)			
WIE, Zahlen-Symbol-Test [Rohwertsumme]				25 (61)			
Aufmerksamkeit/Konzentration							
Aufmerksamkeitsbelastungstest D2, Konzentrationsleistung [Fehlerkorrigierte Gesamtanzahl]			13 (125)				
Aufmerksamkeitsbelastungstest D2, Fehleranteil [%]				75 (1,94)			
TAP, geteilte Aufmerksamkeit [Anzahl Auslasser]			12 (5)				
TAP, geteilte Aufmerksamkeit [Anzahl Fehlreaktionen]					79 (1)		
TAP, Flexibilität [Anzahl Fehlreaktionen]				24–31 (5)			
Lernen/Gedächtnis							
WMS, Zahlen Nachsprechen– [Rohwertsumme]		5 (5)					
VLMT, Durchgang 1 [Anzahl]		5 (4)					
VLMT, Σ Durchgang 1 bis Durchgang 5 [Anzahl]		5 (41)					
VLMT, Durchgang 6, kurzfristiger Abruf [Anzahl]		15–20 (10)					
VLMT, Interferenzliste [Anzahl]		10–15 (5)					
VLMT, Durchgang 7, verzögerter Abruf [Anzahl]		10 (9)					
WMS, logisches Gedächtnis (Geschichte A und B), kurzfristiger Abruf [Gesamtanzahl]		5 (18,4)					
WMS, logisches Gedächtnis (Geschichte A und B),verzögerter Abruf [Gesamtanzahl]		2–5 (13,5)					

◘ **Abb. 18.1** Neuropsychologisches Profil der Patientin Frau N. vor dem kognitiven Training. Diagnose: F31.3. Die graue Unterlegung kennzeichnet Werte, die auffällig sind (PR <16). (*MWT-B* Mehrfachwahl-Wortschatz-Intelligenztest Version B, *RWT* Regensburger Wortflüssigkeitstest, *TAP* Testbatterie zur Aufmerksamkeitsprüfung, *TMT-A, TMT-B* Trail Making Test, Versionen A und B – modifizierte Versionen, *VLMT* Verbal Learning Memory Test, *WIE* Wechsler-Intelligenztest für Erwachsene, *WCST* Wisconsin Card Sorting Test, *WMS* Wechsler Memory Scale, *ZST* Zahlensymboltest). (Modifizierte Versionen des TMT-A und -B nach Rodewald et al. 2012)

Tests	Bewertung in Prozentrangnormen (Rohwert)						
	(0–2) weit unter-Ø	(3–10) unter-Ø	(11–21) niedriger Ø	(22–78) Ø	(79–89) hoher Ø	(90–97) über-Ø	(98–100) weit über-Ø
Exekutivfunktionen							
Strategie/Flexibilität							
WCST, vervollständigte Kategorien [Anzahl]					>16 (3)		
WCST, Perseverationsfehler [%]				37–45 (13,28)			
Divergentes Denken/Wortflüssigkeit							
RWT, formallexikalisch [Anzahl]		10 (16)					
RWT, semantisch-kategoriell [Anzahl]					84 (49)		
Arbeitsgedächtnis							
WMS, Zahlen Nachsprechen – Rückwärts [Rohwertsumme]				37 (6)			
WIE, Buchstaben-Zahlen-Folgen-Test [Rohwertsumme]				25 (9)			
TAP, Arbeitsgedächtnis [Anzahl Auslasser]	<1 (10)						
TAP, Arbeitsgedächtnis [Anzahl Fehlreaktionen]		3 (10)					
Konzeptwechsel							
TMT-B [s]					80–90 (44,37)		
Prämorbides Intelligenzniveau							
MWT-B [Anzahl richtige Wörter]				50 (24)			

◘ Abb. 18.1   (Fortsetzung)

Auffälligkeiten im unmittelbaren und verzögerten Abruf von gebundenem Wortmaterial. Hinsichtlich der exekutiven Funktionen fanden sich heterogene Ergebnisse: Beim Arbeitsgedächtnis zum Beispiel erzielte sie Resultate, die vom weit unter- bis zum durchschnittlichen Bereich reichten. Beim divergenten Denken ergab sich eine Teilschwäche.

Zur Ermittlung des prämorbiden Intelligenzniveaus ergab sich mit Hilfe des sprachgebundenen und bildungsabhängigen Mehrfachwahl-Wortschatz-Intelligenztests (MWT-B) ein Wert im Durchschnittsbereich (PR = 50). Die Ergebnisse waren vor dem Hintergrund eines prämorbiden sprachgebundenen Intelligenzniveaus im Durchschnittsbereich des erreichten Bildungsniveaus (Hauptschulabschluss), der aktuellen Medikation sowie der psychischen Symptomatik der Patientin als eingeschränkte kognitive Leistungsfähigkeit zu beurteilen.

■ **Planung des kognitiven Trainings: Rahmenbedingungen**

Das kognitive Training fand einmal wöchentlich im Einzelkontakt statt und erstreckte sich über 8 Termine. Es wurden jeweils Aufgaben am PC mit den Trainingsprogrammen CogPack® und RehaCom® trainiert. Zur Verbesserung des Gedächtnisses wurden zudem Aufgaben aus dem papierbasierten Manual von Finauer (2007) bearbeitet (► Abschn. 10.2).

- **Planung des kognitiven Trainings: Ist ein Training für diese Patientin sinnvoll?**

Ja. Die Patientin, die unter einer bipolaren Störung mit gegenwärtig leichter depressiver Episode litt, hatte subjektiv kognitive Einschränkungen (hoher Leidensdruck), die sich auch objektivieren ließen (Abb. 18.1). Eine organische bzw. medikamentöse Erklärung der Defizite konnte ausgeschlossen und musste nicht vorab behandelt oder angepasst werden.

- **Planung des kognitiven Trainings: Wie schwer sind die Beeinträchtigungen (Orientierung an einem Prozentrang <16)?**

Es waren mehrere Bereiche betroffen, vor allem divergentes Denken, Gedächtnis (lang- und kurzfristig) sowie Arbeitsgedächtnis.

- **Planung des kognitiven Trainings: Lassen sich aus den gefundenen Defiziten sinnvolle Teilbereiche herausarbeiten, die trainiert werden können, oder ist ein globales Training sinnvoll?**

Gemeinsam mit der Patientin wurde der Schwerpunkt auf die Vermittlung von Lernstrategien und Lernplanung gesetzt. Sowohl restitutive als auch kompensatorische Maßnahmen wurden angewandt.

- **Vorgespräch mit der Patientin und Zielklärung**
- **Rückmeldung der testpsychologischen Befunde:**
  Defizite im Lernen/Gedächtnis, in Teilen der Exekutivfunktion.
- **Decken sich diese Befunde mit der Selbstwahrnehmung der Person?**
  Ja. Die Patientin berichtete Schwierigkeiten im Bereich Lernen/Gedächtnis (besonders wenn Schulstoff sie wenig interessierte) und in den Exekutivfunktionen
  (z. B. Planen, Strukturieren).
- **Welche Probleme sind im Alltag besonders belastend für die Person?**
  Vergesslichkeit, Probleme in der Planung (fehlende Struktur und fehlendes Zeitmanagement).
- **Welche Ressourcen bringt die Person mit?**
  Motivation, hoher Leidensdruck im Alltag mit Veränderungswunsch, Nutzen von kompensatorischen Strategien wie beispielsweise Terminkalender, Einkaufszettel.
- **Ziele des Trainings festlegen (SMART-Modell beachten):**
  - z. B. Lernstrategien lernen, Zeiteinteilung des Lernens besser planen;
  - Gedächtnis: Auswendiglernen verbessern.
- **Woran würde sie im Alltag merken, dass ein Training erfolgreich war (Transfer)?**
  Verbesserung der Leistung in der Schule (Noten besser als 4).

- **Sitzung 1**

Zu Beginn der ersten Sitzung wurden gemeinsam mit Frau N. Hintergrund und Ziele eines kognitiven Trainings sowie die individuell angepasste Auswahl der Trainingsaufgaben besprochen. Anschließend wurde eine Aufwärmübung zum Einsteigen in die Nutzung der Trainingssoftware CogPack® eingeführt, um darauf aufbauend konkrete Aufgabenstellungen zur Verbesserung des Gedächtnisses und der Exekutivfunktionen zu bearbeiten.

Sitzung 1
Patientin: Frau N.
Einheit: 1
Dauer: 60 min
Übungsleiter: XX
Setting: Einzelsetting
Durchgeführte Übungen:
- CogPack®: BUCHSTABIERE
- Finauer-Manual: Arbeitsblatt G/04b
- Eigens mitgebrachte Texte aus Unterrichtsfächern der Berufsschule

▪▪ Kurzbericht Einheit 1

Zu Beginn ihrer ersten Trainingseinheit führte ich mit Frau N. ein einleitendes Gespräch über den Hintergrund und die Ziele eines kognitiven Trainings (Verbesserung der kognitiven Leistungsfähigkeit, Verbesserung alltagsrelevanter Aspekte). Ich erklärte der Patientin, dass bezugnehmend auf ihre Eindrücke und in Anlehnung an das Profil der Schwerpunkt des Trainings auf die Bereiche Lernen/Gedächtnis sowie Planung gelegt werden würde. Im Sinne einer Psychoedukation wurde Frau N. erläutert, was allgemein unter dem Begriff Lernen und Gedächtnis zu verstehen ist. Am Ende wurde die Patientin darüber informiert, dass neben dem massierten Üben am PC vor allem kompensatorische Strategien zur Verbesserung der Gedächtnisleistung Anwendung finden würden.

Kommentar: Hier wurden Thema und Ziele der aktuellen Stunde erarbeitet. An dieser Stelle wäre auch eine inhaltliche Arbeit am Thema möglich, z. B. wo konkret Probleme im Alltag liegen.

Zum Aufwärmen bearbeitete Frau N. die Aufgabe BUCHSTABIERE aus dem Software-Paket CogPack®. Dabei wirkte sie zunächst bemüht und motiviert. Gleichzeitig waren vermehrt Fehler zu beobachten, welche auf fehlende Strategien zur Verbesserung der Erinnerungsleistung zurückzuführen waren.

Kommentar: Die Aufwärmübung dient dazu, das Verhalten zu beobachten: Werden Strategien angenommen und umgesetzt? Erweisen sie sich als funktional? In Hinblick auf das Prinzip des fehlerfreien Lernens empfiehlt sich der Einstieg mit einer etwas leichteren Aufgabe (im neuropsychologischen Profil war lediglich die Fehlerquote auffällig).

Fortgesetzt wurde das Training mit papierbasierten Aufgaben aus dem Manual von Finauer (2007). Die Aufgabe von Frau N. bestand darin, gelesene Informationen zu strukturieren, indem sie wichtige Informationen in eine eigens erstellte Tabelle eintrug. Dabei gelang es Frau N. gut, nach mehrmaligem Lesen und Markieren wichtiger Punkte relevante Informationen zu erfassen. Dennoch vergaß sie wiederholt Aspekte, was daran lag, dass sie Informationen zusammenfasste und die Dinge somit unübersichtlich waren. Beim Vergleich mit einer vorgegebenen Tabelle konnte Frau N. die Fehler jedoch sofort erkennen und zuordnen.

Kommentar: Hier geht es um massiertes Üben und Vermitteln von Strategien: Text zunächst als Ganzes überblickartig lesen, wiederholtes Lesen, Eintragungen in die Tabelle tätigen. Der Therapeut sollte Rückmeldung geben und die Reaktion und Motivation des Patienten prüfen.

Es folgte die Durchsicht schulischer Unterlagen. Dabei ergab sich, dass Frau N. Lerninhalte besser behalten konnte, wenn diese in Form von Abbildungen und Modellen verarbeitet waren. Auch wurde der Einfluss ihrer jeweiligen Motivation im Gespräch sehr deutlich. So berichtete sie, dass sie in der Prüfungsvorbereitung bei Texten mit Fremdwörtern dazu neigte, Inhalte zu überspringen, da sie diese als zu schwer empfand.

Kommentar: Transfergestaltung, Anwendung erlernter Strategien im Schulalltag.

Abschließend wurde mit Frau N. eine Hausaufgabe besprochen: Lesen und Markieren des Schultextes über Krebse fortsetzen.

Kommentar: Transfergestaltung, Anwendung erlernter Strategien im Schulalltag.

- **Abschlussbericht kognitives Training**

Frau N. nahm 10 Wochen an einem individuellen, PC-gestützten und papierbasierten kognitiven Training in der Psychiatrischen Ambulanz für Kognitives Training (PAKT) teil. Es wurden insgesamt 8 Sitzungen durchgeführt, 2 Sitzungen fielen aus. Bei heterogenen kognitiven Leistungen in der ersten Untersuchung beschrieb Frau N. vor allem Einschränkungen im Gedächtnis und in der Konzentrationsfähigkeit.

Zunächst wurden der Patientin die Grundlagen eines kognitiven Trainings erläutert. Dabei lag der inhaltliche Schwerpunkt auf der Domäne Lernen und Gedächtnis. Ergänzt wurde dies durch Aufgaben zur Verbesserung der Planungsfähigkeit. Als PC-Programme fanden die Softwarepakete CogPack® und RehaCom® Anwendung. Die papierbasierten Aufgaben wurden dem Manual von Finauer (2007) entnommen. Ergänzt wurden die Aufgaben durch kompensatorische Strategien wie beispielsweise die PQRST-Lesetechnik.

Die Patientin zeigte sich stets bemüht und anstrengungsbereit. Da sie im Gespräch angab, sich allein nur schwer für die Anwendung der Methoden und Strategien motivieren zu können, wurde mit ihr besprochen, dass ein Betreuer aus der Wohngemeinschaft zur Unterstützung hinzugezogen werden sollte. Trotz anfänglicher Skepsis gelang es Frau N., die erlernten Methoden zunehmend in ihren (Lern-)Alltag zu implementieren. Auf Nachfrage gab Frau N. an, in allen Bereichen vom Training profitiert zu haben. So würde sie beispielsweise Texte konzentrierter und genauer lesen. Auch könne sie sich gelesene Inhalte besser merken.

Anhand der Trainingsergebnisse der letzten Trainingseinheit sowie der Beobachtungen von Patientin und Übungsleiterin waren deutliche Verbesserungen vor allem im Bereich des Gedächtnisses zu verzeichnen. Frau N. konnte sich ungebundene Informationen besser merken, bei gleichbleibender langfristiger Abrufleistung. Auch in Teilbereichen der exekutiven Funktionen sowie der Aufmerksamkeit und Konzentration hatte sie sich gesteigert, und zwar ohne dass dies zulasten der Sorgfalt ging.

Die neuropsychologische Abschlussuntersuchung (◨ Abb. 18.2) von Frau N. ergab in den untersuchten Domänen heterogene Ergebnisse im unter- bis überdurchschnitt-

Tests	Bewertung in Prozentrangnormen (Rohwert)							vorherige Testuntersuchung
	(0–2) weit unter-Ø	(3–10) unter-Ø	(11–21) niedriger Ø	(22–78) Ø	(79–89) hoher Ø	(90–97) über-Ø	(98–100) weit über-Ø	
Informationsverarbeitungsgeschwindigkeit								
TMT-A [s]						• 80–90 (19,6)		80–90 (18)
Aufmerksamkeitsbelastungstest D2 [Gesamtzahl]		3 (311)						4 (308)
TAP, geteilte Aufmerksamkeit, Reaktionszeit auditiv [ms]				• 42 (537)				46 (531)
TAP, geteilte Aufmerksamkeit, Reaktionszeit visuell [ms]			16 (870)	•				58 (740)
TAP, Arbeitsgedächtnis, Reaktionszeit [ms]		10 (834)	•					21 (684)
TAP, Flexibilität, Reaktionszeit [ms]				• 42 (718)				73–76 (671)
WIE, Zahlen-Symbol-Test [Rohwertsumme]			16 (58)	•				21 (61)
Aufmerksamkeit/Konzentration								
Aufmerksamkeitsbelastungstest D2, Konzentrationsleistung [Fehlerkorrigierte Gesamtanzahl]		10 (126)	•					13 (125)
Aufmerksamkeitsbelastungstest D2, Fehleranteil [%]				•		90–95 (0,64 %)		75 (1,94 %)
TAP, geteilte Aufmerksamkeit [Anzahl Auslasser]			• 14 (4)					12 (5)
TAP, geteilte Aufmerksamkeit [Anzahl Fehlreaktionen]				50 (2)	•			79 (1)
TAP, Flexibilität [Anzahl Fehlreaktionen]				•		>86 (0)		24–31 (5)
Lernen/Gedächtnis								
WMS, Zahlen Nachsprechen – Vorwärts [Rohwertsumme]		•		63 (8)				5 (5)
VLMT, Durchgang 1 [Anzahl]		•		60–75 (8)				5 (4)
VLMT, Σ Durchgang 1 bis Durchgang 5 [Anzahl]		•	20 (50)					5 (41)
VLMT, Durchgang 6, kurzfristiger Abruf [Anzahl]			• 15–20 (10)					15–20 (10)
VLMT, Interferenzliste [Anzahl]			•	60–80 (8)				10–15 (10)
VLMT, Durchgang 7, verzögerter Abruf [Anzahl]	• <5 (6)							10 (9)
Exekutivfunktionen								
Divergentes Denken/Wortflüssigkeit								
RWT, formallexikalisch [Anzahl]		•	15 (15)					10 (16)
RWT, semantisch-kategoriell [Anzahl]				40 (36)	•			84 (49)

◘ Abb. 18.2 Neuropsychologisches Profil der Patientin Frau N. (Diagnose F31.3) nach dem kognitiven Training. Zur Vergleichbarkeit sind in der letzten Spalte (dunkelgrau unterlegt) die Prozentränge und Rohwerte der Testung vor dem Training angegeben und in der Tabelle mit einem schwarzen Punkt markiert. Die hellgraue Unterlegung kennzeichnet Werte, die auffällig sind (PR <16). (*RWT* Regensburger Wortflüssigkeitstest, *TAP* Testbatterie zur Aufmerksamkeitsprüfung, *TMT-A, TMT-B* Trail Making Test, Versionen A und B – modifizierte Versionen, *VLMT* Verbal Learning Memory Test, *WIE* Wechsler-Intelligenztest für Erwachsene, *WCST* Wisconsin Card Sorting Test, *WMS* Wechsler Memory Scale, *ZST* Zahlensymboltest). (Modifizierte Versionen des TMT-A und -B nach Rodewald et al. 2012)

Tests	Bewertung in Prozentrangnormen (Rohwert)							vorherige Testuntersuchung
	(0–2) weit unter-Ø	(3–10) unter-Ø	(11–21) niedriger Ø	(22–78) Ø	(79–89) hoher Ø	(90–97) über-Ø	(98–100) weit über-Ø	
Arbeitsgedächtnis								
WMS, Zahlen Nachsprechen – Rückwärts [Rohwertsumme]		3 (4)		·				37 (6)
WIE, Buchstaben-Zahlen-Folgen-Test [Rohwertsumme]				· 37 (10)				25 (9)
TAP, Arbeitsgedächtnis [Anzahl Auslasser]	·	5 (6)						<1 (10)
TAP, Arbeitsgedächtnis [Anzahl Fehlreaktionen]		· 8 (7)						3 (10)
Konzeptwechsel								
TMT-B [s]				40–50 (57,22)		·		80–90 (44,37)

◻ **Abb. 18.2** (Fortsetzung)

lichen Bereich. Besonders im Bereich Lernen/Gedächtnis konnte sie sich im Vergleich zur vorherigen Testung deutlich verbessern. Weiter waren in Teilbereichen der Aufmerksamkeit/Konzentration und der exekutiven Funktionen geringe Verbesserungen zu beobachten. Es wurden jedoch weiterhin in allen Bereichen auch Teildefizite verzeichnet.

In den Domänen Informationsverarbeitungsgeschwindigkeit und Aufmerksamkeit/Konzentration erzielte Frau N. Ergebnisse im unter- bis überdurchschnittlichen Bereich: Im Vergleich zur Vortestung zeigte Frau N. eine teils verbesserte Sorgfaltsleistung, was jedoch zulasten der Arbeitsgeschwindigkeit ging. Im Bereich Lernen und Gedächtnis ergaben sich mit Ausnahme der Abrufleistung Resultate im Durchschnittsbereich. Hinsichtlich der exekutiven Funktionen fanden sich unter- bis durchschnittliche Ergebnisse.

Insgesamt profitierte Frau N. in mehreren Teilbereichen (Aufmerksamkeit/Konzentration, Lernen/Gedächtnis und exekutive Funktionen) vom kognitiven Training, was auch ihrer eigenen Einschätzung entsprach.

Kommentar: Eine bipolare Störung ist mit gravierenden Einschränkungen in der Alltagsfunktionalität assoziiert, die auch mit neurokognitiven Defiziten in Verbindung stehen. Bei dieser Patientin lag eine Gefährdung des Schulabschlusses vor: Defizite im Lernen und Gedächtnis sowie Probleme in der Lernplanung und Organisation. Neben der Kontrolle der psychopathologischen Symptome mit Medikation und Psychotherapie war ein gezieltes kognitives Remediationstraining für diese Patientin sehr hilfreich. Durch das Erfolgserlebnis in Zusammenhang mit dem kognitiven Training wurde die Motivation der Patientin nach initialer Skepsis erhöht und damit eine Basis für die Weiterentwicklung der persönlichen und schulischen Ziele (Alltagsfunktionalität) sowie der Verbesserung der Lebensqualität geschaffen.

Literatur

Rodewald, K., Bartolovic, M., Debelak, R., et al. (2012). Eine Normierungsstudie eines modifizierten Trail Making Tests im deutschsprachigen Raum. *Zeitschrift für Neuropsychologie, 23*, 37–48.

Finauer, G. (Hrsg.). (2007). *Therapiemanuale für die neuropsychologische Rehabilitation: Kognitive und kompetenzorientierte Therapie für die Gruppen- und Einzelbehandlung.* Berlin/Heidelberg: Springer.

18

ADHS im Erwachsenenalter (ICD-10 F90.0)

Katlehn Baum

© Springer-Verlag GmbH Deutschland, ein Teil von Springer Nature 2019
D. Roesch-Ely, K. Baum (Hrsg.), *Kognitives Training bei psychiatrischen Erkrankungen*,
Psychotherapie: Manuale, https://doi.org/10.1007/978-3-662-58182-7_19

> **Demographische und Krankheitsmerkmale**
> **Patient:** Herr T., 50 Jahre, stationär
> **Diagnosen:** ADHS, rezidivierende depressive Störung, gegenwärtig mittelgradige Episode
> **Medikation:** Atomoxetin 80 mg, Brupopion 150 mg
> **Psychopathologie:** akute depressive Episode, gegenwärtig mittelgradig (BDI II: 27 Punkte), Homburger ADHS-Skalen für Erwachsene: Summenwert WURS-K: 31 und ADHS-SB: 37
> **Bildung:** Hauptschule, Ausbildung zum Holzfachwerker, zum Zeitpunkt der stationären Behandlung arbeitslos

■ **Wichtige Fragen aus ärztlicher Sicht: Gibt es eine organische Erklärung für die kognitiven Defizite?**

Nein.
- Schilddrüsenfunktion: intakt.
- Keine Anämie, kein Vitamin-B_{12}-Mangel oder Folsäuremangel.
- Keine Hinweise auf chronische Erkrankungen, die das ZNS betreffen können wie Entzündungen, z. B. Lupus, keine Hinweise auf Diabetes oder arterielle Hypertonie.

■ **Wichtige Fragen aus ärztlicher Sicht: Aktuelle Medikation**
- Werden Antidepressiva eingenommen? Ja, aber nicht sedierend.
- Werden Sedativa eingenommen? Nein.

■ **Wichtige Fragen aus ärztlicher Sicht: Suchtanamnese**

Drogen während des 17./18. Lebensjahres konsumiert, seit 13. Lebensjahr regelmäßig Alkohol, 10–12 Zigaretten täglich.

■ **Neuropsychologischer Befund**

Herr T. nahm an einer zweistündigen neuropsychologischen Untersuchung teil. Im Kontakt zeigte er sich insgesamt angemessen, wenngleich Weitschweifigkeit und erhöhter Rededrang auffielen. Während des Gesprächs wirkte der Patient deutlich angespannt, auch war eine motorische Unruhe (Wippen der Beine) zu beobachten. In Bezug auf seine kognitive Leistungsfähigkeit berichtete Herr T. über massive Einschränkungen in der Konzentration und der Aufmerksamkeit. So habe er enorme Schwierigkeiten, sich beim Lesen zu konzentrieren, gelesene Inhalte aufzunehmen und anschließend wiederzugeben. Oft wisse er nicht mehr, was er gelesen habe. Darüber hinaus sei er schnell ablenkbar, richte seine Aufmerksamkeit immer auf mehrere Dinge gleichzeitig und wirke in Gesprächen häufig abwesend. Im Alltag fiel Herrn T. auf, dass er Dinge des Öfteren verlege (z. B. seinen Schlüssel) und Termine vergesse. Ferner komme er oft zu spät zu Verabredungen.

Das Instruktionsverständnis während der Untersuchung war überwiegend gegeben, die Erklärungen und Übungsaufgabe zur geteilten Aufmerksamkeit mussten wiederholt werden. Die Aufgabe zum Arbeitsgedächtnis wurde aufgrund von Überforderung abgebrochen. Auf Nachfrage gab der Patient nach Ende der Untersuchung an, erschöpft zu sein. Insbesondere die Aufgaben zur geteilten Aufmerksamkeit und Inhibition bereiteten ihm Schwierigkeiten. Insgesamt erwartete Herr T. ein ausreichendes Ergebnis.

19

Die neuropsychologische Testung (▪ Abb. 19.1) ergab in den untersuchten Domänen sehr heterogene Ergebnisse. In Bezug auf die Informationsverarbeitungsgeschwindigkeit erzielte er Ergebnisse im niedrig durchschnittlichen Bereich. In der Domäne Aufmerksamkeit/Konzentration fielen die Resultate des Patienten unter- bis durchschnittlich aus. In der Domäne Lernen und Gedächtnis ergaben sich überwiegend Ergebnisse im durchschnittlichen Bereich. Hinsichtlich der exekutiven Funktionen zeigten sich Schwächen im Arbeitsgedächtnis, der Inhibition und Planungsfähigkeit (zu häufiges Umentscheiden).

Die Ergebnisse sind vor dem Hintergrund des erreichten Bildungsniveaus (Hauptschule, abgeschlossene Ausbildung) sowie des prämorbiden sprachgebundenen Intelligenzniveaus im durchschnittlichen Bereich als eingeschränkte kognitive Leistungsfähigkeit zu interpretieren.

▪ Planung des kognitiven Trainings: Rahmenbedingungen

Das kognitive Training fand 3-mal wöchentlich in einer Kleingruppe (1–6 Personen) statt und erstreckte sich über 14 Termine. Es wurde jeweils 60 min am PC mit dem Trainingsprogramm CogniPlus® von Schuhfried trainiert. Zudem fand einmal in der Woche eine Transfersitzung in der Gruppe (► Kap. 12) statt.

▪ Planung des kognitiven Trainings: Ist ein Training für diesen Patienten sinnvoll?

Ja. Der Patient, der gegenwärtig an einer mittelgradigen depressiven Episode sowie ADHS litt, hatte subjektiv kognitive Defizite (hoher Leidensdruck), die sich neuropsychologisch objektivieren ließen (▪ Abb. 19.1). Eine organische bzw. medikamentöse Erklärung für die Defizite konnte ausgeschlossen und musste nicht vorher behandelt bzw. angepasst werden.

▪ Planung des kognitiven Trainings: Wie schwer sind die Beeinträchtigungen (Orientierung an einem Prozentrang <16)?

Mehrere Domänen sind betroffen, vor allem Subdomänen der Exekutivfunktionen.

▪ Planung des kognitiven Trainings: Lassen sich aus den gefundenen Defiziten sinnvolle Teilbereiche herausarbeiten, die trainiert werden können, oder ist ein globales Training sinnvoll?

Unter Berücksichtigung des neuropsychologischen Profils und der Schilderungen des Patienten wurden schwerpunktartig Teile der Exekutivfunktionen (Planen und Inhibition) sowie Aufmerksamkeitsprozesse trainiert.

▪ Vorgespräch mit dem Patienten und Zielklärung
▬ Rückmeldung der testpsychologischen Befunde:

Relative Stärken in der nonverbalen Merkfähigkeit, Defizite in Teilen der geteilten Aufmerksamkeit (hohe Fehlerquote), in der Inhibition und im Arbeitsgedächtnis, auch Einschränkungen in der Planungsfähigkeit im Sinne eines vorschnellen, wenig durchdachten Handelns.

Tests	Bewertung in Prozentrangnormen (Rohwert)						
	(0–2) weit unter-Ø	(3–10) unter-Ø	(11–21) niedriger Ø	(22–78) Ø	(79–89) hoher Ø	(90–97) über-Ø	(98–100) weit über-Ø
Informationsverarbeitungsgeschwindigkeit							
WTS, TMT-A [s]			16 (46)				
WTS, geteilte Aufmerksamkeit (WAFG), Reaktionszeit auditiv [ms]			16 (731)				
WTS, geteilte Aufmerksamkeit (WAFG), Reaktionszeit visuell [ms]			15 (675)				
WTS, Arbeitsgedächtnis, Reaktionszeit [ms]	**Aufgabe wegen Überforderung abgebrochen**						
Aufmerksamkeit/Konzentration							
WTS, geteilte Aufmerksamkeit (WAFG) [Anzahl Auslasser]				25 (6)			
WTS, geteilte Aufmerksamkeit (WAFG) [Anzahl Fehler]		8 (6)					
Lernen/Gedächtnis							
WTS, FTS, Durchgang 1 [Anzahl]		6 (2)					
WTS, FGT, Σ Durchgang 1 bis Durchgang 5 [Anzahl]			19 (22)				
WTS, FGT, Durchgang 6, Kurzfristiger Abruf [Anzahl]			16 (5)				
WTS, FGT, Durchgang 7, verzögerter Abruf [Anzahl]				29 (6)			
WTS, FGT, Ja-/Nein- Wiedererkennung [Anzahl]				72 (9)			
Exekutivfunktionen							
Arbeitsgedächtnis							
WTS, NBV [Anzahl Auslasser]	**Aufgabe wegen Überforderung abgebrochen**						
Planen und Problemlösen							
WTS, ToL – Freiburger Version, Planungsfähigkeit [Index]			18 (11)				
BADS, Zoo-Wege Test [Gesamtwert der Sequenzen]				7 von 8 Punkte			

◘ **Abb. 19.1**   Neuropsychologisches Profil des Patienten Herrn T. vor dem kognitiven Training. Diagnose: F90.0. Die graue Unterlegung kennzeichnet Werte, die auffällig sind (PR <16). (*BADS* Behavioural Assessment of the Dysexecutive Syndrome, *FGT* Figuraler Gedächtnistest, *INHIB* Inhibitionstest, *MWT-B* Mehrfachwahl-Wortschatz-Intelligenztest Version B, *NBV* N-Back Verbal, *TMT-A* Trail Making Test Version A, *TMT-B* Trail Making Test Version B, *ToL* Tower of London, *WAFG* Wahrnehmungs- und Aufmerksamkeitsfunktionen: Geteilte Aufmerksamkeit, *WTS* Wiener Testsystem)

Tests	Bewertung in Prozentrangnormen (Rohwert)						
	(0–2) weit unter-Ø	(3–10) unter-Ø	(11–21) niedriger Ø	(22–78) Ø	(79–89) hoher Ø	(90–97) über-Ø	(98–100) weit über-Ø
Inhibition							
WTS, INHIB, Reaktionszeit [ms]							99 (216)
WTS, INHIB [Anzahl Fehler]	<1 (13)						
Konzeptwechsel							
WTS, TMT-B [s]				44 (114)			
Prämorbides Intelligenzniveau							
MWT-B [Anzahl richtige Wörter]				39 (25)			

❏ Abb. 19.1   (Fortsetzung)

- **Decken sich diese Befunde mit der Selbstwahrnehmung der Person?**
  Teilweise ja – der Patient berichtete Schwierigkeiten mit der Konzentration und eine geringe Aufmerksamkeitsspanne.
- **Welche Probleme sind im Alltag besonders belastend für die Person?**
  Vergesslichkeit, Reizbarkeit, Termine nicht einhalten können.
- **Welche Ressourcen bringt die Person mit?**
  Motivation und Problembewusstsein.
- **Ziele des Trainings festlegen (SMART-Modell beachten):**
  - Konzentrationsfähigkeit steigern, um über einen längeren Zeitraum am Stück beispielsweise lesen zu können.
  - Planvolles Vorgehen bei der Erledigung von Aufgaben.
- **Woran würde er im Alltag merken, dass ein Training erfolgreich war (Transfer)?**
  - Besseres Folgen von Gesprächen, gehörte Inhalte wiedergeben können.
  - Aufgaben planvoll und strukturiert angehen.
  - Langfristig: eine Arbeit wieder aufnehmen und über längere Zeit ausführen können.

▪ Sitzung 1

Zu Beginn der ersten Sitzung wurden gemeinsam mit Herrn T. Hintergrund und Ziele eines kognitiven Trainings sowie die individuell angepasste Auswahl der Trainingsaufgaben besprochen. Anschließend wurde er in die Nutzung der Trainingssoftware CogniPlus eingeführt, um darauf aufbauend konkrete Aufgabenstellungen zur Verbesserung der Aufmerksamkeit und Exekutivfunktionen zu bearbeiten.

Sitzung 1
Patient: Herr T.
Einheit: 1
Dauer: 60 min
Übungsleiter: XX
Setting: 3-mal wöchentlich in einer Kleingruppe (1–6 Personen)
Durchgeführte Übungen:
- 11:00–11:05 Einführung CogniPlus
- 11:06–11:16 CogniPlus: DIVID
- 11:17–11:37 CogniPlus: PLAND
- 11:38–11:53 CogniPlus: ALERT S1
- 11: 55–12:00 Rückmeldung der Ergebnisse und Verhaltensbeobachtung

▪▪ Kurzbericht Einheit 1

Zu Beginn seiner ersten Trainingseinheit führte ich mit Herrn T. ein einleitendes Gespräch über den Hintergrund und die Ziele eines kognitiven Trainings (Verbesserung der kognitiven Leistungsfähigkeit, Steigerung der Belastbarkeit, Verbesserung alltagsrelevanter Aspekte). Ich erklärte ihm, dass der Schwerpunkt unseres Trainings auf den Exekutivfunktionen liegen, da sie einerseits eine hohe Alltagsrelevanz haben und sich zum anderen im Rahmen der neuropsychologischen Untersuchung als defizitär erwiesen. Weil der Patient selbst über Einschränkungen in der Aufmerksamkeit berichtete, wurden Übungen zu deren Verbesserung hinzugefügt. Im Sinne einer Psychoedukation sprachen wir zudem über verschiedene Teilbereiche der Exekutivfunktionen (insbesondere Inhibition und Planung) sowie der Aufmerksamkeit. Am Ende erläuterte ich Herrn T., dass neben dem massierten Üben am PC auch Strategien im Umgang mit seinem vorschnellen Handeln angewendet würden und er teils auch Hausaufgaben zu erledigen haben würde.

Kommentar: Hier wurden Thema und Ziele der aktuellen Stunde erarbeitet. An dieser Stelle wäre auch eine inhaltliche Arbeit am Thema möglich, z. B. wo konkret Probleme im Alltag liegen.

Zum Aufwärmen bearbeitete Herr T. die Aufgabe zur geteilten Aufmerksamkeit aus dem Software-Paket CogniPlus. Der Patient wurde wiederholt ermuntert, sich für die Antwort per Tastendruck bewusst Zeit zu nehmen, um Fehler zu vermeiden. Damit tat er sich jedoch sehr schwer und neigte immer wieder zu impulsivem Handeln.

Kommentar: Die Aufwärmübung dient dazu, das Verhalten zu beobachten: Werden Strategien angenommen und umgesetzt? Erweisen sie sich als funktional? In Hinblick auf das Prinzip des fehlerfreien Lernens empfiehlt sich der Einstieg mit einer etwas leichteren Aufgabe (im neuropsychologischen Profil war lediglich die Fehlerquote auffällig).

19

Fortgesetzt wurde das Training mit der Übung „PLAND" aus CogniPlus®. Bereits bei den einfacheren Aufgaben zeigten sich Schwierigkeiten dahingehend, dass Herr T. die Aufgabe nicht vollständig las und daher vorschnell handelte im Sinne eines Trial-and-Error-Vorgehens. Dies hatte eine steigende Fehlerquote zur Folge, die wiederum zu mehr Frustration und Anspannung führte.

Kommentar: Hier geht es um massiertes Üben und Vermitteln von Strategien: Aufgabe als Ganzes lesen, Notizen machen. Der Therapeut sollte Rückmeldung geben und die Reaktion und Motivation des Patienten prüfen.

Es folgte die Übung zur Alertness (ALERT S1).

Kommentar: Um den Patienten nicht zu überfordern und die Motivation zu fördern, wurde zunächst die Alertness trainiert. Nach einigen Sitzungen wurde diese durch die Aufgabe INHIB ersetzt.

Abschließend wurden die jeweils erzielten Ergebnisse in den verschiedenen Aufgaben besprochen. Darüber hinaus wurden gemeinsam mit dem Patienten Verbesserungsmöglichkeiten erarbeitet.

Kommentar: Förderung der Motivation durch Aufzeigen der individuellen Fortschritte innerhalb einer Aufgabe, Erarbeiten von Kompensationsstrategien, ggf. Übungen zum Transfer in den Alltag anbieten, z. B. täglich einfache Texte lesen und die Aufmerksamkeitsspanne durch verschiedene Methoden wie beispielsweise PQRST (▶ Abschn. 11.1.2) erhöhen.

- **Abschlussbericht kognitives Training**

Herr T. nahm 5 Wochen lang an einem PC-gestützten kognitiven Training teil. Es wurden insgesamt 14 von 15 geplanten Sitzungen durchgeführt. Bei heterogenen kognitiven Leistungen in der ersten Testung beschrieb der Patient vor allem subjektive Gedächtnisdefizite und Probleme mit der Konzentration und Aufmerksamkeit.

Zunächst wurden dem Patienten die Grundlagen des kognitiven Trainings erläutert. Das Training sollte vor allem Teile der Exekutivfunktionen sowie die Aufmerksamkeit/Konzentration verbessern. Für das massierte Training der objektivierten Einschränkungen wurde das Computerprogramm CogniPlus® der Firma Schuhfried verwendet. Die Aufgaben aus dem Programm CogniPlus® bearbeitete der Patient regelmäßig. Auf diese Weise wurde der Trainingsfortschritt festgehalten und dem Patienten veranschaulicht. Darüber hinaus wurde einmal wöchentlich eine Transfersitzung durchgeführt, im Rahmen derer psychoedukative Elemente und die Vermittlung von Kompensationsstrategien Anwendung fanden.

Der Patient war anstrengungsbereit, hatte jedoch anfangs Probleme, sich dauerhaft auf eine Aufgabe zu konzentrieren. Zu Beginn war außerdem zu beobachten, dass er die Aufgabenstellungen nicht vollständig las. In der Verhaltensbeobachtung zeigte sich zudem mehrfach eine motorische Unruhe (Wippen der Beine).

Zusammenfassend zeigte der Patient bei durchschnittlicher Intelligenz Fortschritte im kognitiven Training, was seine Lernfähigkeit verdeutlichte. Im Training selbst wurde mit ihm mehrfach ein planvolles, zeitlich angemessenes Vorgehen besprochen und geübt, auch beim Lesen der Aufgaben. In den regelmäßig stattfindenden Transfersitzungen wurden gemeinsam mit ihm schwierige Situationen aus dem Alltag besprochen und Lösungsstrategien erarbeitet (z. B. Förderung der Konzentration durch Arbeitszeitrestriktion, Ablenkungen vermeiden). Eine Re-Evaluation in Form einer neuropsychologischen Testung lehnte der Patient ab.

Kommentar: Neben den Verbesserungen im Rahmen des Trainings waren auch im stationären Alltag minimale Fortschritte zu beobachten: So gelang es Herrn T. beispielsweise sowohl in der Ergo- als auch in der Arbeitstherapie etwas besser, konzentrierter und ausdauernder an einer Aufgabe zu arbeiten. Er versuchte zudem, die Aufgaben zunächst als Ganzes zu lesen und diese dann in Teilschritte zu untergliedern und planvoll vorzugehen. Insgesamt war jedoch zu beobachten, dass der Patient die Fortschritte nur schwer annehmen konnte, was eher mit seinem depressiven Denkstil in Verbindung zu bringen war. – Ergänzend können in solchen Fällen verhaltenstherapeutische Interventionen besprochen und angewandt werden, etwa die Unterteilung von komplexen Aufgaben in Subaufgaben (Salamitechnik), das Erlernen von Skills zur Regulation der Anspannung, Verhaltensanalysen sowie Übungen zur kognitiven Umstrukturierung und Defusion. Die Behandlung des ADHS im Erwachsenenalter beinhaltet ein multimodales Konzept. So könnte ein kognitives Training im stationären Setting die Motivation für die Teilnahme an anderen Therapien bewirken, die ergänzend wichtig sind, um die Alltagsfunktionalität und Lebensqualität zu verbessern.

Atypischer Autismus (ICD-10 F84.1)

Daniela Roesch-Ely

© Springer-Verlag GmbH Deutschland, ein Teil von Springer Nature 2019
D. Roesch-Ely, K. Baum (Hrsg.), *Kognitives Training bei psychiatrischen Erkrankungen*,
Psychotherapie: Manuale, https://doi.org/10.1007/978-3-662-58182-7_20

20

> **Demographische und Krankheitsmerkmale**
> **Patientin:** Frau W., 35 Jahre, aktuell ambulante Behandlung
> **Diagnosen:** atypischer Autismus; rezidivierende depressive Störung, gelegentlich mit psychotischen Symptomen
> **Medikation:** Mirtazapin (30 mg), Aripiprazol (15 mg)
> **Psychopathologie:** teilremittiert; BDI II: 21 Punkte (mittelschwere depressive Symptomatik)
> **Bildung:** Fachabitur, seit 4 Jahren berentet, abgeschlossene Berufsausbildung zur Bürokauffrau, bisherige berufliche Erfahrungen schwierig, da sie entweder mit dem Arbeitsaufwand oder den Kollegen nicht zurechtgekommen sei

■ **Wichtige Fragen aus ärztlicher Sicht: Gibt es eine organische Erklärung für die kognitiven Defizite?**

Nein.

— MRT (Schädel): altersentsprechend.
— EEG: unauffällig. Damit Ausschluss Epilepsie/Enzephalopathie.
— Schilddrüsenfunktion intakt, keine Anämie, kein Vitamin-B_{12}-Mangel oder Folsäuremangel.
— Keine Hinweise auf chronische Erkrankungen, die das ZNS betreffen können wie Entzündungen, z. B. Lupus, keine Hinweise auf Diabetes oder arterielle Hypertonie.

■ **Wichtige Fragen aus ärztlicher Sicht: Aktuelle Medikation**

— Sind die Antipsychotika überdosiert? Nein.
— Werden Sedativa oder Anticholinergika eingenommen? Nein.
— Mirtazapin als Antidepressivum in gewöhnlicher Dosierung.

■ **Wichtige Fragen aus ärztlicher Sicht: Suchtanamnese**

Leer.

■ **Neuropsychologischer Befund**

Frau W. nahm an einer ca. 4-stündigen neuropsychologischen Untersuchung teil. Im Kontakt wirkte sie freundlich, offen und kooperativ; mit Fachpersonal über Symptomatik und Krankheitsverlauf zu sprechen, bereitete ihr keine Schwierigkeiten. Einzelne Fragen beantwortete sie inhaltlich logisch, jedoch mit stark beschleunigtem Sprachfluss. Affektiv zeigte sie sich vermindert schwingungsfähig bei reduzierter sprachlicher und mimischer Modulationsfähigkeit. Sie erklärte, sie könne keine Freude empfinden und wünsche sich täglich, dass die Tage möglichst schnell vergingen. Bezüglich ihrer Stimmung ordnete sich Frau W. auf einer Skala von 1–10 (10 entspricht sehr guter Stimmung) mit 5 ein. In Hinblick auf ihre allgemeine Anspannung ordnete sie sich auf einer Skala von 1–10 (10 entspricht sehr hoher Anspannung) bei 6–7 ein; sie empfinde psychomotorische Anspannung vor allem im Umgang mit „schwierigen Persönlichkeiten". Sie vermisse eine geregelte Alltagsstruktur, sie meditiere 20 min/Tag. Alkoholkonsum sowie Fragen nach Ein- oder Durchschlafstörungen verneinte sie. Sie berichtete, derzeit eine Schachtel Zigaretten/Tag zu rauchen und bis 2001 illegale Drogen konsumiert zu haben. Im BDI II, einem Selbstbeobachtungsfragebogen zu Depressivität, erzielte

Frau W. 21 Punkte, dies deutete auf eine mittelschwere depressive Symptomatik hin. In der Exploration ergaben sich keine Hinweise auf akute Eigen- oder Fremdgefährdung.

Hinsichtlich ihrer kognitiven Leistungsfähigkeit gab Frau W. viele Beeinträchtigungen an, welche sich vor dem Hintergrund einer depressiv-psychotischen Phase vor einem Jahr zunehmend verschlechtert hätten. Als weitere Gründe für ihre kognitiven Dysfunktionen benannte sie falsche Ernährung und Medikation sowie die fehlende Berufstätigkeit. Sie beschrieb sich als sehr chaotisch und unfähig, Hausarbeiten zu erledigen, so sei sie kürzlich erstmals seit 2 Monaten im Supermarkt einkaufen gewesen. In Gesprächen und beim Fernsehen (Filme) schweife sie leicht ab, da es ihr nicht gelinge, schnellen Szenen- und Themenwechseln zu folgen. Weiterhin sei sie nicht „multitaskingfähig" und könne sich einzelne Fakten nicht merken.

Frau W. hatte das Wirtschaftsgymnasium mit der Mittleren Reife verlassen und anschließend das Fachabitur nachgeholt. Sie äußerte, sie habe ihr Leben lang Lernschwierigkeiten gehabt, u. a. beim Vokabeln lernen in der Schule und bei praxisorientierten Aufgaben im Rahmen des späteren Unterrichts in Berufsschulen. Aufgrund der genannten Probleme habe sie zwei Berufsausbildungen abgebrochen. Schließlich habe sie in einem Berufsbildungswerk eine Berufsausbildung zur Bürokauffrau absolviert.

Das Instruktionsverständnis war bei Frau W. prompt gegeben; sie bearbeitete alle Aufgaben selbstständig, zügig und konzentriert. Sie äußerte frühzeitig, dass sie ihre Leistung im Vergleich zur Testuntersuchung vor 3 Jahren schlechter einschätze, dies schien sie sehr zu belasten und zu entmutigen. Durch mehrere Pausen konnte die Motivation von Frau W aufrechterhalten werden. Als am schwierigsten empfand sie die Aufgaben zur geteilten Aufmerksamkeit (WAFG, Wiener Testsystem, WTS), zum verbalen (CVLT) und figuralen Lernen/Gedächtnis (FGT, WTS) sowie zur sozialen Kognition (TOM, WTS). Am leichtesten fielen ihr die Aufgaben zur Informationsverarbeitungsgeschwindigkeit (TMT-A, WTS) und zur kognitiven Flexibilität (TMT-B, WTS) sowie zur Abstraktionsfähigkeit (SMT, WTS).

Frau W. zeigte heterogene Leistungen (◘ Abb. 20.1) mit Defiziten u. a. im Bereich des verbalen und figuralen Lernens/Gedächtnisses. Auch waren die Leistungen in den exekutiven Subdomänen divergentes Denken (RWT), Planungsfähigkeit (TOL, WTS) und verbales Arbeitsgedächtnis beeinträchtigt (NBV, WTS). Die Ergebnisse hinsichtlich der Vigilanz (WAFV, WTS) waren heterogen: Frau W. zeigte zwar ein verlangsamtes Arbeitstempo in der genannten Aufgabe, gleichzeitig jedoch eine gute Sorgfaltsleistung. In den anderen Teilaufgaben zur Informationsverarbeitungsgeschwindigkeit (WTS: WAFG, WAFA, D2, TMT-A) erzielte Frau W. normgerechte Ergebnisse, ebenso im räumlichen Arbeitsgedächtnis (CORSI, WTS). Anzumerken ist hier, dass Frau W. berichtete, die Aufgabe zur selektiven Aufmerksamkeit (d2) im Rahmen der Ergotherapie trainiert zu haben. Darüber hinaus erreichte Frau W. normgerechte Werte in einigen Aufgaben zu den Exekutivfunktionen (kognitive Flexibilität [TMT-B, WTS] und Inhibition [WTS, Stop-Signal]) sowie in der sozialen Kognition (TOM, WTS) und der Abstraktionsfähigkeit (SMT, WTS).

Vor dem Hintergrund des Bildungsniveaus von Frau W. (Fachabitur, Berufsausbildung) und eines durchschnittlichen prämorbiden Intelligenzniveaus (MWT-B) sprachen die Ergebnisse für eine teilweise eingeschränkte kognitive Leistungsfähigkeit. In den bei autistischen Erkrankungen vulnerablen Bereichen wie Abstraktionsfähigkeit und soziale Kognition zeigte sie durchschnittliche Leistungen. Jedoch waren Schwächen in Teilen der Exekutivfunktionen, im Arbeitsgedächtnis und im Lernen/Gedächt-

20

Tests	Bewertung in Prozentrangnormen (Rohwert)						
	(0–2) weit unter-Ø	(3–10) unter-Ø	(11–21) niedriger Ø	(22–78) Ø	(79–89) hoher Ø	(90–97) über-Ø	(98–100) weit über-Ø
Informationsverarbeitungsgeschwindigkeit							
WTS, TMT-A [s]				48 (18,1)			
Aufmerksamkeitsbelastungstest D2 [Gesamtzahl]					88 (572)		
WTS, Alertness (WAFA), Reaktionszeit [ms]				22 (254)			
WTS, geteilte Aufmerksamkeit (WAFG), Reaktionszeit [ms]				64 (468)			
WTS, Vigilanz (WAFV) [Auslasser]			14 (538)				
Aufmerksamkeit/Konzentration							
WTS, geteilte Aufmerksamkeit (WAFG) [Anzahl Auslasser]				42 (4)			
Aufmerksamkeitsbelastungstest D2, Konzentrationsleistung [Fehlerkorrigierte Gesamtanzahl]					84 (223)		
Aufmerksamkeitsbelastungstest D2, Fehleranteil [%]				25–50 (5,25 %)			
WTS, Vigilanz (WAFV) [Auslasser]				33 (1)			
WTS, Vigilanz (WAFV) [Anzahl Fehler]				77 (0)			
Lernen und Gedächtnis							
WTS, FGT, Σ Durchgang 1 bis Durchgang 5 [Anzahl]	<1 (9)						
WTS, FGT, Durchgang 6, Kurzfristiger Abruf [Anzahl]	1 (2)						
WTS, FGT, Durchgang 7, verzögerter Abruf [Anzahl]	1 (2)						
WTS, FGT, Ja-/Nein-Wiedererkennung [Anzahl]	1 (5)						
CVLT, Durchgang 1 [Anzahl]			10 (5)				
CVLT, Durchgang 5 [Anzahl]	<1 (9)						
CVLT, Σ Durchgang 1 bis Durchgang 5 [Anzahl]	<1 (37)						
CVLT, Interferenzliste [Anzahl]	1 (3)						

◘ **Abb. 20.1** Neuropsychologisches Profil der Patientin Frau W. vor dem kognitiven Training. Diagnose: F84.1. Die graue Unterlegung kennzeichnet Werte, die auffällig sind (PR <16). (*Corsi* Corsi Block-Tapping Test, *CVLT* California Verbal Learning Test, *FGT* Figuraler Gedächtnistest, *INHIB* Inhibitionstest, *MWT-B* Mehrfachwahl-Wortschatz-Intelligenztest Version B, *NBV* N-Back Verbal, *RWT* Regensburger Wortflüssigkeitstest, *SMT* Sprichwort-Methaphern-Test, *TMT-A* Trail Making Test Version A, *TMT-B* Trail Making Test Version B, *ToL* Tower of London, *ToM* Theory of Mind Test, *WAFA* Wahrnehmungs- und Aufmerksamkeitsfunktionen: Alertness, *WAFG* Wahrnehmungs- und Aufmerksamkeitsfunktionen: Geteilte Aufmerksamkeit, *WAFV* Wahrnehmungs- und Aufmerksamkeitsfunktionen: Vigilanz, *WTS* Wiener Testsystem)

Tests	Bewertung in Prozentrangnormen (Rohwert)						
	(0–2) weit unter-Ø	(3–10) unter-Ø	(11–21) niedriger Ø	(22–78) Ø	(79–89) hoher Ø	(90–97) über-Ø	(98–100) weit über-Ø
CVLT, Durchgang 6, Kurzfristiger Abruf [Anzahl]	2 (7)						
CVLT, Durchgang 6, kurzfristiger Abruf mit Abrufhilfe [Anzahl]	1 (7)						
CVLT, Durchgang 7, verzögerter Abruf [Anzahl]	1 (6)						
CVLT, Durchgang 7, verzögerter Abruf mit Abrufhilfe [Anzahl]	1 (6)						
CVLT, Ja-/Nein-Wiedererkennung [Anzahl]				28 (15)			
Exekutivfunktionen							
Inhibition							
WTS, INHIB [Anzahl Fehler]				27 (17)			
Planen und Problemlösen							
WTS, ToL – Freiburger Version, Planungsfähigkeit [Index]	<1 (6)						
Divergentes Denken/Wortflüssigkeit							
RWT, formallexikalisch [Anzahl]		<10 (18)					
RWT, semantisch-kategoriell [Anzahl]		<10 (23)					
Konzeptwechsel							
WTS, TMT-B [s]				43 (31,5)			
Arbeitsgedächtnis							
WTS Corsi , Blockspanne rückwärts [Rohwert]				34 (4)			
WTS, NBV [Rohwert Richtige]		3 (3)					
Soziale Kognition							
WTS, ToM [Rohwert]				38 (8)			
WTS, SMT [Anzahl der korrekt erfassten Sprichwörter]							100 (14)
Prämorbides Intelligenzniveau							
MWT-B [Anzahl richtige Wörter]				50 (24)			

◼ **Abb. 20.1**   (Fortsetzung)

nis abbildbar. Empfehlenswert erschien die Weiterführung der psychotherapeutischen Behandlung, etwa zum Umgang mit beruflichen Wünschen und Ängsten, zur Verbesserung des Selbstwerts und zum Aufbau einer Tagesstruktur.

20

- **Planung des kognitiven Trainings: Ist ein Training für diese Patientin sinnvoll?**

Ja. Die Patientin, die unter einem atypischen Autismus und einer komorbiden rezidivierenden depressiven Störung mit phasenweisen psychotischen Symptomen litt, zeigte Interesse an der Teilnahme am kognitiven Training (hohe Motivation), sie hatte subjektiv kognitive Defizite (hoher Leidensdruck), die sich teilweise neuropsychologisch objektivieren ließen (◼ Abb. 20.1). Eine organische/medikamentöse Erklärung für die Defizite konnte ausgeschlossen und musste nicht vorher behandelt bzw. angepasst werden.

- **Planung des kognitiven Trainings: Wie schwer sind die Beeinträchtigungen (Orientierung an einem Prozentrang <16)?**

Als beeinträchtigt waren die Leistungen in den exekutiven Subdomänen divergentes Denken (RWT), Planungsfähigkeit (TOL, WTS) und verbales Arbeitsgedächtnis zu bewerten. Auch die Leistungen im verbalen (CVLT) und figuralen (FGT; WTS) Lernen/Gedächtnis fielen weit unterdurchschnittlich aus; bei der Aufgabe mit figuralem Material (FGT) gelang es Frau W. zudem nicht, zuvor erlernte Figuren von neuen Stimuli zu unterscheiden (Wiedererkennung).

- **Planung des kognitiven Trainings: Lassen sich aus den gefundenen Defiziten sinnvolle Teilbereiche herausarbeiten, die trainiert werden können, oder ist ein globales Training sinnvoll?**

Unter Berücksichtigung des neuropsychologischen Profils und der Schilderungen von Frau W. wurde in diesem Fall der Schwerpunkt auf ein globales Training mit restitutiven (Lernen/Gedächtnis, Exekutivfunktionen, Aufmerksamkeit und Informationsverarbeitungsgeschwindigkeit) und kompensatorischen (Lernen/Gedächtnis, Exekutivfunktion) Elementen gelegt. Um das Training abwechslungsreicher zu gestalten, wurden auch Aufgaben zur Verarbeitungsgeschwindigkeit einbezogen, wenngleich Frau W. in der Testung in diesem Bereich gute Ergebnisse erzielt hatte.

- **Vorgespräch mit der Patientin und Zielklärung**
  - **Rückmeldung der testpsychologischen Befunde:**
    Defizite im Lernen/Gedächtnis, in Teilen der Exekutivfunktion und in der Aufmerksamkeit.
  - **Decken sich diese Befunde mit der Selbstwahrnehmung der Person?**
    Ja. Die Patientin berichtete Schwierigkeiten im Bereich Lernen/Gedächtnis, in der (geteilten) Aufmerksamkeit und Exekutivfunktion (z. B. Flexibilität, Planen).
  - **Welche Probleme sind im Alltag besonders belastend für die Person?**
    Die Patientin berichtete, chaotisch und unfähig zu sein, Hausarbeiten zu erledigen, nicht einkaufen gehen zu können, in Gesprächen und beim Fernsehen (Filme) leicht abzuschweifen sowie schnellen Szenen- und Themenwechseln nicht folgen zu können. Weiterhin sei sie nicht „multitaskingfähig" und könne sich einzelne Fakten nicht merken.
  - **Welche Ressourcen bringt die Person mit?**
    Motivation, hoher Leidensdruck im Alltag mit Veränderungswunsch, keine akute Psychopathologie.
  - **Ziele des Trainings festlegen (SMART-Modell beachten):**
    - z. B. Merkfähigkeit verbessern: 5–7 Wörter einer Einkaufsliste merken können.
    - Planen: Jeden Abend wichtige Termine in einen Terminkalender übertragen.

- **Woran würde er im Alltag merken, dass ein Training erfolgreich war (Transfer)?**
    - Merkfähigkeit: Namen, Bestellungen etc. besser merken können.
    - Planen: Termine einhalten, routinierter Gebrauch des Terminkalenders, Haushalt geordneter planen und führen.

■ Sitzung 1

Zu Beginn der ersten Sitzung wurden gemeinsam mit Frau W. die Ziele eines kognitiven Trainings sowie die individuell angepasste Auswahl der Trainingsaufgaben besprochen. Anschließend fand ein einleitendes Gespräch über kognitives Training und eine „neuropsychologische Psychoedukation" statt. Zum „Aufwärmen" bearbeitete Frau W. eine leichte Aufgabe. Am Ende wurde die Nutzung und Planung des Tages anhand des Kalenders besprochen.

Sitzung 1
Patientin: Frau W.
Einheit: 1
Dauer: 60 min
Übungsleiter: XX
Setting: Gruppentraining
Durchgeführte Übungen:
- 14:00–14:05 Einführung in kognitives Training; Wiederholung der SMART-Ziele
- 14:05–14:15 Psychoedukation zum Thema Gedächtnis
- 14:15–14:45 CogniPlus®: „Names" und „VISP"
- 14:45–14:55 Nachbesprechung der Übungen
- 14:55–15:00 Besprechen der Hausaufgaben (Terminkalender kaufen)

■■ Kurzbericht Einheit

Zu Beginn der ersten Trainingseinheit führte ich mit Frau W. ein kurzes, einleitendes Gespräch über kognitives Training und erklärte im Sinne einer „neuropsychologischen Psychoedukation", was unter Lernen und Gedächtnis zu verstehen ist (Infoblatt zum Gedächtnis ausgehändigt – vgl. Arbeitsmaterial, Abb. A.4 im Anhang). Die Patientin wiederholte die von ihr aufgestellten bzw. gemeinsam erarbeiteten SMART-Ziele. In Hinblick auf das Ziel, einen Terminkalender zu führen, wurden Strategien diskutiert, die hier hilfreich sein könnten, z. B. jeden Morgen während des Frühstücks Kalender prüfen/studieren und ergänzen. Einen Plan zur Beobachtung der kognitiven Aktivitäten hinsichtlich Befindlichkeit und Erfolg im Alltag wurde anhand eines Tagebuchs vorgestellt. Abschließend wurden geeignete Übungen von Fresh Minder 3® als Übungen für zu Hause besprochen.

Kommentar: Hier wurden Thema und Ziele der aktuellen Stunde erarbeitet. An dieser Stelle wäre auch eine inhaltliche Arbeit am Thema möglich, z. B. wo konkret Probleme im Alltag liegen. Außerdem wurde für das Monitoring der kognitiven Symptome während des Trainings für zu Hause das von uns entwickelte kognitive Tagebuch zur Verfügung gestellt.

20

Zum „Aufwärmen" bearbeitete Frau W. die Aufgabe „Names" von CogniPlus®, in der sich die Patientin die Namen zu Gesichtern merken und diese später wiedergeben sollte. Zunächst zeigte sie wenig Motivation und Zuversicht. Dennoch war sie bemüht und erzielte im Verlauf der Übung schnelle Fortschritte.

Kommentar: Die Aufwärmübung dient dazu, den Arbeitsvorgang zu beobachten: Welche Strategien werden ausprobiert? Welche davon sind erfolgreich, welche dysfunktional? Empfehlenswert ist es, mit einer leichteren Aufgabe anzufangen (Prinzip des fehlerfreien Lernens).

Weiter wurde das Arbeitsgedächtnis mit der Aufgabe „VISP" von CogniPlus® trainiert. Hierbei traten erste Schwierigkeiten auf. Die Patientin hatte Probleme, sich die Reihenfolge der Merkmale zu merken und geriet gleichzeitig unter Anspannung (Mimik sehr eingeschränkt, perseverierend und wenig kreativ in den Lösungsstrategien).

Kommentar: Hier ist es wichtig, zuerst die Anspannung zu reduzieren (Einsetzen von Entspannungstechniken) und parallel die Schwierigkeiten durch Unterteilung der Aufgabe in kleine Abschnitte und Hilfsangebote zu reduzieren (Scaffolding Method). Der Therapeut sollte Rückmeldung geben sowie die Motivation und Reaktion des Patienten prüfen.

Zum Schluss besprach ich mit der Patientin die Hausaufgaben bis zur nächsten Stunde. Sie sollte sich einen Terminkalender kaufen, abends alle Termine in diesen übertragen und täglich nach einem festen Ritual, z. B. bei Frühstücken, die eingetragenen Termine überprüfen und ggf. die Planung des Tages aktualisieren. Auch wurde sie ermuntert, das Tagebuch zur Protokollierung von (Miss-)Erfolgen zu nutzen.

Kommentar: Hausaufgabe und Übung zum Transfer (im Alltag) besprechen, Tagebuch „Kognitives Training" führen. Rituale im Alltag einführen mit Nutzung und Planung des Tages anhand des Kalenders.

- **Abschlussbericht kognitives Training**

Die Patientin nahm über einen Zeitraum von ca. 8 Wochen am kognitiven Training im Gruppensetting der PAKT teil. Es wurden neben einem individualisierten Vorgespräch zur Indikation und Planung des Trainings insgesamt 8 Sitzungen durchgeführt. Bei heterogener kognitiver Leistung in der ersten neuropsychologischen Testung beschrieb Frau W. vor allem subjektive Gedächtnisdefizite und Probleme mit Multitasking und Planung.

Zunächst wurden der Patientin die Grundlagen des kognitiven Trainings erläutert. Das Training sollte vor allem die Bereiche Lernen/Gedächtnis, Exekutivfunktion und Aufmerksamkeit verbessern, da diese zu Beeinträchtigungen im Alltag der Patientin zu führen schienen. Eine individuelle Planung des kognitiven Trainings wurde erarbeitet. Neben dem restitutiven Ansatz mit Übungen am Computer wurden auch Strategien (kompensatorischer Ansatz) eingeübt (Nutzung von Kalender, Checklisten, Notizbuch etc.).

Die Patientin war motiviert, im Verlauf wirkte sie zufriedener und mimisch flexibler. Bei der eigenständigen Bearbeitung mancher komplexer Aufgaben, z. B. „PLAND

S2" aus dem Programm CogniPlus®, sei es ihr schwergefallen, Lösungen zu finden. Insgesamt arbeitete sie jedoch sehr motiviert. Schwierigkeiten hatte sie auch bei der Aufgabe „Punkt um Punkt (g und h)" von CogPack®, da diese Aufgabe sie sehr anstrengte. Deshalb wurde zur Aufgabe „Teile Linien (2)", ebenfalls aus der CogPack®, gewechselt. In einer Sitzung wirkte Frau W. sehr erschöpft und benötigte nach 10 min Bearbeitungszeit eine Pause – sie habe an dem Vormittag in einer neuen freiwilligen Tätigkeit gearbeitet, das sei herausfordernd gewesen.

Kommentar: Insgesamt profitierte Frau W. vom Training. Sie erarbeitete sich kompensatorische Strategien, übte diese ein und implementierte sie in ihren Alltag (Kalendernutzung, Notizbuch). Im Kontakt wirkte sie insgesamt entspannter (Mimik) und durch die kognitiven Einschränkungen weniger emotional belastet. Auch nahm sie stundenweise eine freiwillige Tätigkeit auf. Sie äußerte, ihr Ziel, sich 5–7 Wörter einer Einkaufsliste merken zu können, erreicht zu haben. Auch bezüglich der Planung meldete sie Fortschritte zurück: So konnte sie jeden Abend wichtige Termine in den Terminkalender übertragen. – Nichtdestotrotz war weiterhin zu beobachten, dass sie bei neuen, komplexen oder nicht geübten Aufgaben immer wieder unter Anspannung geriet und mehr Zeit und Pausen brauchte, um die geforderte Leistung zu erbringen (eingeschränkte kognitive Reserven). Dieses äußerte sie im Abschlussgespräch. Auf eine neuropsychologische Verlaufstestung wurde auf Wunsch von Frau W. verzichtet. Darüber hinaus wurde ihr das Erlernen von Entspannungstechniken dringend empfohlen. – Vor dem Hintergrund der guten Leistungen von Frau W. (vgl. Ergebnisse der neuropsychologischen Untersuchung und Selbstauskünfte der Patientin) hinsichtlich der sozialen Kognition (Theory of Mind) wurde im Training auf solche Aufgaben bewusst verzichtet. Für Patienten mit eingeschränkten sozial-emotionalen Fähigkeiten sind spezifische Programme ggfs. empfehlenswert (z. B. soziales Kompetenztraining).

■ ■ Schlussbemerkung

Therapeuten, die sich für neue Forschungsergebnisse oder Therapien im Bereich Autismus-Spektrum-Störungen interessieren, können die folgenden beiden Internetseiten empfohlen werden:

- ▶ www.autismresearchcentre.com/
- ▶ www.psychologie.hu-berlin.de/de/prof/soccog

Zusammenfassung und Ausblick

Katlehn Baum und Daniela Roesch-Ely

Literatur – 174

© Springer-Verlag GmbH Deutschland, ein Teil von Springer Nature 2019
D. Roesch-Ely, K. Baum (Hrsg.), *Kognitives Training bei psychiatrischen Erkrankungen*,
Psychotherapie: Manuale, https://doi.org/10.1007/978-3-662-58182-7_21

21

Das vorliegende Manual gibt einen fundierten Überblick über die empirische Evidenz zum Thema Kognitive Leistungen bei psychiatrischen Patienten und deren Relevanz für die Alltagsfunktionalität der Betroffenen. Darüber hinaus beinhaltet es eine praxisorientierte Zusammenstellung etablierter neuropsychologischer Tests, psychometrischer Instrumente und kognitiver Trainingsverfahren. Das Manual zeigt schrittweise und anhand von Fallbeispielen, wie ein kognitives Training sinnvoll aufgebaut und interpretiert werden kann. Ergänzende Verfahren zur Spannungsreduktion können individuell angeboten werden.

Aufgrund der hohen Bedeutsamkeit kognitiver Defizite für den Alltag von Patienten ist ein Training der mitunter andauernden Einschränkungen aus dem therapeutischen Setting nicht mehr wegzudenken. Sowohl die wissenschaftliche Evidenz als auch die praktischen Erfahrungen der Autoren verdeutlichen, dass ein kognitives Training (massiertes Üben) für psychiatrisch erkrankte Menschen durch Methoden der Strategievermittlung unbedingt ergänzt werden sollte, um eine Verbesserung der Kognition und der Alltagsfunktionalität sicherzustellen. In jüngster Zeit wird zudem die Rolle der sozialen Kognition und Fertigkeiten diskutiert. Es zeigt sich, dass der Transfer in den Alltag der Patienten durch Berücksichtigung der sozialen Aspekte erhöht wird. Vor diesem Hintergrund werden zukünftig Trainings sozialer Kognition bzw. auch Fertigkeiten ebenfalls ein fester Bestandteil einer neuropsychologischen Therapie sein.

Aktuell werden mögliche Kombinationen kognitiver Trainingsinhalte mit physischen Aktivitäten wie beispielsweise Ausdauersport und anderen aktivierenden Verfahren diskutiert (Listunova et al. 2018). Grundlage dieser Diskussion sind Ergebnisse früherer Metaanalysen (Zhu et al. 2016), die verdeutlichen, dass sich eine Kombination von Bewegung und neuropsychologischer Therapie bei älteren Menschen positiv auf deren kognitive Leistungsfähigkeit auswirkt. Auch bei Menschen mit depressiven und schizophrenen Störungen gibt es Hinweise auf die Effektivität solcher Kombinationsbehandlungen (Oertel-Knochel et al. 2014). Ob sich die Alltagsfunktionalität und die Lebensqualität durch diese Verfahren verbessern, wird aktuell noch erforscht.

Literatur

Listunova, L., Roth, C., Bartolovic, M., Kienzle, J., Bach, C., Weisbrod, M., et al. (2018). Cognitive impairment along the course of depression: Non-pharmacological treatment options. *Psychopathology, 51*(5), 295–305. https://doi.org/10.1159/000492620.

Oertel-Knochel, V., Mehler, P., Thiel, C., Steinbrecher, K., Malchow, B., Tesky, V., et al. (2014). Effects of aerobic exercise on cognitive performance and individual psychopathology in depressive and schizophrenia patients. *European Archives of Psychiatry and Clinical Neuroscience, 264*(7), 589–604. https://doi.org/10.1007/s00406-014-0485-9.

Zhu, X., Yin, S., Lang, M., He, R., & Li, J. (2016). The more the better? A meta-analysis on effects of combined cognitive and physical intervention on cognition in healthy older adults. *Ageing Research Reviews, 31*, 67–79. https://doi.org/10.1016/j.arr.2016.07.003.

Serviceteil

© Springer-Verlag GmbH Deutschland, ein Teil von Springer Nature 2019
D. Roesch-Ely, K. Baum (Hrsg.), *Kognitives Training bei psychiatrischen Erkrankungen*,
Psychotherapie: Manuale, https://doi.org/10.1007/978-3-662-58182-7

Anhang

Der Anhang enthält die folgenden Arbeitsmaterialien, die Sie zum Ausdrucken auch unter http://extras.springer.com finden: (The appendix consists of following worksheets,which can also find at ▶ http://extras.springer.com)

- **A1:** Formblatt zur Planung des kognitiven Trainings anhand der testpsychologischen Vorbefunde (◨ Abb. A.1) (◨ Abb. A.1)
- **A2:** Infoblatt zur Aufmerksamkeit (◨ Abb. A.2)
- **A3:** Übungsblatt zur Aufmerksamkeit (◨ Abb. A.3)
- **A4:** Infoblatt zum Gedächtnis (◨ Abb. A.4)
- **A5:** Übungsblatt zum Gedächtnis (◨ Abb. A.5)
- **A6:** Infoblatt zur Planungsfähigkeit (◨ Abb. A.6)
- **A7:** Übungsblatt zur Planungsfähigkeit (◨ Abb. A.7)
- **A8:** Infoblatt zur Inhibitionskontrolle (◨ Abb. A.8)
- **A9:** Übungsblatt zur Inhibitionskontrolle (◨ Abb. A.9)
- **A10:** Mein kognitives Tagebuch (◨ Abb. A.10)

Planung des kognitiven Trainings anhand der testpsychologischen Vorbefunde ------1

Name:

Ausbildung:

MWT-B:

Derzeitige und frühere Interessen:

Derzeitige und frühere Arbeitssituation, Perspektiven:

Kognitive Fähigkeiten: (objektivierbar durch neuropsychologische Testung vom:________)

Schwierigkeiten	Stärken

Kognitive Fähigkeiten: (subjektive Einschätzung des Patienten)

Schwierigkeiten	Stärken

◘ Abb. A.1 Formblatt zur Planung des kognitiven Trainings anhand der testpsychologischen Vorbefunde

Planung des kognitiven Trainings anhand der testpsychologischen Vorbefunde ------2

Verhalten bei Aufgaben:

Schwierigkeiten	Stärken

Nichtkognitive Faktoren : (z.B. Motivation, emotionale Anspannung, etc.)

Schwierigkeiten	Stärken

Coping-Strategien, Kompensation:

Schwierigkeiten	Stärken

Ziele für kognitives Training:

____

____

____

◨ **Abb. A.1**   (Fortsetzung)

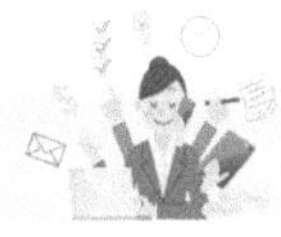

Infoblatt zur Aufmerksamkeit

Der Mensch ist in seinem Alltag ständig unzähligen inneren und äußeren Reizen ausgesetzt – und nicht alle sind in einer bestimmten Situation gleichermaßen relevant für ihn. Es sind daher Aufmerksamkeitsprozesse notwendig, um aus der Fülle der Reize die jeweils wichtigsten herauszufiltern. **Aufmerksamkeit** meint also die Ausrichtung des Bewusstseins auf bestimmte Wahrnehmungsinhalte. Im Alltag wird unsere Aufmerksamkeit ständig gefordert und ist Voraussetzung für die Bewältigung vieler Aufgaben. Man kann verschiedene Formen der Aufmerksamkeit mit Blick auf ihre **Intensität** und **Selektivität** unterscheiden:

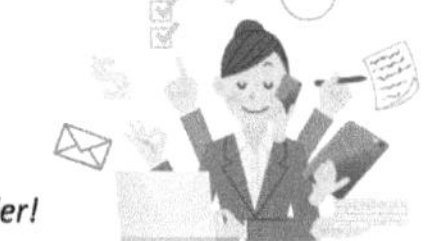

Bereiche	Art der Aufmerksamkeit
Intensität („Stärke", „Kraft")	Daueraufmerksamkeit
	Aktivierungsbereitschaft
Selektivität („Richtung", „Steuerung")	Fokussierte/Selektive Aufmerksamkeit
	Geteilte Aufmerksamkeit

Häufig verwenden wir mehrere Arten der Aufmerksamkeit gleichzeitig oder kurz nacheinander!

Verschiedene Aufmerksamkeitsleistungen sind im Alltag laufend gefordert, wie diese Beispiele zeigen:

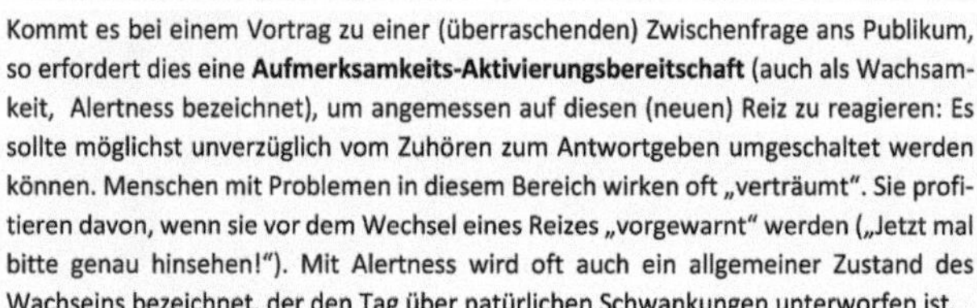

Wenn Sie bei einem Vortrag längeren Ausführungen des Dozenten/Referenten folgen sollen, benötigen Sie dazu eine entsprechend lange **Daueraufmerksamkeit**. Dies gilt sowohl für abwechslungsreiche, besonders jedoch für als monoton empfundene Reize. Ein Beispiel aus der Arbeitswelt wäre lang andauernde Kontrolltätigkeit am Fließband. Die Daueraufmerksamkeit können Sie dann länger aufrechterhalten, wenn ein hoher Anteil attraktiver Reize vorhanden ist, bspw. beim Computerspielen oder Fernsehen.

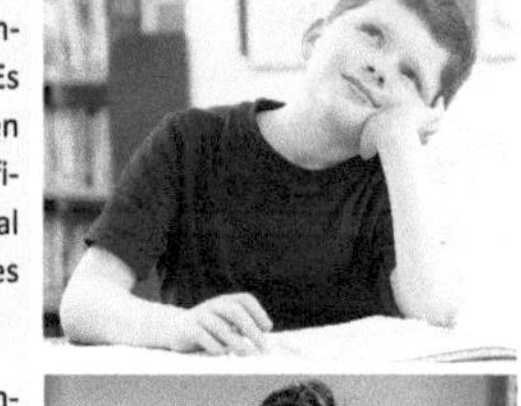

Kommt es bei einem Vortrag zu einer (überraschenden) Zwischenfrage ans Publikum, so erfordert dies eine **Aufmerksamkeits-Aktivierungsbereitschaft** (auch als Wachsamkeit, Alertness bezeichnet), um angemessen auf diesen (neuen) Reiz zu reagieren: Es sollte möglichst unverzüglich vom Zuhören zum Antwortgeben umgeschaltet werden können. Menschen mit Problemen in diesem Bereich wirken oft „verträumt". Sie profitieren davon, wenn sie vor dem Wechsel eines Reizes „vorgewarnt" werden („Jetzt mal bitte genau hinsehen!"). Mit Alertness wird oft auch ein allgemeiner Zustand des Wachseins bezeichnet, der den Tag über natürlichen Schwankungen unterworfen ist.

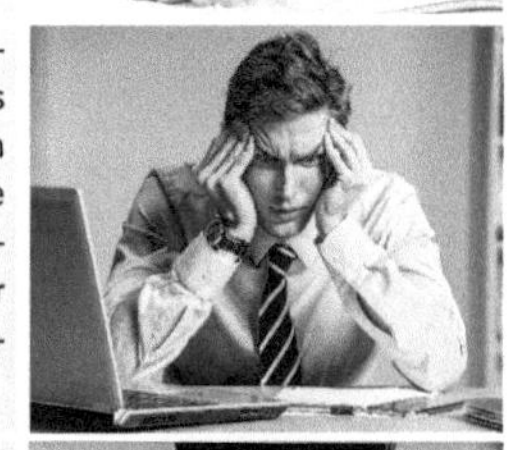

Sehr häufig wird die **fokussierte/selektive Aufmerksamkeit** im Beruf oder Alltag beansprucht, z. B. beim Schreiben längerer Texte, bei der Arbeit am PC usw. Es geht um das Bearbeiten einer Aufgabe, ohne gleichzeitig über etwas anderes nachzudenken, sich von Mitbewohnern, Kollegen oder anderen Reizen stören („ablenken") zu lassen. Diese Leistung wird besonders dann gefordert, wenn ein Reiz monoton bzw. „langweilig" erscheint (z.B. Adressen in eine Datenbank übertragen etc.). Im Zusammenhang mit der fokussierten A. werden oft die Begriffe Konzentrationsfähigkeit und Ablenkbarkeit verwendet.

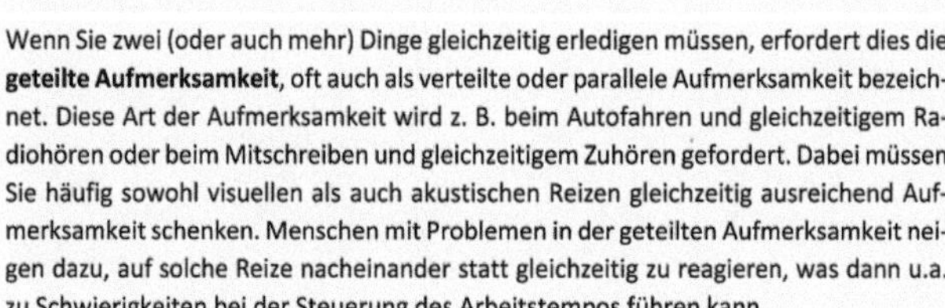

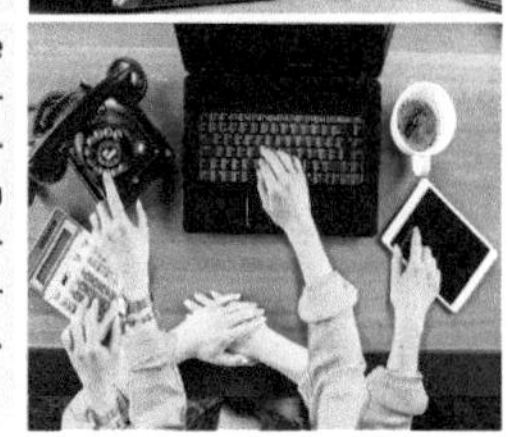

Wenn Sie zwei (oder auch mehr) Dinge gleichzeitig erledigen müssen, erfordert dies die **geteilte Aufmerksamkeit**, oft auch als verteilte oder parallele Aufmerksamkeit bezeichnet. Diese Art der Aufmerksamkeit wird z. B. beim Autofahren und gleichzeitigem Radiohören oder beim Mitschreiben und gleichzeitigem Zuhören gefordert. Dabei müssen Sie häufig sowohl visuellen als auch akustischen Reizen gleichzeitig ausreichend Aufmerksamkeit schenken. Menschen mit Problemen in der geteilten Aufmerksamkeit neigen dazu, auf solche Reize nacheinander statt gleichzeitig zu reagieren, was dann u.a. zu Schwierigkeiten bei der Steuerung des Arbeitstempos führen kann.

◘ Abb. A.2 Infoblatt zur Aufmerksamkeit

Übungsblatt zur Aufmerksamkeit

Eine wichtige Aufgabe: Transfer in den Alltag

In unserem kognitiven Training trainieren Sie verschiedene kognitive Funktionen. Einige von Ihnen trainieren auch ihre Aufmerksamkeit. Wichtiger noch als die Verbesserung der Leistungen im Computerprogramm oder in den Trainingssitzungen selbst ist jedoch, ob es gelingt, das Gelernte auch im Alltag anzuwenden, es sozusagen in den Alltag zu „transferieren". Unsere wöchentlichen Transfersitzungen sind mit dem Ziel entwickelt worden, Ihnen dabei zu helfen. Darüber hinaus erhalten Sie von uns zu jeder wichtigen kognitiven Domäne auf den vorliegenden Arbeitsblättern Empfehlungen zu vertiefenden Übungen und Strategien, die Sie zuhause anwenden können.

Anwendung mentaler Strategien

Denken Sie einmal darüber nach, ob Sie während des PC-Trainings bzw. in den Trainingssitzungen bereits intuitiv bestimmte mentale Strategien anwenden, um besser abzuschneiden!

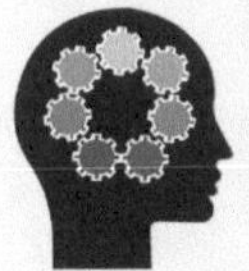

Häufig sind das Strategien, die Sie auch im Alltag bei ähnlichen Aufgaben oder in vergleichbaren Situationen anwenden können. Wichtig ist daher, während des Trainings hin und wieder bewusst darauf zu achten, wie genau Sie eigentlich vorgehen, welche Aufgaben Ihnen warum gut und welche schlechter gelingen, und ob Sie vielleicht Ihre Strategie geändert haben, weil sie merkten, dass eine andere besser klappt.

Training der Selbstbeobachtungsfähigkeit

Das A&O: Beobachten Sie sich selbst!

Achten Sie darauf, was Ihnen persönlich hilft, aufmerksamer zu sein, und in welchen Situationen Sie konzentrierter und aufmerksamer sind als in anderen. Hierfür haben wir Ihnen ein **persönliches Tagebuch** zur Verfügung gestellt, wo Sie u.a. solche Beobachtungen notieren können. Fragen Sie sich beispielsweise...

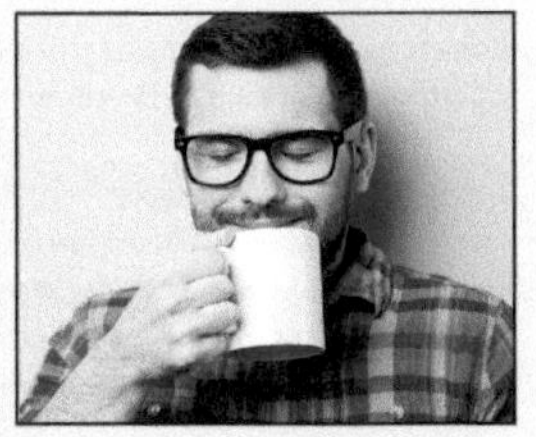

1. ...zu welcher **Tageszeit** es Ihnen leichter fällt, sich zu konzentrieren. Manche Menschen können vormittags besonders gut arbeiten, andere sind eher nachmittags oder abends in Hochform. Sind Sie eher ein Morgen- oder Abendmensch?

2. ...welche **Hilfsmittel** bei Ihnen persönlich dazu beitragen, sich besser zu konzentrieren. Fühlen Sie sich z.B. nach einer Tasse Kaffee wieder etwas wacher und aufnahmefähiger? Hören Sie beim Arbeiten gerne Musik oder brauchen Sie absolute Ruhe? Helfen Ihnen kleine Pausen oder Snacks dabei, sich wieder besser zu konzentrieren? Oder wie wäre ein Spaziergang an der frischen Luft zwischendurch?

3. ...an welchen **Orten** Sie am besten aufmerksam arbeiten können. Können Sie z.B. besser zuhause arbeiten oder in Ihrem Büro? Oder hilft es Ihnen z.B., in die Bibliothek zu gehen, wo Sie von Ablenkungen (durch Familie, Kollegen, Fernseher etc.) besser abgeschirmt sind?

Üben, üben, üben

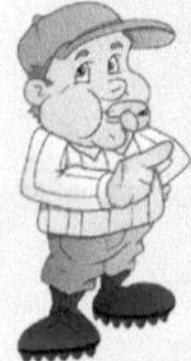

Werden Sie zu Ihrem eigenen Trainer!

Am besten wird Gelerntes in den Alltag übertragen, wenn mit möglichst vielfältigen Reizen und in unterschiedlichsten Situationen immer wieder die verschiedenen kognitiven Funktionen gefordert werden. Da kein standardisiertes PC-Programm Ihnen das bieten kann, möchten wir Sie dazu animieren, sich außerhalb des Trainings eigenständig auf die Suche zu machen nach Möglichkeiten, Ihre Aufmerksamkeit zu trainieren! Das fördert nicht nur die Aufmerksamkeit, sondern nebenbei auch noch Motivation, Eigenständigkeit und Problemlösekompetenz.

◻ Abb. A.3   Übungsblatt zur Aufmerksamkeit

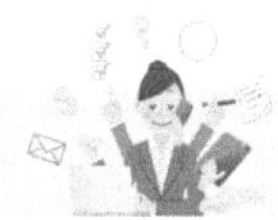

Übungsblatt zur Aufmerksamkeit

Einige Anregungen, wie Sie ihre Aufmerksamkeit im Alltag selbst trainieren können:

1. <u>Suchen Sie sich bewusst einen Artikel aus einer Zeitung oder Zeitschrift aus, den Sie uninteressant finden</u> und bei dem es Ihnen schwer fallen würde, sich auf den Text zu konzentrieren. Probieren Sie verschiedene Möglichkeiten aus, Ihre Aufmerksamkeit dennoch darauf zu richten, z.B.

- Gliedern Sie den Text in Abschnitte und fassen sie die Infos kurz für sich zusammen, entweder mündlich oder schriftlich.

- Nehmen Sie sich einen Textmarker zur Hand und markieren Sie besonders wichtige Stellen.

- Lesen Sie den Artikel mehrfach. Überfliegen Sie den Text zuerst nur und lesen ihn danach noch ein- oder mehrmals gründlicher.

- Versuchen Sie, persönliche Bezüge zwischen den Textinhalten und Ihrem eigenen Leben herzustellen. Warum könnte die Information aus dem Artikel dennoch für Sie relevant sein? Warum finden Sie persönlich den Artikel eigentlich uninteressant? Gibt es Aspekte, die Sie vielleicht doch spannend finden, auch wenn der Artikel im Ganzen langweilig ist?

- Diskutieren Sie über den Artikel mit einer anderen Person, z.B. Ihrem Lebensgefährten oder Kollegen.

2. Wenn Sie im Büro oder zuhause nichts Besseres zu tun haben, <u>dann probieren Sie doch einmal Online-Games oder Smartphone-Apps unter dem Stichwort „Gehirnjogging"</u> aus! Dabei können Sie herausfinden, was Ihnen am meisten Spaß macht und spielerisch nicht nur Ihre Aufmerksamkeit, sondern auch viele andere kognitive Funktionen trainieren. Im Internet gibt es inzwischen zahlreiche Quellen, die Spiele, Rätsel, Übungen, Tipps und vieles mehr zur Förderung der Kognition bereitstellen (z.B. www.neuronation.de). Wenn Sie Lust haben, können Sie Ihre recherchierten Links oder Lieblings-Webseiten bzw. -Apps in der Transfergruppe vorstellen.

3. <u>Besuchen Sie einen Vortrag oder eine Lesung und nehmen Sie Ihr Notizheft mit</u>. Versuchen Sie, gleichzeitig

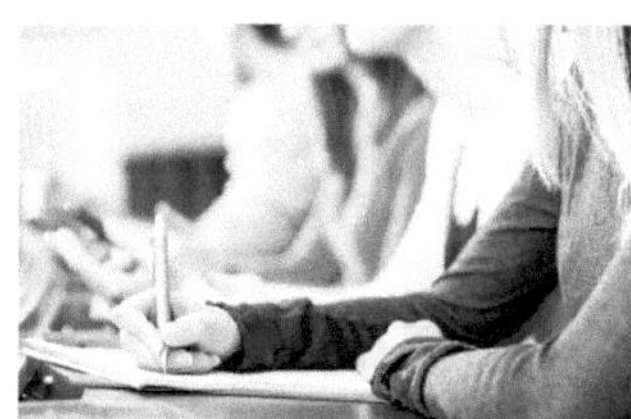

zuzuhören und sich interessante Informationen oder eigene Gedanken zu notieren. Dabei können Sie den Schwierigkeitsgrad selbst variieren, indem Sie sich vorher kleine Aufgaben überlegen, wie z.B. während des Vortrags mindestens eine DIN-A4 Seite mit den wichtigsten Infos zu füllen oder sich mögliche Fragen zu notieren, die Sie dem Referenten im Anschluss stellen könnten. Denkbar wäre auch, sich ähnlich wie in der obigen Artikel-Aufgabe bewusst einen Vortrag auszusuchen, dessen Thema sie eigentlich nicht interessiert. Hierbei gleichzeitig zuzuhören und Notizen zu machen ist eine größere Herausforderung als in einem spannenden Vortrag.

Dies sollen nur Anregungen sein, wie man seine Aufmerksamkeit im Alltag selbst trainieren kann. Sie dürfen gerne experimentieren, sich eigene Übungen ausdenken und diese in der Transfergruppe untereinander teilen!

© Springer-Verlag GmbH Deutschland, ein Teil von Springer Nature 2019
Aus: D. Roesch-Ely, K. Baum (Hrsg.): Kognitives Training bei psychiatrischen Erkrankungen, https://doi.org/10.1007/978-3-662-58182-7
Layout/Text: Marina Bartolovic; Fotos: © popaye/stock.adobe.com; © assistant/stock.adobe.com;
© gstockstudio/stock.adobe.com; © VectorShots/stock.adobe.com; © Marco2811/stock.adobe.com;
© THesIMPLIFY/stock.adobe.com; © Kzenon/stock.adobe.com (alle Personenfotos sind Symbolbilder mit Fotomodellen)

◘ Abb. A.3   (Fortsetzung)

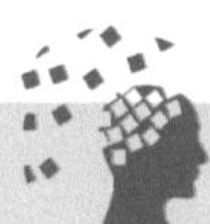

Infoblatt zum Gedächtnis

Mit dem Begriff „Gedächtnis" wird ganz allgemein die Fähigkeit von Organismen bezeichnet, aufgenommene Informationen mehr oder minder lange Zeit aufbewahren zu können. Daher ist ohne das Gedächtnis jede Form von Bewusstsein, Identität oder gar Lernen kaum vorstellbar. Gedächtnis ist jedoch nicht gleich Gedächtnis - grob kann man folgende Gedächtnisarten unterscheiden, welche verschiedene Funktionen erfüllen:

Gedächtnisart	Funktion
Sensorisches Gedächtnis (Ultrakurzzeitgedächtnis, sensorisches Register)	Ultrakurzer Zwischenspeicher, der sensorische Informationen direkt nach der Wahrnehmung Bruchteile von Sekunden zur potentiellen Weiterverarbeitung zur Verfügung hält; Speicherkapazität relativ groß.
Arbeitsgedächtnis (früher: Kurzzeitgedächtnis)	Zuständig für vorübergehende Aufnahme, aktive Verarbeitung und Speicherung sowie den Abruf von aktuellen Informationen und Reizen (intern und extern); Speicherkapazität begrenzt.
Langzeitgedächtnis	Dauerhaftes Speichersystem des Gehirns, das Information für die Dauer von Minuten bis zu Jahren oder sogar ein Leben lang speichern kann; Speicherkapazität unbegrenzt. **Es lässt sich weiter unterteilen in…**

Deklarativ	Implizit/Prozedural
Bewusstseinsfähige Inhalte, die versprachlicht werden können; sowohl *semantische* (Begriffe, Konzepte) als auch *episodische bzw. autobiografische* Inhalte (bildhafte Szenen aus dem eigenen Leben).	Implizites, schwer zu versprachlichendes und nicht (ohne weiteres) bewusstseinsfähiges Material wird hier abgelegt, z.B. automatisierte Handlungsabläufe (wie Radfahren, Klavierspielen).

Verschiedene Gedächtnisleistungen sind im Alltag laufend gefordert, wie diese Beispiele zeigen sollen:

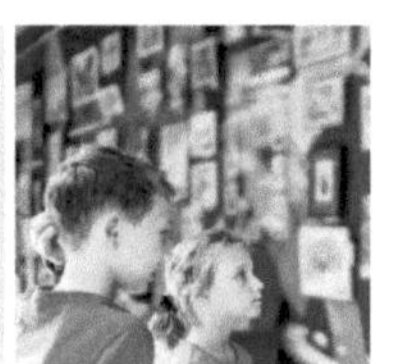

Im **sensorischen Gedächtnis** werden neue Informationen aus den Sinnesorganen für einen ultrakurzen Moment zwischengespeichert. Wenn Sie beispielsweise ein Bild betrachten und dann die Augen schließen, sehen Sie es noch einen Augenblick vor sich, dieses Abbild der Wirklichkeit zerfällt jedoch nach wenigen Zehntelsekunden wieder. Während hier höhere kognitive Prozesse wie Bewusstsein und Aufmerksamkeit kaum eine Rolle spielen, sind sie bei der Übertragung der Informationen ins **Arbeitsgedächtnis** dafür umso wichtiger. Wenn Sie etwa einen Teil des Bildes abzeichnen wollen, dann müssen Sie die Aufmerksamkeit darauf lenken.

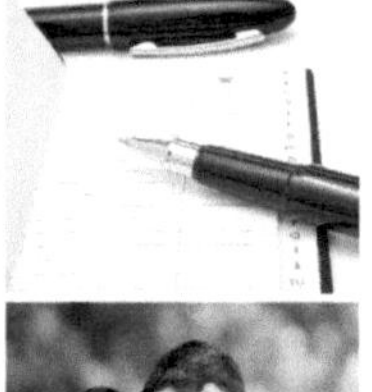

Wenn Ihnen jemand eine längere Zahl - wie eine Telefonnummer - nennt und Sie sich diese über murmelndes Wiederholen merken, um sie zu notieren, ist Ihr **Arbeitsgedächtnis** aktiv. Normalerweise wird diese Zahl direkt nach dem Aufschreiben schon wieder vergessen, sofern Sie sich diese nicht bewusst einprägen. Die Kapazität des Arbeitsgedächtnisses ist begrenzt, d.h. man kann nicht beliebig viele neue, gleichartige Informationen auf einmal dort verarbeiten, z.B. können Sie leicht drei Ziffern behalten, aber bei zwanzig wird es schon sehr schwer.

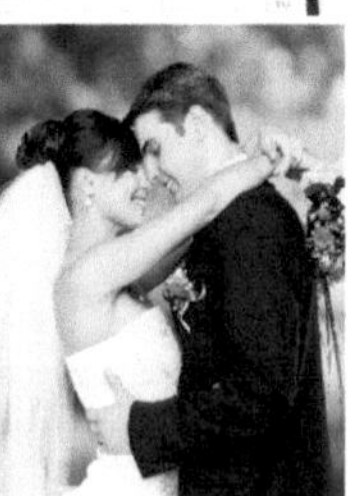

Das **Langzeitgedächtnis** speichert Informationen auf unterschiedliche Arten ab. Wenn Sie z.B. für eine Prüfung lernen, erleben Sie das als anstrengend. Es ist bewusstes Einprägen dieser (semantischen) Inhalte notwendig. Doch es geht auch anders: So erinnern Sie sich sicher noch gut und bildhaft an Ihre Hochzeit, die Geburt Ihrer Kinder usw. Dafür mussten Sie sich nichts einprägen. Diese autobiografischen (episodischen) Erinnerungen gelangen u.a. über Emotionen ins Langzeitgedächtnis, die den Ereignissen die nötige Aufmerksamkeit wie von allein schenken. Diese beiden Erinnerungsformen sind dem Bewusstsein zugänglich und können versprachlicht werden (=deklaratives Gedächtnis). Es gibt aber auch Gedächtnisinhalte, die als implizite/aktivierbare Handlungsmuster – man sagt auch „prozedural" – in Ihrem Gedächtnis abgespeichert sind (deshalb implizites/prozedurales Gedächtnis) und direkt als automatisierte Handlung abgerufen werden.

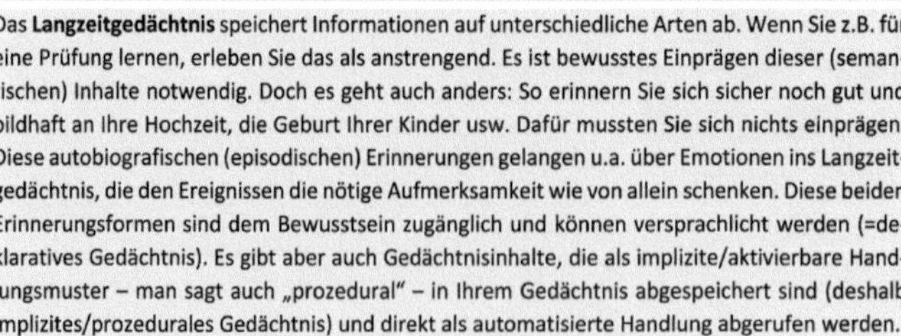

■ **Abb. A.4**   Infoblatt zum Gedächtnis

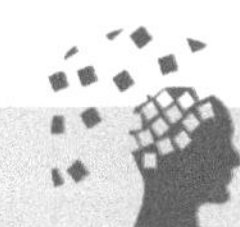

Übungsblatt zum Gedächtnis

Eine wichtige Aufgabe: Transfer in den Alltag

In unserem kognitiven Training trainieren Sie verschiedene kognitive Funktionen. Einige von Ihnen trainieren auch ihr Gedächtnis. Wichtiger noch als die Verbesserung der Leistungen im Computerprogramm oder in den Trainingssitzungen selbst ist jedoch, ob es gelingt, das Gelernte auch im Alltag umzusetzen und dort anzuwenden, es sozusagen in den Alltag zu „transferieren". Unsere wöchentlichen Transfersitzungen sind mit dem Ziel entwickelt worden, Ihnen dabei zu helfen. Darüber hinaus erhalten Sie von uns zu jeder wichtigen kognitiven Domäne auf den vorliegenden Arbeitsblättern Empfehlungen zu vertiefenden Übungen und Strategien, die Sie zuhause anwenden können.

Training der Selbstbeobachtungsfähigkeit

Das A&O: Beobachten Sie sich selbst!

Achten Sie darauf, was Ihnen persönlich hilft, sich Dinge zu merken oder Neues zu lernen, und in welchen Situationen Ihnen das besser gelingt als in anderen. Notieren Sie dies in Ihrem **persönlichen Tagebuch**! Fragen Sie sich z.B....

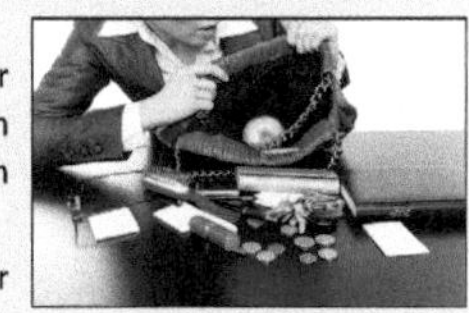

1. ...ob Ihre Vergesslichkeit von bestimmten **Stimmungen** wie Ärger oder Traurigkeit, aber auch Euphorie und Unbeschwertheit beeinflusst wird. Vergessen Sie z.B. eher Termine, wenn sie traurig sind?
2. ...ob Ihre Vergesslichkeit sich stärker auf bestimmte **Inhalte** bezieht als auf andere. Vergessen Sie z.B. eher Namen oder Termine? Verlegen Sie oft Dinge im Alltag, wie Ihre Brille oder den Schlüssel? Oder haben Sie mehr Schwierigkeiten dabei, Neues zu lernen? Fällt es Ihnen schwer, einem Gespräch zu folgen, weil Sie die gehörten Informationen nicht so gut aufnehmen können?

Externe Gedächtnishilfen

Erinnern Sie Ihr Gedächtnis daran, sich zu erinnern!

Damit sind alle Speichersysteme und Hinweise in der Umwelt, d.h. außerhalb Ihres Kopfes, gemeint, die Informationen zugänglich machen oder direkt für Sie speichern. Dazu zählen Kalender, Notizen, Post-Its, Wecker, Handyfunktionen und vieles mehr. Nutzen Sie solche Hilfen gezielt bei Ihren persönlichen Schwächen: Programmieren Sie z.B. Ihr Handy, damit es Sie rechtzeitig an wichtige Termine erinnert! Schreiben Sie sich eine Einkaufsliste - oder schreiben Sie sich wichtige Infos direkt auf die Hand! Führen Sie einen kleinen Taschenkalender mit sich, in dem Sie alles Wichtige notieren können! Legen Sie Schlüssel, Brillen oder andere Dinge, die Sie häufig verlegen, immer an einem festen, gut sichtbaren Ort ab! Solche externen Gedächtnishilfen können den Alltag enorm erleichtern - am besten Sie probieren verschiedene aus.

Anwendung von mentalen Gedächtnisstrategien

Tricksen Sie ihr Gedächtnis aus!

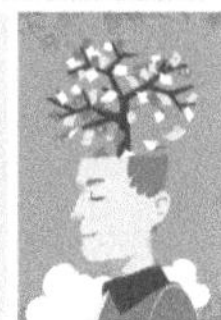

Wie geht das? Das geht durch die Anwendung von so genannten **mentalen Gedächtnisstrategien** (oder „Mnemotechniken"), welche auch professionelle Gedächtniskünstler anwenden. Einige dieser Strategien wenden Sie sicherlich intuitiv schon an, beispielsweise im PC-Training. Wichtig ist, diese Strategien auch im Alltag anzuwenden. Im Kasten auf der nächsten Seite möchten wir Ihnen einige hilfreiche Strategien vorstellen.

◘ Abb. A.5　Übungsblatt zum Gedächtnis

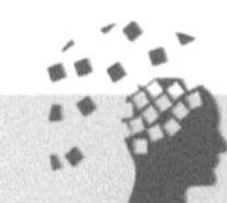

Übungsblatt zum Gedächtnis

Einige Anregungen, wie Sie Gedächtnisstrategien im Alltag nutzen können:

1. Paraphrasieren/Laut Denken:

Wenn Sie sich etwas merken müssen, ist es sehr hilfreich, <u>sich diese Informationen selbst laut vorzusagen oder in eigenen Worten zusammenzufassen</u>. Bei der Bearbeitung von Aufgaben hilft es ebenfalls, gleichzeitig mit sich selbst zu sprechen, beispielsweise darüber wie man vorgeht und was man als nächstes tun muss. Das unterstützt unser Gedächtnis beim Einspeichern von Informationen enorm und hält gleichzeitig die Aufmerksamkeit aufrecht.

2. Wiederholen:

Das Wiederholen von Informationen ist eine wichtige Grundlage dafür, sich Dinge zu merken. Die unten aufgeführten Strategien sind besonders effektiv, <u>wenn Sie sie mit dem Wiederholen und dem lauten Denken kombinieren</u>! D.h. sagen Sie sich die zu merkende Information immer wieder und mehrmals laut selbst vor, dann werden Sie sich mit größerer Wahrscheinlichkeit daran erinnern!

3. Kürzel bilden:

Indem Sie <u>ein neues Wort aus den Anfangsbuchstaben einer Reihe von Wörtern</u> bilden, reduzieren Sie die absolute Informationsmenge erheblich. Ein Beispiel: Sagen wir, Sie müssen <u>S</u>alz, <u>G</u>urken, <u>E</u>ssig und <u>Ä</u>pfel einkaufen – aus den Anfangsbuchstaben könnten Sie das Wort SÄGE bilden, was sich gut erinnern lässt. Es können auch Fantasiewörter sein, Hauptsache, sie prägen sich gut ein. Wenn Sie sich diese Kürzel dann noch immer mal wieder laut vorsagen (s.o.), sorgen Sie zusätzlich dafür, sie nicht zu vergessen!

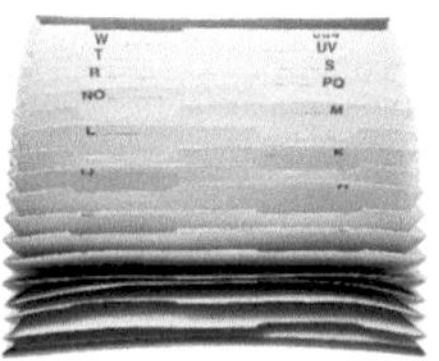

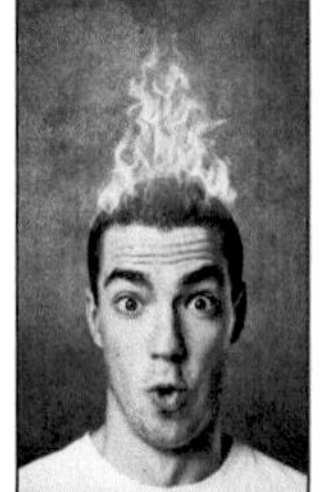

4. Visualisieren:

Visualisieren bedeutet, <u>sich bildliche Vorstellungen zu machen</u>. Solche Vorstellungen können Ihnen helfen, sich z.B. Namen besser zu merken, indem sie sich passend zum Namen und der Person eine eindrückliche bildliche Vorstellung machen. Sagen wir, Sie treffen jemanden namens Herr Brenner, der dunkles, stoppeliges Haar hat, *als hätte es auf seinem Kopf gebrannt*. Diese Vorstellung „Kopf brennt" wird Ihnen helfen sich an den Namen „Brenner" zu erinnern, sobald Sie Herrn Brenner wieder treffen.

5. Gruppieren/Kategorien bilden:

Durch das Gruppieren können deutlich mehr Informationen im Gedächtnis behalten werden. Oft tun wir das schon automatisch, z.B. bei Telefonnummern, indem wir die Nummern in Vorwahlen und Rufnummern gruppieren. Eine verwandte Strategie ist das Bilden von Kategorien, wobei einzelne Informationen nach logischen Mustern zusammengefasst werden. Es wird z.B. einfacher sein, eine Einkaufsliste nach bestimmten Kategorien zu sortieren und einzuprägen als sich einzelne Teile zu merken (z.B. „Obst und Toilettenartikel" bei „Äpfel, Orangen, Bananen, Shampoo, Deo, Rasierschaum").

Dies sind nur einige wenige der zahlreichen mentalen Gedächtnisstrategien, die es gibt! Weitere finden Sie im Internet, z.B. unter https://karrierebibel.de/gedaechtnistraining/ oder unter http://www.zmija.de/mnemotechnik.

◘ Abb. A.5   (Fortsetzung)

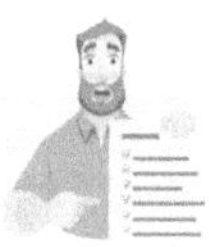

Infoblatt zur Planungsfähigkeit

Tagein, tagaus planen wir unser Leben – manchmal nur die nächsten Stunden, manchmal auch schon die nächsten Jahre. Wenn der Mensch plant, kreiert er einen (gedanklichen) Entwurf von zeitlich geordneten Handlungsschritten. D.h. wenn wir planen, denken wir darüber nach, welche Aufgaben wir in der Zukunft auf welche Weise oder auch in welcher Reihenfolge erledigen müssen, um ein bestimmtes Ziel zu erreichen. Planen wir ineffektiv, können wir nicht alle Aufgaben erledigen oder aber verschenken unnötige Zeit, oder - im schlimmsten Fall - erreichen unser Ziel überhaupt nicht. Die Planungsfähigkeit hat damit eine große Bedeutung, denn mit ihrer Hilfe gestalten wir aktiv unsere Gegenwart und Zukunft.

Zwei Begriffe verdienen im Zusammenhang mit der Planungsfähigkeit Erwähnung:

Bereiche	Definition
Exekutivfunktionen *(="Ausführungsfunktionen")*	Als Exekutivfunktionen bezeichnet man all diejenigen Funktionen, mit denen der Mensch sein Verhalten unter Berücksichtigung seiner Umwelt steuert. Damit zählt das Planen zu den Exekutivfunktionen.
Problemlösen *(= Überführung eines Ist- in einen Soll-Zustand)*	Planen wird oft als ein zentraler Schritt beim Problemlösen verstanden. Während Problemlösen allgemein das Überführen eines Ist- in einen gewünschten Soll-Zustand mit allen damit verbundenen Anforderungen meint, wird im Planen konkretisiert, wie genau dies geschehen soll. Die Betonung liegt beim Planen also auf der Wahl der Mittel und Wege, ein Problem zu lösen bzw. eine Aufgabe zu erledigen bzw. ein Ziel zu erreichen.

Beim Planen müssen wir viele Dinge bedenken...

Haben wir ein bestimmtes Ziel oder eine Aufgabe ins Auge gefasst, stellt sich meist die Frage, welche Schritte wir in welcher Reihenfolge nehmen müssen, um dieses Ziel zu erreichen oder unsere Aufgabe zu erledigen. Oft steht uns nur ein bestimmtes Maß an Zeit und Geld zur Verfügung. Wir müssen daher genau überlegen, wie wir diese knappen Ressourcen am besten verteilen. Je komplexer unsere Aufgaben und Ziele, umso stärker wird unsere Planungsfähigkeit beansprucht. Hier ist es wichtig, sich über die persönlichen Prioritäten in Bezug auf die aktuelle Planungsaufgabe Gedanken zu machen. Dies trifft genauso auf das Organisieren von einfachen alltäglichen Anforderungen wie Einkaufen als auch auf komplexe Organisationsaufgaben wie die Planung von Hochzeitsfeiern, Reisen oder größeren beruflichen Projekten zu.

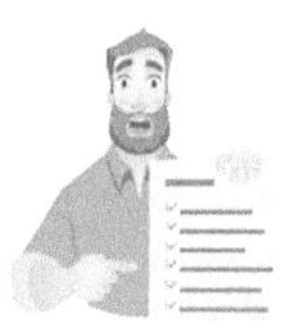

Wenn wir unseren Alltag planen...

...erstellen wir eine mentale oder reale Liste von Aufgaben, die wir innerhalb eines bestimmten Zeitraums erledigen wollen. Im Allgemeinen haben bestimmte Termine wie Arztbesuche bereits einen festen Platz im Kalender, um die herum wir sozusagen mehr oder weniger variabel Aufgaben wie den Einkauf oder den Haushalt organisieren müssen. Beim Einkaufen etwa müssen wir uns Gedanken darüber machen, was wir in den nächsten Tagen essen wollen und welche Lebensmittel wir dafür benötigen. Routinen mit gewohnten Abläufen können uns zwar einen Teil der alltäglichen Planungsanforderungen erleichtern, uns aber auch unflexibel machen.

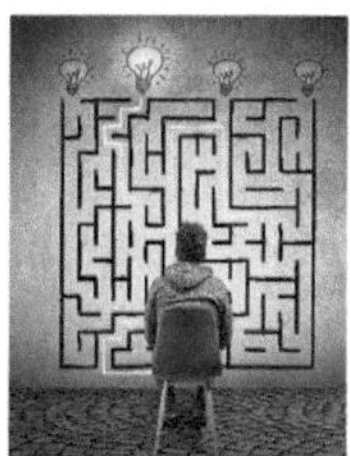

Für das Organisieren einer Reise zum Beispiel...

...sind effiziente Planungsfähigkeiten erforderlich: Wir müssen entscheiden, wohin wir wollen und wie wir dorthin kommen. Oft stehen mehrere Möglichkeiten zur Auswahl und der Reisende wird versuchen, die optimale Wahl zu treffen. Es müssen Finanzen, Reisezeitraum, Unterkunft, Reisebestimmungen, Vorlieben aller Familienmitglieder und vieles mehr bedacht werden, wobei an zahlreichen Stellen auch Konflikte entstehen können. Neben Zeit und Geld kostet uns das auch kognitive Ressourcen, denn wir müssen all diese Aspekte im Gedächtnis behalten, gleichzeitig die beste Option in einer Vielzahl von Alternativen finden, und dabei auch noch flexibel auf unerwartete Hindernisse reagieren. Das fordert unser Gehirn ganz schön heraus!

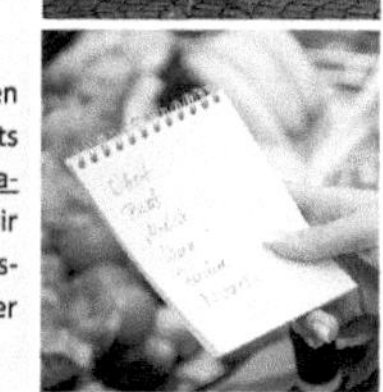

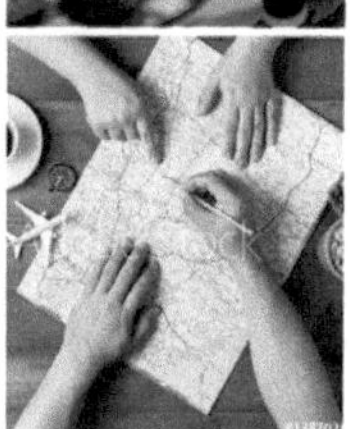

◨ Abb. A.6   Infoblatt zur Planungsfähigkeit

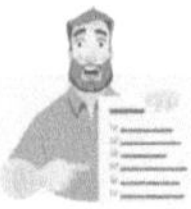

Übungsblatt zur Planungsfähigkeit

Eine wichtige Aufgabe: Transfer in den Alltag

In unserem kognitiven Training trainieren Sie verschiedene kognitive Funktionen. Einige von Ihnen trainieren auch ihre Planungsfähigkeit. Wichtiger noch als die Verbesserung der Leistungen im Computerprogramm oder in den Trainingssitzungen selbst ist jedoch, ob es gelingt, das Gelernte auch im Alltag anzuwenden, es sozusagen in den Alltag zu „transferieren". Unsere wöchentlichen Transfersitzungen sind mit dem Ziel entwickelt worden, Ihnen dabei zu helfen. Darüber hinaus erhalten Sie von uns zu jeder wichtigen kognitiven Domäne auf den vorliegenden Arbeitsblättern Empfehlungen zu vertiefenden Übungen und Strategien, die Sie zuhause anwenden können.

Formulierung „smarter" Ziele

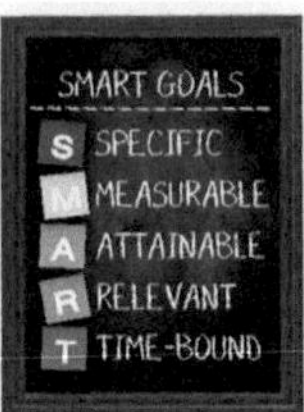

Unterschätzen Sie beim Ziele setzen nicht die Macht der Worte!

Sie haben Schwierigkeiten, Ihre guten Vorsätze in die Tat umzusetzen? So banal es klingen mag, oft scheitern gute Vorsätze oder Ziele schon an der falschen Formulierung! Um Ziele richtig zu formulieren, sollten Sie so gut es geht der so genannten SMART-Methode folgen, d.h. formulieren Sie Ihre Ziele/Vorsätze...

...Spezifisch	Ziele müssen eindeutig definiert sein, d.h. konkret formuliert (nicht vage, sondern so präzise wie möglich) und auf einen selbst bezogen, also von anderen unabhängig, selbstbestimmt durchführbar!
...Messbar	Das bedeutet, Sie müssen sich von vorne herein klar machen, woran Sie erkennen, ob Sie Ihr Ziel erreicht haben. Außerdem sollten Sie zuvor mehrere Etappenziele festlegen, anhand derer Sie Ihr persönliches Vorankommen regelmäßig kontrollieren können!
...Attraktiv	Das formulierte Ziel sollte so attraktiv und persönlich bedeutsam sein, dass es sich lohnt, etwas dafür zu tun! Machen Sie sich klar, warum Sie ein bestimmtes Ziel eigentlich erreichen wollen!
...Realistisch	Das Ziel sollte uns fordern, aber es muss erreichbar sein. Sonst sind wir schon frustriert, bevor wir beginnen. Wählen Sie lieber kleinere Ziele, die Sie mit der Zeit bei Bedarf erweitern und ausbauen können, als sich von vorne herein viel zu große Herausforderungen aufzubürden!
...Terminiert	Legen Sie für die notwendigen Schritte in Richtung auf Ihr Ziel klare Zeiten und Zeiträume fest und tragen sie diese in Ihren Kalender ein! Das erleichtert die Ausführung von Plänen enorm!

Festlegung einzelner Handlungsschritte

„SMART" sein ist jedoch nicht alles...

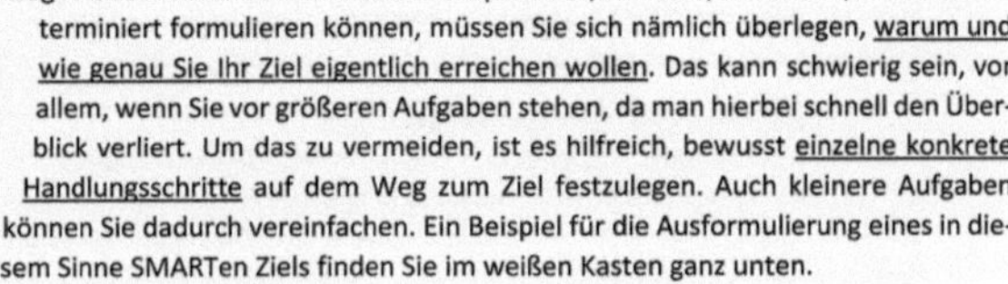

Mit der Formulierung „smarter" Ziele ist allerdings weit mehr als nur die richtige Wortwahl gemeint, denn schon hier beginnt das Planen! Damit Sie ein Ziel spezifisch, messbar, realistisch, attraktiv und terminiert formulieren können, müssen Sie sich nämlich überlegen, warum und wie genau Sie Ihr Ziel eigentlich erreichen wollen. Das kann schwierig sein, vor allem, wenn Sie vor größeren Aufgaben stehen, da man hierbei schnell den Überblick verliert. Um das zu vermeiden, ist es hilfreich, bewusst einzelne konkrete Handlungsschritte auf dem Weg zum Ziel festzulegen. Auch kleinere Aufgaben können Sie dadurch vereinfachen. Ein Beispiel für die Ausformulierung eines in diesem Sinne SMARTen Ziels finden Sie im weißen Kasten ganz unten.

© Springer-Verlag GmbH Deutschland, ein Teil von Springer Nature 2019
Aus: D. Roesch-Ely, K. Baum (Hrsg.): Kognitives Training bei psychiatrischen Erkrankungen, https://doi.org/10.1007/978-3-662-58182-7
Layout/Text: Marina Bartolovic; Fotos: © ollegn/stock.adobe.com; © Destina/stock.adobe.com; © VIGE.co/stock.adobe.com;
© DOC RABE Media/stock.adobe.com

◻ Abb. A.7 Übungsblatt zur Planungsfähigkeit

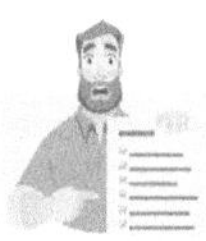

Übungsblatt zur Planungsfähigkeit

To-Do-Listen schreiben!

Um die Planung zu erleichtern, ist es außerdem hilfreich **To-Do-Listen** mit Aufgaben, die Sie zu erledigen haben und Terminen, die Sie wahrnehmen müssen, zu erstellen. Teilen Sie diese zur besseren Übersicht in einen separaten Tages- und einen Wochenplan auf. Dies hilft ihnen kurzfristige und langfristige Ziele zu unterscheiden. Denken Sie darüber nach, welche Aufgaben Priorität haben sollten. Oft landen viele unwichtige Aufgaben auf unserem Tagesplan. Das kostet uns wertvolle Zeit, die wir bräuchten, um langfristig wichtige Aufgaben zu erledigen.

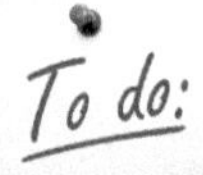

Fortschritt verfolgen!

Besonders, wenn man ein längerfristiges Ziel verfolgt, ist es wichtig, regelmäßig den „Ist-Zustand" mit dem „Soll-Zustand" zu vergleichen. Kommen Sie ihrem Ziel näher? Hat sich an der Situation etwas geändert und wie wollen Sie am besten damit umgehen? Welche Methoden haben sich im bisherigen Verlauf bewährt und welche nicht? Was müssen Sie als nächstes tun, um Ihr Ziel zu erreichen? Hierbei sollten Sie nicht zu streng mit sich sein. Denken Sie über ihre Erfolge nach – kein Schritt ist zu klein. Belohnen Sie sich, wenn Sie „Etappenziele" erreicht haben. Das motiviert zum Weitermachen!

Einige Anregungen, wie Sie ihre Planungsfähigkeit im Alltag selbst trainieren können:

---

1. Formulieren Sie mindestens ein persönliches SMART-Ziel!

Um Ihnen das zu erleichtern, stellen wir Ihnen hier ein ausführliches Beispiel vor. Wir zeigen Ihnen, wie man etwa den noch sehr vagen Vorsatz „Ich muss abnehmen" Schritt für Schritt im Sinne der SMART-Methode unter Einbezug einzelner Handlungsschritte umformulieren könnte:

Spezifisch: „Ich möchte durch gesunde Ernährung und Bewegung abnehmen."

Messbar: „Ich möchte durch gesunde Ernährung und Bewegung 20 Kilogramm abnehmen. Im Schnitt strebe ich eine Abnahme von zwei Kilo in der Woche an."

Attraktiv: „Ich möchte durch gesunde Ernährung und Bewegung 20 Kilogramm abnehmen, weil es mir dadurch gesundheitlich besser gehen wird. Im Schnitt strebe ich eine Abnahme von zwei Kilo in der Woche an."

Realistisch: „Ich möchte durch gesunde Ernährung und Bewegung zunächst einmal 10 Kilogramm abnehmen, weil es mir dadurch gesundheitlich besser gehen wird. Im Schnitt strebe ich eine gesunde Abnahme von höchstens einem halben Kilo in der Woche an."

Terminiert: „Ich möchte durch gesunde Ernährung und Bewegung zunächst einmal 10 Kilogramm abnehmen, weil es mir dadurch gesundheitlich besser gehen wird. Im Schnitt strebe ich eine gesunde Abnahme von höchstens einem halben Kilo in der Woche an und werde mein Gewicht immer montags nach dem Aufstehen kontrollieren und notieren. Um mich mehr zu bewegen, werde ich immer montags und mittwochs um 18 Uhr den vom örtlichen Sportverein angebotenen Laufkurs für Anfänger mitmachen. Um meine Ernährung zu verbessern, vereinbare ich morgen im Büro für nächste Woche Dienstagnachmittag einen Termin bei einer Ernährungsberatung und lasse mir dort einen Ernährungsplan erstellen."

Wie Sie sehen, ist die Formulierung des Ziels so konkret geworden, dass Fortschritte problemlos kontrolliert werden können und die Mittel und Wege zur Erreichung des Ziels für den Anfang schon recht genau festgelegt sind. Außerdem wird darin klar, warum das Ziel persönlich wichtig ist, was die Motivation erhöht.

2. Spielen Sie Strategiespiele!

Die meisten Strategiespiele fordern die Planungsfähigkeit stark – und machen Spaß! Denken Sie zum Beispiel an den Klassiker Schach. Die Auswahl ist groß: Es gibt eine Vielzahl an Strategiespielen, die man in der Gruppe spielen kann; auch im Internet finden Sie zahlreiche Strategiespiele aller Art, z.B. verschiedenste Brettspiele wie Backgammon und Halma oder sog. Zeit-Management-Spiele.

☐ **Abb. A.7** (Fortsetzung)

Infoblatt zur Inhibitionskontrolle

Unter **Inhibitionskontrolle** versteht man die Fähigkeit zur Inhibition bzw. Hemmung/Unterdrückung einer Handlung, eines Gedankens oder eines Gefühls(ausdrucks); und zwar besonders dann, wenn sich der Kontext überraschend verändert hat und die unterdrückte Reaktion nicht mehr angemessen wäre. Damit ist Inhibitionskontrolle eine Voraussetzung für **Selbstkontrolle** im Allgemeinen, welche sich auf die bewusste oder unbewusste Steuerung der Aufmerksamkeit, Emotionen und Handlungen bezieht. Ein Mangel an Inhibitionskontrolle wird oft mit **Impulsivität** in Zusammenhang gebracht. Besonders schwer fällt es den meisten Menschen, eine gewohnte Handlung zu unterbrechen bzw. zu hemmen, wobei Motivation und Konzentration die Inhibitionskontrolle verbessern können. Bei der Inhibition lassen sich zwei Bereiche unterscheiden:

Bereiche	Definition
Emotionsinhibition *(Hemmung von Gefühlsausdruck)*	Mögliche Wirkungen von Gefühlen auf die eigene Wahrnehmung oder das eigene Verhalten, z.B. der Gefühlsausdruck werden reduziert bzw. gehemmt (=inhibiert).
Motorische Inhibition *(Hemmung von Bewegung/Handlung)*	Eine bereits begonnene oder geplante Bewegung bzw. Handlung wird abgebrochen/unterdrückt.

Selbstkontrolle und Hemmung von Impulsen können im Alltag vor allem im Umgang mit anderen Menschen wichtig sein, wie die folgenden Beispiele und Erläuterungen veranschaulichen sollen:

Meistens nutzen wir die Inhibitionskontrolle, ohne uns dessen überhaupt bewusst zu sein; z. B. wenn wir in einem Gespräch etwas sagen wollen, unser Gegenüber jedoch erst aussprechen lassen. Den Impuls dazwischenzureden, den jeder von uns in einer Unterhaltung wohl schon hatte, muss man also zunächst unterdrücken, weil man seinen Gesprächspartner nicht unterbrechen will. Impulskontrolle kann aber auch lebenswichtig sein, zum Beispiel wenn wir beim Autofahren ganz plötzlich bremsen müssen, weil ein Kind unerwartet auf die Straße läuft. Da es in den beschriebenen Situationen darum geht, ein **Verhalten** zu unterdrücken oder abzubrechen, handelt es sich bei diesen Beispielen um **motorische Inhibition**.

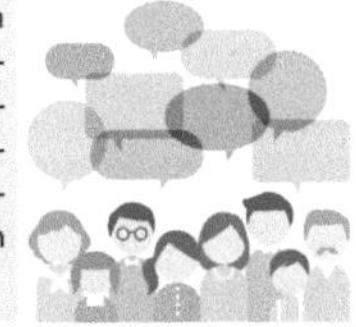

Die **Emotionsinhibition** ist immer dann beteiligt, wenn wir ein **Gefühl** unterdrücken, welches in einer gegebenen Situation unangebracht wäre. Es wäre beispielsweise unvorteilhaft, wenn Sie im Gespräch mit Ihrem Vorgesetzten jedem Ärger und aggressiven Impuls unmittelbar nachgeben würden. Seinem Chef eine Ohrfeige zu verpassen, ist sicherlich nicht karrierefördernd. In dieser Situation müssen Sie ihr Gefühl also hemmen bzw. kontrollieren, um Ihre Stelle nicht zu gefährden. Auch in vielen anderen zwischenmenschlichen Situationen muss man seine Emotionen zumindest teilweise kontrollieren, um nicht in Schwierigkeiten zu geraten, z.B. in Prüfungssituationen, in Vorstellungsgesprächen, oder auch einfach beim täglichen Smalltalk.

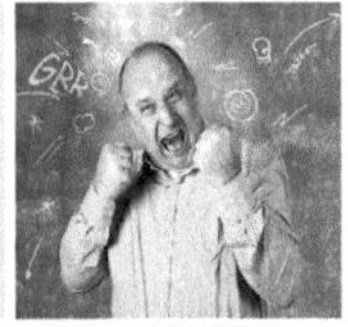

Die Fähigkeit der Inhibitionskontrolle wird auch wichtig im Alltag, wenn wir verschiedenen **Versuchungen** widerstehen wollen oder müssen. Diese Fähigkeit kann daher für viele Lebensbereiche und beim Erreichen unserer persönlichen Ziele entscheidend sein. Sich bremsen zu können kann gut für die Gesundheit sein, wenn wir uns davon abhalten, das zweite Stück Torte zu essen. Besonders im Umgang mit Mitmenschen ist diese Fähigkeit wichtig und kann großen Einfluss auf Erfolg und Misserfolg haben, da **Selbstkontrolle** und die **Hemmung von Impulsen** beim Einhalten von Normen, Regeln und Gesetzen einer Gesellschaft eine große Rolle spielen.

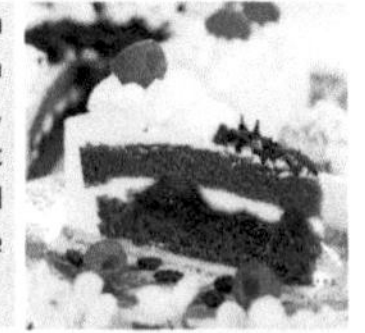

Inhibitionskontrolle ist eine Fähigkeit, die Teil unserer **Entwicklung** ist. Dies können viele aus eigener Erfahrung nachvollziehen. Kindern und Jugendlichen fällt es noch schwer, einen Impuls zu unterdrücken oder etwas Verbotenes nicht zu tun. Im Allgemeinen fällt das im Erwachsenenalter deutlich leichter. Dennoch gibt es auch unter Erwachsenen große Unterschiede im Grad der persönlichen Inhibitions- bzw. Selbst- oder Impulskontrolle.

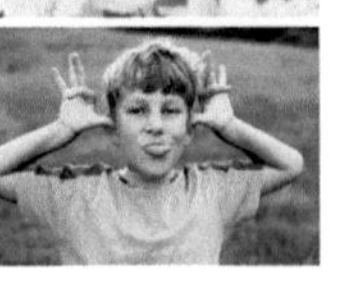

◘ Abb. A.8 Infoblatt zur Inhibitionskontrolle

Übungsblatt zur Inhibitionskontrolle

Eine wichtige Aufgabe: Transfer in den Alltag

In unserem kognitiven Training trainieren Sie verschiedene kognitive Funktionen. Einige von Ihnen trainieren auch ihre Inhibitionskontrolle. Wichtiger noch als die Verbesserung der Leistungen im Computerprogramm oder in den Trainingssitzungen selbst ist jedoch, ob es gelingt, das Gelernte auch im Alltag anzuwenden, es sozusagen in den Alltag zu „transferieren". Unsere wöchentlichen Transfersitzungen sind mit dem Ziel entwickelt worden, Ihnen dabei zu helfen. Darüber hinaus erhalten Sie von uns zu jeder wichtigen kognitiven Domäne auf den vorliegenden Arbeitsblättern Empfehlungen zu vertiefenden Übungen und Strategien, die Sie zuhause anwenden können.

Training der Selbstbeobachtungsfähigkeit

Wann und in welchen Situationen werden Sie schwach?

Um im Alltag etwas ändern zu können, müssen Sie sich zunächst genau kennen lernen. Im Zusammenhang mit der Domäne Inhibitionskontrolle sollen Sie nun ihre Impulsivität, ihre Selbst- und Emotionskontrolle genauer unter die Lupe nehmen. Nur wenn Sie Ihre persönlichen Schwächen kennen, können Sie etwas ändern! Fragen Sie sich beispielsweise...

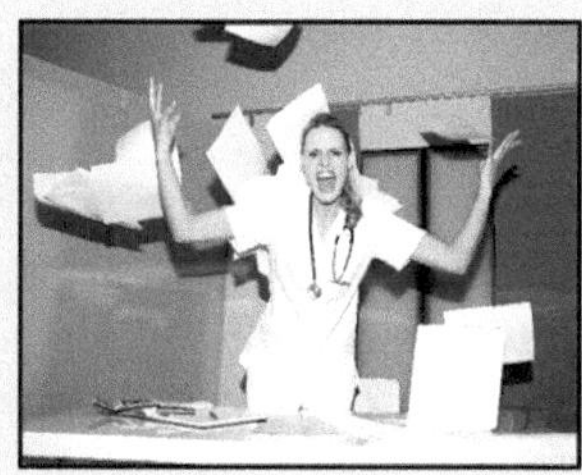

...in welchem **Bereich** Sie sich schlechter kontrollieren können. Sind es eher Emotionen oder Handlungen, und welche genau? Haben Sie z.B. häufig Wutausbrüche? Oder können Sie andere schlecht aussprechen lassen? Haben Sie Schwierigkeiten, schlechte Gewohnheiten abzulegen?

...in welchen **Situationen** Sie typischerweise impulsiv reagieren oder eine Handlung oder Gefühl nicht mehr kontrollieren können. Macht es einen Unterschied, ob andere Menschen dabei sind? Hat Ihre Stimmung einen Einfluss auf Ihre Impulsivität oder Selbstkontrolle, z.B. Stress? Reagieren Sie eher zuhause oder an fremden Orten ungehalten?

Wie Sie sehen, können Schwierigkeiten in der Inhibitionskontrolle von Person zu Person völlig unterschiedlich aussehen. Sobald Sie die wichtigsten Situationen für sich identifiziert haben, sollten sie darüber nachdenken, **warum** Sie genau in diesen Situationen die Kontrolle über ihre Reaktion verlieren. Außerdem sollten Sie bedenken, welche kurz- und langfristigen **Konsequenzen** ihr Verhalten für Sie selbst, und auch für Ihre Mitmenschen hat. Hierbei können Sie das bereitgestellte Tagebuch zur Hilfe nehmen.

Entwurf von Gegenstrategien

Mental Vorbereiten statt planlos Ausrasten und Agieren!

Ein Ziel der Selbstbeobachtung ist es, schwierige Situationen, die impulsives Verhalten wahrscheinlich machen, schon im Vorfeld zu erkennen und zu vermeiden oder zu modifizieren. Falls Sie z.B. festgestellt haben, dass Sie im persönlichen Kontakt Probleme haben, Konflikte sachlich zu besprechen, könnten Sie stattdessen eine E-Mail schreiben, die Ihnen möglicherweise die nötige Distanz verschafft, um sachlicher zu bleiben. Vermeidung ist jedoch nicht immer möglich und angebracht. In dem Fall sollten Sie sich gedanklich schon einmal auf die Situation vorbereiten und einen mentalen Handlungsplan entwerfen, den Sie im Vorfeld möglichst oft durchgehen. Ist ein persönliches Gespräch zur Klärung eines Konfliktes beispielsweise nötig, dann bereiten Sie Ihre Argumente und den Gesprächsablauf mental schon einmal vor, simulieren das Gespräch evtl. vorher mithilfe eines Freundes, oder bestehen darauf, eine dritte, vermittelnde Partei beim Gespräch dabei zu haben.

◼ Abb. A.9 Übungsblatt zur Inhibitionskontrolle

Übungsblatt zur Inhibitionskontrolle

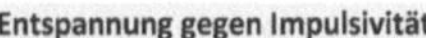

Entspannung gegen Impulsivität

…denn im Stress sind wir eher impulsiv!

Vielen Menschen fällt Inhibitionskontrolle schwerer, wenn sie im Stress sind. Daher kann es nützlich sein, ein paar einfache **Entspannungstechniken** auszuprobieren. Zu den Klassikern gehören Yoga und progressive Muskelentspannung. Aber bedenken Sie, dass jeder etwas anderes als entspannend empfindet! Manchen hilft es schon, sich beim Sport zu verausgaben, andere nehmen gerne ein Schaumbad oder lesen ein Buch, um abzuschalten. Auch hier gilt: Lernen Sie sich selbst besser kennen und experimentieren Sie!

Üben, üben, üben

Werden Sie zu Ihrem eigenen Trainer!

Wie bei den meisten Fähigkeiten macht auch bei der Inhibitionskontrolle Übung den Meister. Im folgenden Kasten haben wir wieder ein paar Anregungen zusammengestellt, wie Sie die Inhibitionskontrolle, sozusagen nebenbei, im Alltag trainieren können.

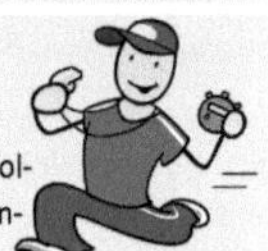

Mit Gewohnheiten brechen

<u>Probieren Sie doch mal etwas Neues aus!</u> Routine ist zwar sehr hilfreich, da wir nicht in jedem Augenblick unseres Lebens Abläufe immer wieder aufs Neue planen müssen. Viele Menschen haben zum Beispiel eine Morgenroutine und müssen gar nicht mehr darüber nachdenken, was sie wann tun: Erst Frühstück, dann Duschen, dann Zähneputzen usw. Das kann Zeit und Stress sparen. Aber es kann uns auch unflexibel und rigide machen.

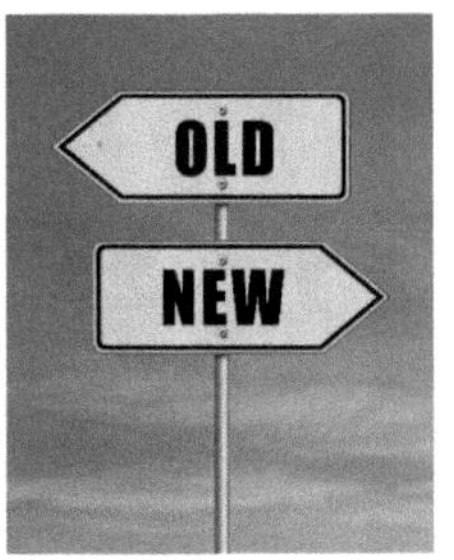

Besonders bei Tätigkeiten, die wir sehr regelmäßig auf eine bestimmte Art und Weise ausüben, haben wir einen starken Impuls, sie auch beim nächsten Mal wieder genauso zu machen wie immer, und es erfordert ein relativ <u>hohes Maß an bewusster Kontrolle</u>, um innezuhalten und seine gewohnte Reaktion zu hemmen. Stellen Sie sich z. B. vor, Sie wollen mit dem Auto eine andere Strecke zur Arbeit fahren, weil momentan eine Baustelle auf dem Weg liegt. Es kann schnell passieren, dass Sie aus Gewohnheit trotzdem den üblichen Weg nehmen, es erst an der Baustelle bemerken und sich dann ärgern.

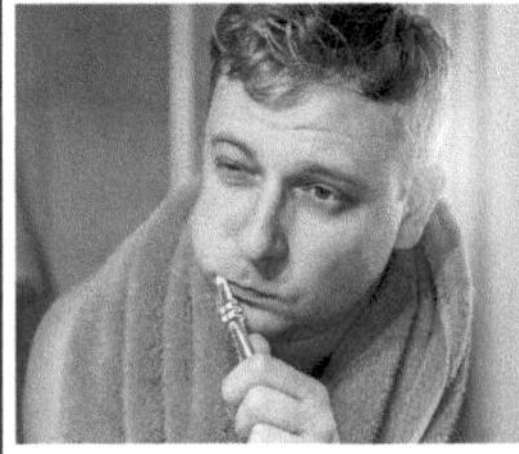

<u>Die Routine zu durchbrechen übt Flexibilität!</u> Flexibilität wiederum hilft dabei, gewohnte Reaktionen schnell zu hemmen oder zu unterbrechen. Um Ihre Flexibilität ein bisschen zu trainieren, ändern Sie doch einmal die Reihenfolge einer Routine: Falls Sie z.B. morgens immer vor dem Frühstück duschen, machen Sie es umgekehrt. Oder putzen Sie die Zähne mit der anderen Hand. Oder nehmen Sie bewusst andere Wege oder Verkehrsmittel zur Arbeit! Gehen Sie nicht in die Kantine, wie jeden Mittag, sondern in ein Café oder Restaurant! Am besten ist, Sie denken sich selbst kleine Übungen aus, wie Sie Ihre persönliche Routine gelegentlich variieren können. Das kann sogar richtig Spaß machen!

Es ist wichtig, dass Sie sich bei diesen Übungen nicht unter Druck setzen. Sie sollen nur Anregungen sein, wie man seine Inhibitionskontrolle im Alltag selbst trainieren kann. Sie dürfen gerne experimentieren, sich eigene Übungen ausdenken und diese in der Transfergruppe untereinander teilen!

© Springer-Verlag GmbH Deutschland, ein Teil von Springer Nature 2019
Aus: D. Roesch-Ely, K. Baum (Hrsg.): Kognitives Training bei psychiatrischen Erkrankungen, https://doi.org/10.1007/978-3-662-58182-7
Layout/Text: Marina Bartolovic; Fotos: © ullrich/stock.adobe.com; © W. Heiber Fotostudio/stock.adobe.com; © Alex_Po/stock.adobe.com;
© A. Dudy/stock.adobe.com; © gguy/stock.adobe.com; © Ralf Geithe/stock.adobe.com (alle Personenfotos sind Symbolbilder mit Fotomodellen)

◘ Abb. A.9 (Fortsetzung)

Hausaufgaben

___

___

___

___

___

___

___

___

___

___

___

Hinweise zum Ausdrucken: Das Dokument beidseitig ausdrucken, Blätter ineinanderlegen, gemeinsam in der Mitte längs falten und mit zwei Heftklammern in der Falz zusammenheften, so dass ein kleines Heft im DIN-A5-Format entsteht.

Mein kognitives Tagebuch

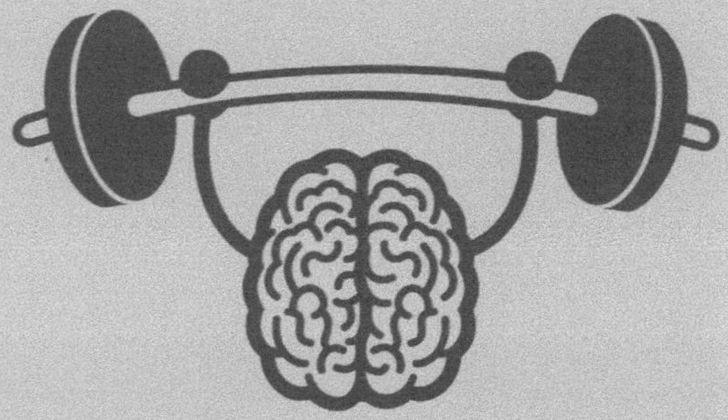

Woche ___

Name ___

Veränderung gegenüber der letzten Woche wahrgenommen?

besser ○ schlechter ○ keine Veränderung ○

Falls Sie eine Veränderung wahrgenommen haben, versuchen Sie bitte, diese kurz zu beschreiben:

___

___

Abb. A.10 Mein kognitives Tagebuch

Beispiele für kognitive Funktionen

Fokussierte/selektive Aufmerksamkeit

Sich auf eine Sache konzentrieren, ohne sich von Störreizen ablenken zu lassen, z. B. auf ein Gespräch bei einer Party, auf ein Buch beim Zugfahren, auf Musik bei Baulärm ...

Geteilte Aufmerksamkeit

Sich auf zwei oder mehr Dinge gleichzeitig konzentrieren, z. B. sich unterhalten und gleichzeitig Blumen gießen, kochen und gleichzeitig Radio hören, zuhören und gleichzeitig mitschreiben ...

Reaktionsbereitschaft

Schnell richtig reagieren, wenn es nötig ist, z. B. schnelles Starten, wenn die Ampel grün wird, etwas auffangen (Stift, Vase), wenn es umfällt, schnell den Topf vom Herd nehmen, wenn er überkocht, beim Tischtennis schnell den Ball annehmen ...

Inhibitionskontrolle

Handlungsimpulse unterdrücken, z. B. anderen nicht ins Wort fallen, dem Juckreiz nicht nachgeben, die Tür nicht zuschlagen....

Arbeitsgedächtnis

Sich Dinge für einen bestimmten Zweck kurzfristig merken, z. B. Telefonnummern vor dem Wählen, Zwischenergebnisse beim Rechnen, vorherige Passage eines Textes ....

Planungsfähigkeit

Abläufe planen können, z. B. Tagesablauf, Behördengänge, Urlaub ....

Übungen/Strategien im Alltag

Welche Übungen oder Strategien haben Sie diese Woche ausprobiert:	In welcher Situation haben Sie diese Strategie/Übung ausprobiert?	Wie hilfreich fanden Sie die Übung/Strategie? (in Schulnoten von 1 bis 6)
Selbstbeobachtung (Aufmerksamkeit)	Auf der Arbeit	3
Namen einprägen durch Visualisieren (Arbeitsgedächtnis)	Uns wurde ein neuer Geschäftspartner vorgestellt	1

◘ Abb. A.10   (Fortsetzung)

Notizen

Tag 1   MO   DI   MI   DO   FR   SA   SO

Kognitives Training?   Ja ◯   Nein ◯

☀	Das hat gut geklappt ✚	Das hat nicht gut geklappt ▬
Vormittags		
Nachmittags		
Abends		

Stimmung in Schulnoten		Schlafqualität
Vormittags	☺ 1 2 3 4 5 6 ☹	😐
Nachmittags	☺ 1 2 3 4 5 6 ☹	😐
Abends	☺ 1 2 3 4 5 6 ☹	☹

◘ **Abb. A.10**   (Fortsetzung)

Tag 2   MO DI MI DO FR SA SO

Kognitives Training?   Ja ◯   Nein ◯

	Das hat gut geklappt +	Das hat nicht gut geklappt –
Vormittags		
Nachmittags		
Abends		

Stimmung in Schulnoten							Schlafqualität
Vormittags	☺ 1	2	3	4	5	6 ☹	☺
Nachmittags	☺ 1	2	3	4	5	6 ☹	😐
Abends	☺ 1	2	3	4	5	6 ☹	☹

Tag 7   MO DI MI DO FR SA SO

Kognitives Training?   Ja ◯   Nein ◯

	Das hat gut geklappt +	Das hat nicht gut geklappt –
Vormittags		
Nachmittags		
Abends		

Stimmung in Schulnoten							Schlafqualität
Vormittags	☺ 1	2	3	4	5	6 ☹	☺
Nachmittags	☺ 1	2	3	4	5	6 ☹	😐
Abends	☺ 1	2	3	4	5	6 ☹	☹

◻ **Abb. A.10**   (Fortsetzung)

Tag 6 MO DI MI DO FR SA SO

Kognitives Training? Ja ◯ Nein ◯

☀	Das hat gut geklappt +	Das hat nicht gut geklappt −
Vormittags		
Nachmittags		
Abends		

Stimmung in Schulnoten							Schlafqualität
Vormittags	☺ 1	2	3	4	5	6 ☹	☺
Nachmittags	☺ 1	2	3	4	5	6 ☹	😐
Abends	☺ 1	2	3	4	5	6 ☹	☹

Tag 3 MO DI MI DO FR SA SO

Kognitives Training? Ja ◯ Nein ◯

☀	Das hat gut geklappt +	Das hat nicht gut geklappt −
Vormittags		
Nachmittags		
Abends		

Stimmung in Schulnoten							Schlafqualität
Vormittags	☺ 1	2	3	4	5	6 ☹	☺
Nachmittags	☺ 1	2	3	4	5	6 ☹	😐
Abends	☺ 1	2	3	4	5	6 ☹	☹

■ **Abb. A.10** (Fortsetzung)

Tag 4 MO DI MI DO FR SA SO

Kognitives Training? Ja ◯ Nein ◯

	Das hat gut geklappt ✚	Das hat nicht gut geklappt ▬
☀ Vormittags		
Nachmittags		
Abends		

Stimmung in Schulnoten							Schlafqualität
Vormittags	☺ 1	2	3	4	5	6 ☹	😊
Nachmittags	☺ 1	2	3	4	5	6 ☹	😐
Abends	☺ 1	2	3	4	5	6 ☹	🙁

Tag 5 MO DI MI DO FR SA SO

Kognitives Training? Ja ◯ Nein ◯

	Das hat gut geklappt ✚	Das hat nicht gut geklappt ▬
☀ Vormittags		
Nachmittags		
Abends		

Stimmung in Schulnoten							Schlafqualität
Vormittags	☺ 1	2	3	4	5	6 ☹	😊
Nachmittags	☺ 1	2	3	4	5	6 ☹	😐
Abends	☺ 1	2	3	4	5	6 ☹	🙁

◼ **Abb. A.10** (Fortsetzung)

Stichwortverzeichnis

A

B

C

D

E

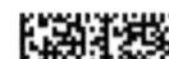